U0351033

Surgery of the Upper Cervical
—— Spine Trauma ——

# 上颈椎创伤外科学

主 编 林 斌 郝定均 谭明生

山东科学技术出版社

主　编　林　斌　郝定均　谭明生

副主编　王　欢　夏　虹　高延征

编　委（按姓氏笔画排序）

丁真奇　　王　双　　王建华　　艾福志　　史吉胜　　刘　晖

刘文革　　刘庆军　　许卫红　　阮　竞　　李　曦　　李彬彬

杨文清　　吴　进　　吴松松　　何永志　　何明长　　张海参

陈　昆　　陈长青　　陈志文　　陈志达　　郑　勇　　郑益明

练克俭　　赵忠胜　　姜为民　　洪加源　　姚小涛　　贺宝荣

徐　杰　　郭延杰　　郭志民　　郭林新　　桑宏勋　　黄柏生

黄砖枝　　黄晓川　　康两期　　曾文容　　曾宇哲　　蔡弢艺

翟文亮　　薛　超　　戴立林

秘　书　陈志达

# 序

随着脊柱外科的不断发展，学科的分工逐渐细化。上颈椎因其解剖部位及毗邻结构复杂、生理功能重要且手术难度大而成为脊柱外科的重要分支。上颈椎在遭受致伤暴力时容易产生骨折或脱位，任何诊疗上的失误都有可能导致高位截瘫甚至死亡，过去一直被视为骨科手术的"禁区"。

本书的主编林斌教授刻苦钻研临床和科研工作，熟识脊柱外科的基础知识，临床经验丰富，其团队在国内较早收治上颈椎创伤患者，并对此类创伤进行了系统的理论及临床研究，取得了显著成绩。林斌教授及其团队首次对儿童寰枢椎脱位采取椎弓根钉固定的可行性进行解剖、影像学研究，证实了儿童椎弓根可容纳直径 3.5 mm 的椎弓根螺钉；建立 Ⅱ 型齿状突骨折的有限元模型，分析不同骨折面及中空螺钉固定位置对骨折端稳定性的影响并应用于临床；设计了一种利用寰枢椎短节段固定治疗 Jefferson 骨折合并齿状突骨折等特殊上颈椎骨折脱位的新型脊柱术式；制订了寰枢椎复合骨折的外科治疗策略。林斌教授及其团队因良好的临床效果、独到的技术及经验获得同行的认可。本书编委还包括西安市红会医院郝定均、中日友好医院谭明生、盛京医院王欢、广州军区广州总医院夏虹、河南省人民医院高延征等我国著名上颈椎创伤外科专家及一大批中青年一线专家。他们的临床经验和研究结果，必将进一步推动我国上颈椎外科学的发展。

该书从上颈椎的解剖、体格检查、诊断、治疗和康复几个方面，系统地阐述了上颈椎外科的基础理论和基本技术。全书图文并茂，具有较强的实用性及科学性，同时还涵盖了国内外上颈椎创伤外科的新技术及新进展。该专著的出版补充了我国上颈椎外科领域书籍的不足，将为广大脊柱外科、神经外科医师和研究生提供一本专业工具书及参考书。

希望此书的出版能为我国上颈椎外科的基础理论和临床诊疗技术发展起到一定的推动作用，广大的读者能从中受益。在此，我衷心祝贺《上颈椎创伤外科学》的出版！

中国医师协会骨科医师分会会长

# 前　言

　　上颈椎属颅颈交界区，是连接生命中枢的要塞。在遭受致伤暴力时容易产生骨折或脱位，累及延髓生命中枢与椎基底动脉，易造成高位颈脊髓功能损害，甚至危及生命。由于上颈椎解剖结构的特殊性，在该区域实施外科手术对脊柱外科医生是一种挑战。20世纪90年代，国内能够开展上颈椎手术的医院寥寥无几，上颈椎被视为"手术禁区"或"手术雷区"。自21世纪初至今的十几年中，随着我国脊柱外科技术水平、内固定材料以及数字骨科的迅猛发展，上颈椎手术逐渐得到普及。我们在国内也较早地收治了一批上颈椎创伤患者，对此类创伤进行了系统的理论及临床研究，取得了一定成果。为了进一步推动我国上颈椎外科学的发展，我们结合临床病例资料，参阅了大量国内外有关上颈椎解剖和手术的专著及文献资料，并邀请了该领域部分权威专家共同研讨撰写了《上颈椎创伤外科学》一书。

　　本书按上颈椎的解剖、体格检查、诊断、治疗和康复共分为15章，系统地介绍了上颈椎外科的基础理论和基本技术，并结合我们的临床实践介绍了一些经验和技巧，同时还重点介绍了当代上颈椎创伤外科的新技术及新进展。在撰写形式上，文图并重，插图结合常见上颈椎创伤的典型病例，同时参考了国内外相关专著，力求让每位读者充分理解并应用。本书可作为广大脊柱外科、神经外科医师和研究生的专业工具书及重要参考书。

　　本书编委包括我国著名上颈椎创伤外科、骨科专家郝定均、谭明生、王欢、夏虹、高延征及贺宝荣教授等。本书的编写过程得到了各位专家的大力指导，每一章的内容都经过详细论证及反复修改。此外，我们还邀请了中国医师协会骨科医师分会会长王岩教授为本书作序。在此表示诚挚的感谢！

　　鉴于编者水平有限，经验不足，虽然经反复修改，错误和疏漏之处在所难免，欢迎同道们批评指正。

林　斌

# 目　录

# 第一篇

## 上颈椎外科解剖学

# 第一章
# 上颈椎的临床解剖

上颈椎由枕骨大孔区、寰椎、枢椎、$C_2$~$C_3$椎间盘及其周围软组织组成，是连接人体头部与躯干的枢纽，属于颅颈交界区，是连接生命中枢的要塞。上颈椎的创伤常累及延髓生命中枢与椎基底动脉，并严重影响颈部活动功能。该部位手术难度大、风险高，被视为"手术禁区"或"手术雷区"，为了正确诊断和治疗上颈椎创伤，临床医生必须熟悉和掌握该部位的解剖结构。

## 第一节 寰枢椎的骨性结构

### 一、寰椎的结构

寰椎是一个环形的、无椎体和椎间盘附着的特殊椎骨，由较短的前弓和较长的后弓连接两个侧块构成（图1-1）。枢椎的齿状突实际上为其椎体，可以说寰椎围绕自身椎体而旋转。

### （一）前弓

寰椎的前弓长 $19.7 \pm 2.98$ mm，大约占寰椎的1/5，为连接两侧侧块的弓形板，向前隆凸，中央有小结节，称为前结节，前结节甚为突出并朝下，为颈长肌及前纵韧带的附着部，左、右头长肌从其上越过。后方正中有圆形的齿状突关节面，与枢椎的齿状突构成寰齿关节。

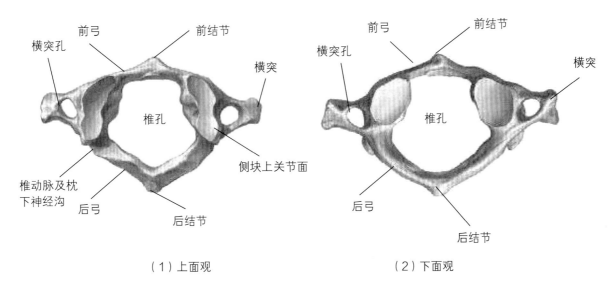

（1）上面观　　　　　　　　　　（2）下面观

图1-1　寰椎上面观及下面观

## （二）后弓

寰椎后弓长而曲度较大，长 $51.32 \pm 4.24$ mm。后面正中为粗糙的后结节，相当于棘突，朝向上后，为左、右头后小直肌的附着点，可限制头部过度后伸。后弓上方于侧块连接处有一深沟，称为椎动脉沟，有椎动脉和枕下神经通过。有时该处可形成沟环，出现率约为 10%，沟环容易压迫椎动脉而出现其受阻症状。寰椎椎动脉沟宽 $5.70 \pm 0.48$ mm，其内侧缘至寰椎后结节中点即半距，右侧为 15.10~26.62 mm，平均为 $20.10 \pm 0.47$ mm，左侧为 12.44~23.84 mm，平均为 $19.00 \pm 0.82$ mm，施行寰椎后弓切除减压时，切除范围应掌握半距在 15 mm（10~16 mm），而全距在 25 mm 以内，故左侧要少切，而右侧可稍多切，以免损伤两侧的椎动脉及枕下神经。后弓下面近侧块处亦有一较浅切迹，与枢椎椎弓根上缘的浅沟形成椎间孔，第 2 颈神经由此通过。

前后弓均较细，尤其与侧块连接处更为脆弱，是力学上的薄弱部，遭受外力后容易发生骨折。

## （三）侧块

侧块是寰椎两侧骨质增厚的部分，相当于普通颈椎的椎弓根与上下关节突。每个侧块有上、下两关节面。上方是肾形凹陷的上关节面，也称上关节凹，与枕骨髁形成寰枕关节。下方是圆形微凹的下关节面，与枢椎上关节面组成寰枢外侧关节。上、下关节面的周围分别有寰枕关节囊与寰枢关节囊包绕。侧块的内侧有一粗糙结节，寰椎横韧带附着于此，该韧带将椎孔分为大小不等的两部分，前方较小，容纳齿状突，后方较大，容纳脊髓及其被膜。

寰椎具有独特的解剖特点，缺乏椎体和椎板及棘突。谭明生等将侧块与后弓连接处，即椎动脉沟处的后弓看作是寰椎的椎弓根，其在结构上和力学上类似于其他脊椎的椎弓根，并将侧块看成寰椎的椎体，首先提出经寰椎椎弓根螺钉固定技术，即经由寰椎后弓、椎动脉沟、寰椎后弓狭部到寰椎侧块内的螺钉固定技术。

## （四）横突

寰椎的横突是寰椎旋转运动的支点，大而扁平，有许多肌肉和韧带附着，其尖端不分叉，大小仅次于腰椎的横突，基底部偏外侧有一较大圆孔，称为横突孔，有椎动脉、椎静脉通过。

## （五）椎孔

寰椎的椎孔相当大，在骨折脱位后，其间的脊髓尚有回旋的余地。椎孔的平均最大矢径为 $29.11 \pm 2.01$ mm，齿状突后矢径为 $18.44 \pm 2.13$ mm，横径为 $26.79 \pm 2.46$ mm。最大矢径大于横径者占（$82.85 \pm 3.18$）%。

## ■ 二、枢椎的结构

枢椎也具有独特的椎体结构，由椎体和向上柱状凸起的齿状突构成，齿状突与寰椎前弓后面形成关节（图 1-2）。

## （一）齿状突

齿状突是上颈椎关节重要的骨性连接结构，其借助于寰椎横韧带将齿状突束缚在一定的解剖范围以保持寰枢关节的稳定。齿状突和横韧带发育不良是造成寰枢关节不稳的主要先天因素。齿状突根部较扁，前后各有一卵形关节面，分别与寰椎齿状突关节面及寰椎横韧带相关节。末端为齿状突尖，上有齿状突尖韧带，两侧有翼状韧带附着。中国人齿状突测量：高度为 6~16.8 mm，平均 $14.0 \pm 1.2$ mm，约占枢椎总高度（平均 36.8 mm）的 38%，基底部冠状径为 7.1~12.3 mm，平均 $8.9 \pm 1.0$ mm，矢状径为 8.5~12.9 mm，平均 $10.8 \pm 0.8$ mm，皮质厚度为 1.0~2.0 mm，平均 1.5 mm。枢椎是头颈部运动的枢纽，活动范围大，而齿状突基底部较细，骨皮质较薄，故齿状突骨折常见，占脊椎骨折的 10%~15%。齿状突原属于寰椎椎体的一部分，发育中逐渐与其分离，一般在 6 岁

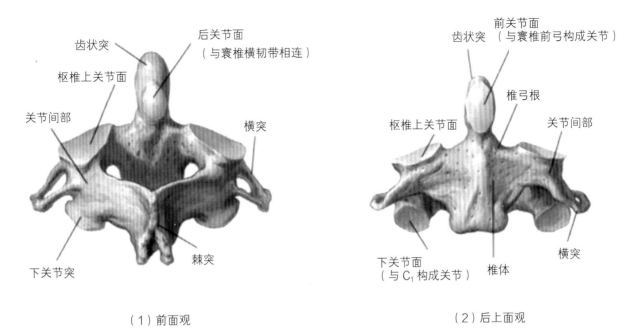

（1）前面观　　　　　　　　　　　　（2）后上面观

图 1-2　枢椎前面观及后上面观

时与枢椎椎体完全融合。该部在发育过程中畸形和变异较多，如齿状突阙如、齿状突中央不发育等，可导致该区域失稳而产生脊髓压迫症状，现此类畸形并不少见，约占枕颈部畸形的 4/5。

## （二）椎体

枢椎椎体较小，椎体通过椎间盘与 $C_3$ 相连。椎体前中部两侧微凹，为颈长肌附着部。齿状突两旁各有一朝上的圆形上关节面，与寰椎的下关节面构成寰枢外侧关节。枢椎的上关节面因负重较大，几乎伸至横突，常遮蔽横突孔上口内侧的一部分，可使通过其中的椎动脉发生扭曲，尤其在头部向一侧过度旋转或枢椎发生移位时，对椎动脉的压迫常加重。

枢椎棘突宽大且分叉，有众多肌肉附着，棘突外侧面有头下斜肌起点，稍后有头后直肌起点，下方的凹面接收半棘肌和颈棘肌，深层有多裂肌，接近尖端处有棘突间肌的附着，项韧带附着于尖切迹。与此相对，寰椎的后结节非常小，这样的构造有利于寰椎的旋转运动。

枢椎椎板呈棱柱状，较厚，供黄韧带附着。横突较短小，向下外侧突出，起自椎弓根与椎板交界处和椎弓根关节间区的外侧面。横突尖有肩胛提肌附着，位于中斜角肌和颈夹肌之间，其上、下面附着横突间肌。横突孔是一个弯曲的骨性管道，而非简单的短孔，横突孔的矢径平均为 6 mm，横径为 6.25 mm。

枢椎横突较短小且朝下，前结节阙如，有一斜形椎动脉孔。王建华等根据椎动脉孔与椎管外壁的距离（下横径 a）、椎动脉孔球部与上关节面距离（球顶距 e）等走行特点将其分为 4 型，如表 1-1 及图 1-3 所示。Ⅰ型，松散低拐型；Ⅱ型，紧密高拐型；Ⅲ型，紧密低拐型；Ⅳ型，松散高拐型。尹庆水等研究表明，Ⅰ型占 58.75%，Ⅱ 占 18.75%，Ⅲ型占 15.0%，Ⅳ型占 7.5%。Ⅰ型、Ⅳ型比较适合枢椎椎弓根螺钉置钉，Ⅲ型相对适合置钉，Ⅱ型应列为椎弓根螺钉置钉的禁忌。

枢椎的椎板呈棱柱状，较厚，棘突粗大，末端分叉有许多肌肉附着。枢椎椎孔上缘的矢径平均为 19.3 mm，下缘的矢径平均为 15.3 mm，横径为 22.2 mm。

表 1-1　枢椎椎动脉孔分型标准

| 分型 | 名称 | 分型标准 | 是否适合置钉 |
|---|---|---|---|
| Ⅰ | 松散低拐 | a > 4.5 mm, e ≥ 4.5 mm | ++ |
| Ⅱ | 紧密高拐 | a ≤ 4.5 mm, e < 4.5 mm | - |
| Ⅲ | 紧密低拐 | a ≤ 4.5 mm, e ≥ 4.5 mm | ++ |
| Ⅳ | 松散高拐 | a > 4.5 mm, e < 4.5 mm | ++ |

注：+ 表示适合置钉，- 表示不适合置钉

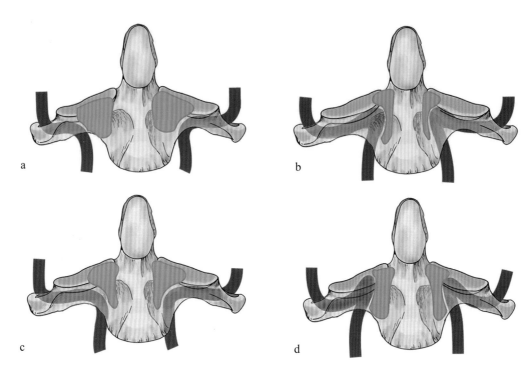

图 1-3　椎动脉孔分型
a. Ⅰ型，松散低拐型；b. Ⅱ型，紧密高拐型；c. Ⅲ型，紧密低拐型；d. Ⅳ型，松散高拐型

## （三）椎弓根

枢椎椎弓根短而粗，其上方有一浅沟与寰椎下面的浅沟形成椎间孔，其下方有面向前下的下关节突，与第3颈椎的上关节突构成关节。枢椎上、下关节突呈前后位，上关节突在前，下关节突靠后，两者以狭部相连，狭部是骨折易发部位。椎弓根在重力传递及脊柱前、后柱间载荷的动态平衡中起杠杆作用。枢椎椎弓根在解剖上比较薄弱，承受杠杆作用力较大，上颈椎过度伸展及挤压时，可引起骨折。

枢椎椎弓根的界定存在着不同的观点。Yarbrough 等认为枢椎上、下关节突之间的连接区域是椎弓根，即狭部。Benzel 等与上述观点类似，也认为这一区域叫椎弓根。Borne 等认为枢椎椎体－齿状突复合体与上关节突之间的区域为椎弓根，这与国内学者侯黎升等的观点相似。Ebraheim 等对 20 个枢椎标本进行大体观察，并对 6 具尸体的枢椎进行三维 CT 扫描得出：枢椎上关节突下方和横突孔前内侧的部分是椎弓根，上、下关节突之间的狭窄部分叫狭部。两者之间的骨皮质和骨密度分布没有差异，枢椎椎弓根螺钉的走行是经下关节突、狭部进入椎弓根，最后固定于椎体上。这种观点得到了多数人的认可。

# 第二节　寰枢椎的血液供应

颈部的动脉主干包括颈总动脉和锁骨下动脉，右侧者发自头臂干，左侧者直接发自主动脉弓。椎动脉及颈内动脉在上颈椎重建术中很重要，本节将重点阐述。

## 一、椎动脉

椎动脉起于锁骨下动脉第一段上壁，左右各一，发出后经第6颈椎以上的横突孔，在寰椎侧块后方向内侧弯曲，经枕骨大孔进入颅腔，在脑桥下缘，与对侧椎动脉联合形成基底动脉。偶见其在第4颈椎或第7颈椎进入横突孔。

### （一）椎动脉分段

椎动脉在颈椎的行程可分为4段（$V_1 \sim V_4$）（图1-4）。第一段（椎前部）由锁骨下动脉起始至$C_6$横突孔（绝大多数），其在颈长肌和前斜角肌之间向后上行，在颈总动脉和椎静脉后方与甲状腺下动脉相交叉。左侧椎动脉则被胸导管跨过，该动脉后方有第7颈椎横突、星状神经节及第7、8颈神经后支。第二段（椎骨部或横突部）即上行穿各横突孔的部分，其经颈椎横突孔上升，并与星状神经节的分支和椎静脉构成的静脉丛伴行。此段椎动脉在$C_1 \sim C_2$脊神经前支前方，几乎垂直上升至枢椎横突孔，继而转向外侧达寰椎横突孔。第三段（寰椎部）位于枕下三角，经头外侧直肌内侧弯曲向后行至寰椎侧块内后方、第1颈神经前支外侧，继而行于寰椎后弓上面的椎动脉沟内，在寰枕后膜下缘穿入椎管。第四段（颅内部）穿硬脑膜、蛛网膜，在舌下神经根前方上行，在延髓前面斜上行至脑桥下缘处与对侧椎动脉联合形成基底动脉。

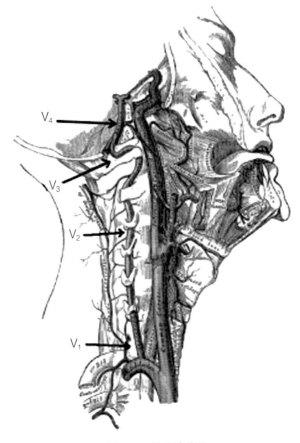

图1-4　椎动脉分段

### （二）椎动脉分支

#### 1. 脊髓支

是许多小支，经椎间孔进入椎管，供应脊髓及其被膜，并与其他的脊髓动脉相吻合。这些分支还分成升支和降支与上、下部的升、降支相连，形成两条血管吻合链，位于椎体后面，临近椎弓根附着处，由这些吻合链发出的分支供应椎体骨膜。其他分支间的吻合可跨越中线，在中线上又与上、下部分支连接成正中吻合链，位于椎体后面。

## 2. 肌支

起于椎动脉弯曲绕过寰椎侧块处，供应附近深层肌并与枕动脉、颈深动脉和颈升动脉相吻合。

## 3. 脑膜支

在椎动脉进入枕骨大孔处发出 1~2 支，在颅后窝与硬脑膜之间分布，供应颅骨、板障和小脑镰。

## 4. 脊髓后动脉

起于椎动脉行于脊髓处，分前、后两支下行至脊神经后根处，不断由来自椎动脉、颈升动脉、肋间后动脉、第 1 腰动脉等节段性动脉的脊髓支所补充和增续。上述这些动脉的脊髓支经椎间孔入椎管，增续脊髓后动脉至脊髓下部。

## 5. 脊髓前动脉

起于椎动脉末段的分支，在延髓前面下行至其中部平面，与对侧同名动脉合并成单干，沿脊髓前正中线下行，并不断接受来自节段性动脉脊髓支的补充，增续脊髓前动脉到达脊髓下部和终丝。脊髓前动脉沿脊髓前正中裂陷于软膜内，供应脊髓和马尾。

## 6. 小脑下后动脉

椎动脉的最大分支，起于椎动脉行至延髓橄榄下端处，弯曲向后环绕橄榄，继而在舌咽神经、迷走神经根后面上升到脑桥下缘，此后沿第四脑室下外侧缘弯曲下行，最后转向外侧进入小脑谷分成内侧、外侧支。内侧支向后行于小脑半球和下蚓部之间，供应小脑半球下面和下蚓部；外侧支供应小脑半球下面达外侧缘，并与小脑下前动脉和小脑上动脉分支相吻合。

## 7. 延髓动脉

是椎动脉分支发出的许多小支，分布于延髓。

## （三）椎动脉弯曲

椎动脉在上颈椎区有 3 个弯曲，分别位于 $C_2$~$C_3$ 横突之间、寰枢外侧关节和寰椎侧块之后。沈渭忠等观察寰枢部椎动脉的弯曲大部分呈向外

的 C 形，少数呈 S 形，此部椎动脉的口径，左侧平均为 4.1 mm，右侧为 3.5 mm，而在寰椎后弓部的椎动脉口径有 10% 略大 1~2 mm，这与寰椎横突孔大于枢椎横突管外侧口是一致的。正常上颈椎区椎动脉的 3 个弯曲可能是适应寰枢椎部复杂旋转运动功能的需要，对颈椎动脉血流起一定代偿作用。然而，异常或过度弯曲使椎动脉增长，例如椎间盘退变后，颈段脊柱缩短，颈曲变直或老年人动脉硬化、血管壁弹性降低等，均可使椎动脉相对增长。

## 二、颈内动脉

颈内动脉自颈总动脉分叉处上升到颅底，可以认为是颈总动脉的续行段，位于颈外动脉的外后，但向上即转至颈外动脉的内侧，贴咽侧壁走形，最后上行经颞骨岩部的颈动脉管入颅内，在颅中窝分为大脑前、中两动脉而终止。参与构成大脑动脉环，分布于脑，供应大部分大脑半球、眼及其辅助器官、额及部分鼻腔，颈内动脉提供脑血供的 4/5。颈内动脉全程均与颈内静脉伴行，在颈部无分支。

尽管颈内动脉不直接供应上颈椎，但它的毗邻位置在上颈椎重建术中很重要，80% 的颈内动脉管在 $C_1$ 横突孔的内侧，位于 $C_1$ 侧块的正前方。由于颈内动脉迂曲，血管甚至可能位于 $C_2$ 椎体前方。了解颈内动脉变异具有重要意义，因为在前路或侧前路显露颅颈交界或后路内固定重建上颈椎时，可能穿破椎体前缘皮质，存在损伤颈内动脉的潜在风险。

## 三、齿状突血供

齿状突的血供较为复杂，可能与枕颈部活动量较大有关（图 1-5）。其动脉血供由两个来源的 3 组动脉组成：前升动脉、后升动脉、裂穿动脉（水平动脉）。前两者来源于椎动脉，后者来源于颈内动脉。前升动脉成对，在 $C_2$ 和 $C_3$ 连接

水平各起源于各自椎动脉的前内面，在 $C_2$ 和 $C_3$ 椎间孔处上行于颈长肌深面，在枢椎椎体前面中点处双侧吻合。后升动脉成对，较前升动脉粗，从椎动脉后内侧面发出，向上行于枢椎关节突与椎体间沟内。裂穿动脉由来源于颈内动脉上段的许多小血管组成，行于双侧咽后裂，在枢椎齿状突基部的相对水平与前升动脉吻合，上部吻合稀疏，基底部吻合致密。

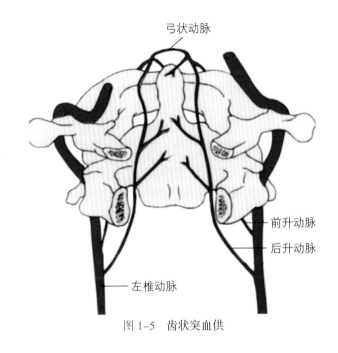

图 1-5　齿状突血供

# 第三节　寰枢椎的连接

## ■ 一、椎间盘

椎间盘是椎体间主要连接结构，由纤维环及髓核组成。寰椎与枢椎之间无椎间盘，整个颈椎自枢椎至第 1 胸椎上方相邻两个椎体之间均有椎间盘，共 6 个。

### （一）纤维环

纤维环为椎间盘周边的纤维软骨组织，质地坚韧、富有弹性，紧密连接上、下两个椎体。其构成纤维交叉编织排列，在横切面上呈同心环状排列。

### （二）髓核

髓核是含水量较多的类黏蛋白样物质，呈白色，内含软骨细胞核成纤维细胞，具有一定的张力和弹性。幼年时，髓核含水量达 80% 以上，随年龄增长水分逐渐减少。由于纤维前部较厚，故髓核位于椎间隙的偏后方。

## ■ 二、韧带

主要包括连接颅底与上颈椎之间的一些韧带（图 1-6）。

### （一）前纵韧带

人体中最长而又坚韧的韧带。上起枕骨的咽结节，经各椎体前面，止于第一或第二骶椎的前面。前纵韧带由 3 层并列纵行的纤维组成，深层纤维跨越椎间盘，紧密连接相邻的 2 个椎体；中层跨越 2~3 个椎体，而浅层可跨越 3~5 个椎体。不同部位韧带的宽窄和厚薄有所不同，在颈椎及其椎间盘前面阔而较薄。前纵韧带坚固附着于椎体，但疏松附着于椎间盘，仅为一层纤维带，较后纵韧带弱，其主要作用是限制颈椎过度后伸。

### （二）后纵韧带

后纵韧带位于椎管前壁，细而坚韧。起自枢椎，向上移行为覆膜，向下依次沿椎体后面达骶

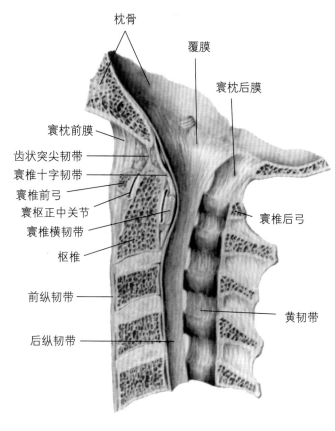

图 1-6　枕骨与寰椎之间的韧带

管。分为两层，浅层为覆膜的延续，跨越 3~4 个椎体；深层呈齿状，与相邻椎体的上下缘紧密相连。后纵韧带中部有沟隙，椎体的静脉从中通过，钩椎关节的关节囊韧带即起自后纵韧带深层及椎体，斜向外下附着于钩突。其主要作用是防止椎间盘向后突出。

### （三）黄韧带

又称弓间韧带，由黄色弹性纤维组织构成，位于相邻两个椎板之间，上缘起自上位椎板下缘的前面，向下止于下位椎板上缘的后面，外缘止于关节突。在中线两侧黄韧带之间有一潜在缝隙，有连接椎管内、外静脉丛的交通支通过。颈椎的黄韧带薄而较宽，具有一定的弹性，该韧带具有限制颈椎过度前屈、协助颈部肌肉维持头颅挺直的作用。

### （四）项韧带

由棘上韧带移行而来，呈三角形的弹性纤维膜。其基底部向上，附着于枕外隆凸和枕外嵴；尖部向下同寰椎后结节及以上 6 个颈椎棘突的尖部相连；后缘游离而肥厚，斜方肌附着其上。主要维持头颈部的直立体位。

### （五）其他韧带

横突间韧带及棘间韧带在颈部较薄弱，不发达。冠状韧带位于钩椎关节后方，可增加椎体间关节的稳定性。

### （六）枕骨与寰椎之间的韧带

**1. 寰枕前膜**

连接枕骨大孔前缘与寰椎前弓上缘，为前纵韧带的延续部，中间略厚，两侧宽阔而薄并与关节囊融合。

**2. 寰枕后膜**

连接枕骨大孔后缘与寰椎后弓上缘，前面与硬脊膜紧密相连，后方连接头后小直肌，两侧移行于关节囊，外下方有椎动脉和枕下神经通过。

**3. 寰枕外侧韧带**

连接于寰椎横突与枕骨颈静脉突之间，加强关节囊外侧壁。

### （七）寰枕枢椎之间的韧带

**1. 寰枕前膜**

起于寰椎前面和下缘，止于枢椎椎体前方，为致密网状纤维，长而坚韧，是前纵韧带的延续部，在正中线为一自枕骨底部至寰椎前结节的圆形韧带所加强，两侧宽阔而薄并与关节囊融合。

**2. 寰枢后膜**

位于寰椎后弓下缘与枢椎椎弓上缘之间，较薄、中部略厚，前面与硬脊膜紧密接触，后方连接头后小直肌，两侧移行于关节囊，并有第二颈神经穿过，它在椎动脉、静脉丛和第一颈神经之上呈弓状，弓的韧带缘有时会发生骨化。

### 3. 寰椎横韧带

连接于寰椎两侧块内侧面，肥厚而坚韧，位于齿状突后方，使齿状突同寰椎前弓后面的齿状突关节面相接触。齿状突横韧带高 10 mm，厚 2 mm，平均长度 23 mm。该韧带是保持寰枢关节移动稳定性的最重要结构，使齿状突局限于寰椎前弓后面的齿状突凹内，可以防止齿状突向后朝脊髓方向移动。枢椎齿状突骨折后，如寰椎横韧带完整，可以防止脱位，并不引起严重症状，但如无其他韧带支持，不能防止前脱位。寰椎横韧带断裂、延伸或松弛，能使头部及寰椎在枢椎上向前脱位，齿状突后移，椎孔狭窄，引起脊髓压迫症状，甚至造成死亡。其前面中部有薄层关节软骨面与齿状突构成寰齿后关节。韧带中部向上、下各发出一束纵行纤维，附着于枕骨大孔前缘及枢椎后面，状如十字，故又称寰椎十字韧带，可加强横韧带的坚固性（图 1-7）。

### 4. 覆膜

起自枕骨底部的斜坡，通过齿状突及十字韧带的后面下行，移行于后纵韧带，前面同寰椎十字韧带相连，外侧附于寰枢外侧关节囊。

### 5. 翼状韧带

起于齿状突的上外侧面，左右各一，斜向外上方，止于枕骨髁内侧面的粗糙部。该韧带坚韧，断面呈圆形，直径约 8 mm，可限制头颅过度前屈和旋转（图 1-8）。

### 6. 齿状突尖韧带

又称齿状突悬韧带，细小，束状，位于寰椎横韧带的深面，连接齿状突尖与枕骨大孔前正中缘。头后仰时紧张，前屈时松弛（图 1-8）。

## 三、关节

### （一）寰枕关节

寰枕关节是两个关节的联合关节，由两对相互弯曲的关节组成，一对是枕髁，另一对是寰椎侧块，是单纯的滑膜关节，属椭圆关节。两骨由关节囊和寰枕前、后膜连接，这两个膜正好将寰椎和枕骨间的裂隙封闭。

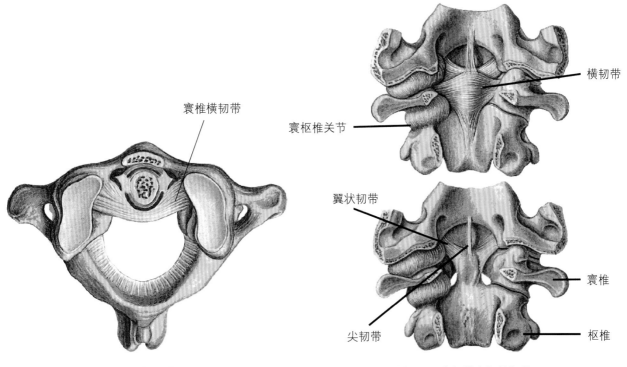

图 1-7 寰椎横韧带

图 1-8 寰枢椎之间的韧带

### 1. 维持寰枕关节稳定的结构

主要有关节囊、寰枕前后膜及寰枕外侧韧带。

（1）关节囊　较松弛，环绕枕髁和寰椎上关节面。囊后面和外侧较厚，该处有时缺损，并可与齿状突和寰椎横韧带之间的腔相通。

（2）寰枕前膜　是致密网状纤维，连接枕骨大孔前缘与寰椎前弓上缘，是前纵韧带的延续部。

（3）寰枕后膜　连接枕骨大孔后缘和寰椎后弓上缘。

（4）寰枕外侧韧带　连接于寰椎横突与枕骨静脉突之间，加强关节囊外侧壁。

### 2. 寰枕关节的运动

寰枕关节的运动主要是屈伸，关节有两个互相垂直的运动轴，其长轴向前内侧。在横轴上可以使头做屈伸运动，约45°；在矢状轴上，可以使头做侧屈运动，但范围很小，也能做旋转运动。杨双石采用脊柱三维运动测量分析系统对新鲜成人枕颈部骨韧带标本进行测试，结果显示寰枕关节侧屈11.7°，后伸9.6°，向左侧屈2.8°，向右侧屈2.7°，向左轴向旋转6.9°，向右轴向旋转5.4°。

### 3. 运动寰枕关节的肌肉

屈肌包括头长肌和头前直肌等，伸肌包括头后大直肌、头后小直肌、头上斜肌、头半棘肌、头夹肌和斜方肌等，侧屈肌肉包括头外直肌、头半棘肌、头夹肌、胸锁乳突肌和斜方肌等，旋转肌肉包括头后小直肌、头上斜肌、头夹肌和胸锁乳突肌等。

### （二）寰枢关节

寰枢关节由4个滑膜关节构成，其中两个是由寰椎侧块下关节面和枢椎上关节突构成的寰枢外侧关节；一个为正中复合体，即枢椎齿状突和寰椎前弓以及寰椎横韧带构成的寰枢中间关节，有人称之为滑囊。

寰枢外侧关节常被分类为平面关节，关节向外下倾斜，但其关节面具有更复杂的形状，一般在冠状面上相互凹，而在矢状面上内侧部又微凸，特别是枢椎。这种结构可使寰枢椎之间做最大旋转。外侧关节的关节囊及周围韧带有足够松弛性，可允许椎骨间有最大范围运动，但又在一定限度内。

寰枢中间关节含有两个滑膜关节，齿状突在寰椎前弓和寰椎横韧带形成的环内构成一枢轴。齿状突前面的垂直卵圆形关节面与寰椎前弓后面相关节。有滑膜的关节囊相对较弱而疏松，尤其是上部。中间关节复合体后部的滑膜腔较大，位于横向卵圆形关节面、齿状突后面沟和软骨性横韧带前面之间，常出现1~2个与寰枕关节腔的交通。

### 1. 维持寰枢关节稳定的结构

包括关节囊、覆膜、寰枢前膜、寰枢后膜及寰椎十字韧带等结构。

（1）关节囊　较松弛，两侧各有一个，连接枢椎侧块的边缘。

（2）覆膜　起自枕骨底部的斜坡，通过齿状突及十字韧带的后面下行，移行于后纵韧带，前面同枢椎十字韧带相连，外侧附于寰枢外侧关节囊。它覆盖齿状突及其他韧带，广泛而且坚韧，进一步加强寰枢关节的稳定性。

（3）寰枢前膜　起自寰椎前面和下缘，止于枢椎椎体前方，长而坚韧，向下移行为前纵韧带。

（4）寰枢后膜　起于寰椎后弓下缘，止于枢椎椎弓上缘，较薄，两侧有 $C_2$ 神经穿过。

（5）寰椎十字韧带　由横部和直部两部分构成，横部亦称寰椎横韧带，外侧附着于每侧寰椎侧块内侧面的结节，甚为坚强；中央部加宽，位于齿状突后方，该处遮盖一薄层关节软骨，与齿状突后关节面构成关节。横韧带将寰椎椎孔分为不等大的两部分，后部大，包绕脊髓及其被膜；前部小，容纳齿状突，即使其他所有韧带分离，它仍保持原位。

寰椎横韧带位于齿状突后关节面的浅沟内，犹如一个悬带，使齿状突局限于寰椎前弓后面的齿状凹凸内，可以有效防止齿状突向后朝脊髓方向移动。枢椎齿状突骨折后，如寰椎横韧带完整，可以防止脱位，并不引起严重症状，但如无其他韧带支持，不能防止前脱位。寰椎横韧带断裂、延伸或松弛，能使头部及寰椎在枢椎上向前脱位，齿状突后移，椎孔狭窄，引起脊髓压迫症状，甚至造成死亡。

寰椎十字韧带中央部有相互交叉的交织网，自上缘在齿状突尖韧带和覆膜之间发出一坚固的正中纵束止于枕骨基底部，自其下缘有一束弱小的纵束止于枢椎后面。横韧带和上、下纵束联合组成十字韧带。纵束加强横韧带的坚固性，协助防止齿状突前脱位。在齿状突与寰椎横韧带之间有一滑囊。由寰椎侧块内面发出一束纤维，斜向内下，止于枢椎椎体后面的外方，称为寰枢副韧带，可以限制头及寰椎在枢椎上过度旋转。

寰椎横韧带是枕颈部最大、最厚、最强有力的韧带，是维持寰枢椎稳定的最主要韧带。寰椎横韧带将齿状突固定于椎前结节后面以形成寰齿关节，并限制其活动。寰椎横韧带虽然坚强，但弹性较差。生理范围内，寰椎可向前移位 3 mm。如移位 3~5 mm，横韧带可被撕裂；如大于 5 mm，即发生断裂，多因在屈曲外力下与齿状突相接处被齿状突切割所致。寰椎横韧带可延伸 2~3 mm，在垂直暴力下，如延伸至 4.8~7.6 mm，可发生断裂而引起寰枢关节前脱位，导致寰枢关节失稳。临床上如寰齿间距（atlantoodontoid interval，ADI）大于 5 mm 或两侧块外移距离之和大于 6.9 mm，说明寰椎横韧带发生断裂。后者多在 Jefferson 骨折时，寰椎两侧块受到上部枕骨髁和下部枢椎上关节面严重挤压分离之力，而使寰椎侧块、前后弓发生多处骨折。此外，齿状突后缘至寰椎后结节前缘的距离，即脊髓有效空间（space available for the cord，SAC）变化，亦为指示寰椎横韧带断裂的有用指标。

由于体操翻滚、跳水、车祸、坠落伤等，当头部过度屈曲、枕颈部遭受暴力，即可引起寰椎横韧带断裂，逐渐发生寰椎前脱位，使椎管矢状径变小，致脊髓受压。不管因何种机制引起横韧带断裂，剩余附着的其他韧带均不足以维持寰枢关节稳定，将会逐步发生寰椎前脱位，寰枢间距加大，椎管矢径及脊髓有效空间减少，患者早期可出现枕下疼痛和颈部活动障碍，或脊髓受压引起四肢瘫痪，甚至发生呼吸功能不全。

寰枢韧带复合主要部分为寰椎十字韧带，次要部分有齿状突尖韧带及翼状韧带等。翼状韧带是重要的节制韧带，可以阻止寰椎向前移位，并作为寰枢关节向前方半脱位的第一道防线，能限制头及寰椎在枢椎上过度旋转及侧方半脱位。头向右旋转时，左翼状韧带紧张；向左旋转时，右翼状韧带紧张。寰椎横韧带是一个坚强的无弹性纤维带。生物力学研究发现，如果寰椎横韧带断裂，作为辅助结构的翼状韧带并不能防止寰枢关节脱位。

（6）翼状韧带　翼状韧带是两个坚强的韧带，起于齿状突的上外侧面，左右各一，斜向外上方，止于两侧枕骨髁的内面。该韧带坚韧，断面呈圆形，直径约 8 mm。翼状韧带是重要的节制韧带，有限制头及寰椎在枢椎上过度前屈和旋转及防止侧方半脱位的作用。一侧翼状韧带被切除后，向两侧的轴向旋转都显著增加，说明只有双侧翼状韧带均保持完整，才能限制轴向旋转，否则仍可发生寰枢关节潜在性旋转不稳。

（7）齿状突尖韧带　又称齿状突悬韧带，细小，呈束状，位于寰椎横韧带的深面，连接齿状突尖于枕骨大孔前正中缘，头后仰时紧张，前屈时松弛。

## 2. 寰枢关节的运动

寰枢关节的运动是 3 个关节同时的联合运动，几乎是唯一的轴性旋转。旋转主要受翼状韧带限制，其次是寰椎横韧带。由于关节面的形态决定枢椎旋转时，枢椎略微上升进入寰椎环，它受外侧寰枢关节囊紧张的限制。测量正常寰枢关节旋转的运动平均为41.5°（29°~54°）。

寰枕关节的运动主要是屈伸，寰枢关节则主要是旋转。寰枢融合后，头颈部将丧失大部分旋转功能，但可保留大部分屈伸功能；枕颈融合时，头颈部的屈伸和旋转功能均丧失。

**3. 运动寰枢关节的肌肉**

主要有头下斜肌、头后大直肌和一侧的头夹肌以及对侧的胸锁乳突肌，包括作用于颅骨、寰椎横突和枢椎棘突的肌肉。

### （三）关节突关节

关节突关节左右各一，自第2颈椎起，由上位颈椎的下关节突与下位颈椎的上关节突咬合而成。关节面较平，向上约呈45°倾斜，但$C_2$~$C_3$间倾斜度常有变化。表面有透明软骨覆盖，关节囊内衬滑膜，薄而松弛。外伤时容易引起脱位或半脱位。关节突关节构成椎间孔的后壁，其前方与椎动脉相邻近。

## 第四节　寰枢椎的附着肌肉

附着于上颈椎的几组复杂肌肉主要有3个功能：为稳定头部位置提供肌肉张力；附着在颅骨、寰枢椎上的小肌肉群保证头部各个方向上的运动；大块的后部肌肉层能保护颅脊交界区免受外部暴力损伤。对肌肉附着点知识的熟练掌握可使术者在上颈椎手术显露过程中能够进行解剖剥离而不致造成软组织不必要的损伤。

### ■ 一、颈前肌群

#### （一）颈阔肌

颈阔肌是一扁阔肌，起于胸大肌和三角肌表面的筋膜，其纤维跨过锁骨于颈侧部行向内上方。前部的纤维在骶联合下方和后部越过中线和对侧重叠。中部纤维附着于下颌骨体的下缘，或越过下颌骨下缘于降口角肌深面向内上行，止于下唇对侧半。后部纤维越过下颌骨及咬肌前外侧止于面下部的皮肤和皮下组织，其中大部分的纤维与靠近口角的口角轴部肌融合。颈阔肌接受面神经颈支支配，该支在下颌角处于颈阔肌深面下行（图1-9）。

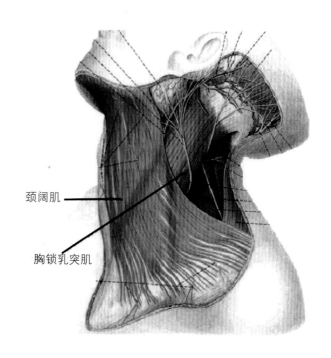

颈阔肌

胸锁乳突肌

图1-9　颈前肌肉（一）

## （二）胸锁乳突肌

胸锁乳突肌下方始于两个头，内侧头为一圆形腱束，起于胸骨柄前面的上部，行向后外方。外侧头为肌纤维束，从锁骨内1/3上面起始后几乎垂直上行。肌束上行过程中，外侧头旋转至内侧头的后面，在颈中部稍下方和内侧头深面的肌纤维融合，形成一个厚而圆的肌腹。肌肉向上以一强韧肌腱止于乳突尖至乳突上外侧面，另外，以一薄的腱膜止于上项线的外侧半。起自锁骨部的肌纤维主要直接止于乳突，起自胸骨部的肌纤维较表浅和倾斜向外上延伸至枕部，因此两个头的牵拉方向不同（图1-9）。

胸锁乳突肌血供主要由甲状腺动脉、枕动脉及颈横动脉分支提供，彼此形成丰富的吻合。甲状腺上动脉胸锁乳突肌支多从肌的中1/3处入肌，沿途分支供应胸锁乳突肌胸、锁两头。胸锁乳突肌上部，即接近乳突较小之部分，由枕动脉的胸锁乳突肌支供应或直接由颈外动脉发出的胸锁乳突肌支供应。胸骨部由甲状腺上动脉的胸锁乳突

肌支供应。锁骨头由颈横动脉供应。静脉回流经颈部较大静脉，如颈内静脉、颈外静脉、颈前静脉、肩胛横静脉、枕静脉等。

胸锁乳突肌由副神经，第2、3颈神经或由第4颈神经支配。副神经的颅外部分几乎完全为脊髓根所形成，虽然也接受一些颈神经的固有纤维，但完全为运动性，仅支配胸锁乳突肌及斜方肌，故实际支配胸锁乳突肌运动者为副神经的脊髓根。支配胸锁乳突肌之颈神经主要管理感觉，但也有运动纤维。

## （三）舌骨上肌群

舌骨上肌群包括二腹肌、茎突舌骨肌、下颌舌骨肌及颏舌骨肌（图1-10，图1-11）。

### 1. 二腹肌

二腹肌有两个肌腹，二肌腹之间借一圆腱相连。后腹起于颞骨乳突切迹，位于胸锁乳突肌的深面，向前下内行经颈内静脉、副神经、迷走神经、舌下神经、枕动脉、颌外动脉的浅面，终于

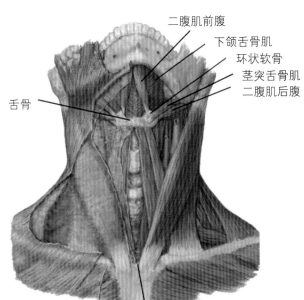

图1-10　颈前肌肉（二）

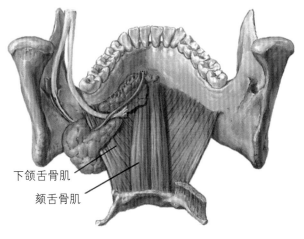

图1-11　颈前肌肉（三）

中间腱，此腱被一由深筋膜发出之悬带系于舌骨大角上，由中间腱发出的纤维即为前腹，向上内在正中线止于下颌骨下缘之二腹肌窝内。二腹肌可使下颌骨下降而上提舌骨。

### 2. 茎突舌骨肌

起于茎突后面，行向前下方，止于舌骨体和大角结合处，肩胛舌骨肌止点的正上方。止端常分叉，以过二腹肌的中间腱。茎突舌骨肌上提舌骨，并牵拉舌骨向后使口腔底变长。

### 3. 下颌舌骨肌

起于下颌骨的内侧下颌舌下颌线，肌纤维向前内行，前纤维止于由骨肌联合至舌骨之正中缝，后纤维止于舌骨体。在吞咽的第一阶段，该肌可上提口腔底，也可上提舌骨或下降颌骨。

### 4. 颏舌骨肌

起于颏棘下部，止于舌骨体，二肌的内侧缘互相靠近。该肌上提舌骨并拉舌骨向前，所以其作用部分类似于茎突舌骨肌的拮抗肌。当舌骨固定时，该肌可下降颌骨。

### （四）舌骨下肌群

舌骨下肌群有肩胛舌骨肌、胸骨舌骨肌、胸骨甲状肌和甲状舌骨肌（图1-12）。

### 1. 胸骨舌骨肌

起于锁骨内侧端和胸锁韧带的后面以及胸骨柄后上部，肌纤维上行止于舌骨体下缘，为一薄而窄的条状肌，下端与对侧同名肌之间有一较大的间隙。该肌可降低在吞咽过程中已抬高的舌骨，这一作用也可同样适用于语言和咀嚼等动作。

### 2. 肩胛舌骨肌

起于肩胛骨上缘近肩胛切迹处，由两个肌腹以一定的角度借中间腱相连，下腹呈扁而窄的条状，止于中间腱；上腹起于中间腱，垂直上行，止于舌骨体的下缘。该肌使上提的舌骨下降。

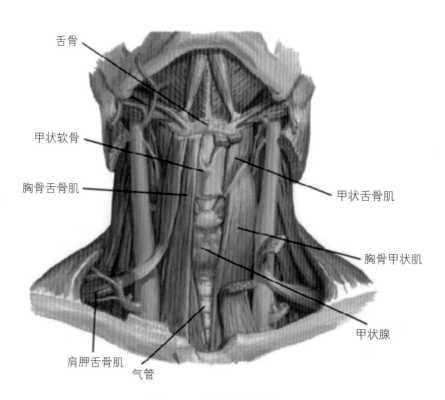

图 1-12　颈前肌肉（四）

### 3. 胸骨甲状肌

位于胸骨舌骨肌的深面，起于胸骨柄后面，胸骨舌骨肌起点的下方，以及第1肋软骨的后缘，止于甲状软骨板斜线上。在颈下部，它与对侧同名肌紧密伴行，在上行过程中又分开。当吞咽和发声时，喉头抬高后，该肌可牵拉喉头向下，该肌对相对固定的舌骨有向下牵拉的作用。

### 4. 甲状舌骨肌

起于甲状软骨的斜线，止于舌骨大角的下缘和相邻的舌骨体的下缘。该肌降下舌骨，当舌骨固定时，如当高音唱歌时，牵拉喉头向上，这些运动可由各种不同肌肉的组合作用产生。

### （五）椎前肌群

包括颈长肌、头长肌、头前直肌和头侧直肌（图1-13）。

### 1. 颈长肌

位于寰椎至第3胸椎椎体前面，分为下斜部、上斜部和中间垂直部三部。下斜部最小，起于上2、3个胸椎椎体的前面，向上外行止于第5、6颈椎横突。上斜部起于第3、4、5颈椎横突，向上行止于寰椎前结节和前外侧面上。中间垂直部起于上3个胸椎及下3个颈椎体的前面，向上止于第2~4颈椎体的前面。该肌由第2~6颈神经前支的分支支配。可使颈前屈，斜部可使颈侧屈，而下斜部可使颈向对侧旋转。

### 2. 头长肌

上端宽厚，起于枕骨基底部的下面。下端细，止于第3~6颈椎横突前结节。该肌由第1~3颈神经前支支配，可使头前屈。

### 3. 头前直肌

起于寰椎侧块及横突根部的前面，几乎垂直向上止于枕骨基部下面近枕骨髁的前方，位于头直肌上份后面。该肌由第1、2颈神经前支间的吻合弓分支支配。作用为屈寰枕关节。

### 4. 头侧直肌

短而扁，起自寰椎横突上面，止于枕骨颈静脉突的下面。该肌由第1、2颈神经前支间的吻合弓分支支配。可使头向同侧侧屈。

### （六）椎外侧肌

包括前斜角肌、中斜角肌、后斜角肌（图1-13）。

### 1. 前斜角肌

由四条肌束起于第3~6颈椎横突前结节，其纤维向下，止于第1肋骨内侧缘和斜角肌结节。位于胸锁乳突肌的深面。该肌由第4~6颈神经前支的分支支配。下端固定时，前斜角肌收缩，可使脊柱颈段前屈和侧屈，并使颈向对侧旋转；上端固定时，该肌收缩可协助升第1肋。

### 2. 中斜角肌

起于第1或第2~6颈椎横突后结节，止于第1肋骨上面锁骨下动脉沟之后。该肌由第3~8颈神经的前支的分支支配。下端固定时，中斜角肌收缩使脊柱颈段向同侧屈，上端固定，此肌收缩可协助上提第1肋。斜角肌，尤其是中斜角肌，

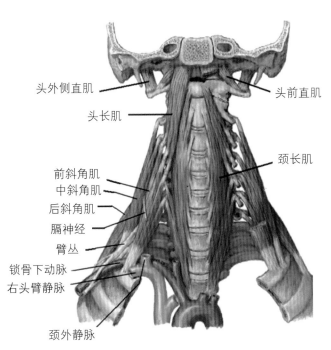

头外侧直肌
头长肌
前斜角肌
中斜角肌
后斜角肌
膈神经
臂丛
锁骨下动脉
右头臂静脉
颈外静脉

头前直肌
颈长肌

图1-13　颈前肌肉（五）

即使在直立姿势的平静呼吸期间于吸气时也发挥作用。

### 3. 后斜角肌

起于第4~6颈椎横突后结节，止于第2肋骨外侧面的肋骨粗隆，在中斜角肌的深面，该肌由下5~8个颈神经前支的分支支配。第2肋固定时，后斜角肌使脊柱颈段下部向同侧屈；当颈部附着点固定时，它可协助上提第2肋。

## ■ 二、颈后肌群

颈后部肌肉主要是位于枕骨和寰枢椎之间的枕下小肌群，包括头后大、小直肌和头上、下斜肌（图1-14，图1-15）。虽然有些脊柱的肌肉如颈半棘肌、多裂肌、回旋肌和棘突间肌向上止于枢椎，也有些肌肉如头半棘肌、头夹肌和头最长肌向上止于颅骨，但没有一条肌肉止于寰椎，它没有棘突，因此比较游离。

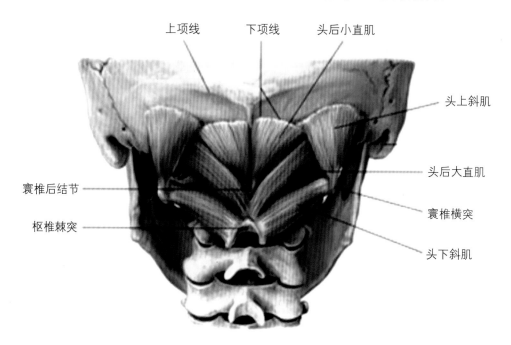

图 1-14　颈后部肌肉（一）

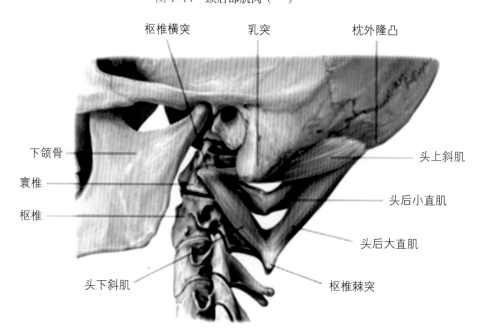

图 1-15　颈后部肌肉（二）

## （一）头后大直肌

头后大直肌起于枢椎棘突，上升中变宽并向上止于枕骨下项线下骨面的外侧份。作用为仰头，同时面转向该肌同侧。

## （二）头后小直肌

头后小直肌起于寰椎后结节，在终止前随其向上升而变宽，向上止于枕骨下项线下骨面的外侧份，它的外侧部为头后大直肌所覆盖，作用是仰头。

## （三）头上斜肌

头上斜肌起于寰椎横突，随其向后上方上升而变宽，止于枕骨上、下项线间骨面的外侧。作用是使头向后及同侧屈。作为姿势肌，头上斜肌和两块头后直肌可能比其作为原动肌更重要。

## （四）头下斜肌

头下斜肌起于枢椎棘突的外侧面和邻近的椎板上部，向外上止于寰椎横突下外侧面。作用是使面转向同侧。依靠寰椎横突的长度和作用力线近似水平的优点，该肌工作时具有相当大的力学优势。

## （五）头侧直肌

头侧直肌位于寰椎横突与枕骨之间，作用使头颅侧倾。

所有枕下肌均由第 1 颈神经后支支配。枕下小肌群中，头后小直肌、头上斜肌和头下斜肌三者所形成的三角形枕下间隙内，通过椎动脉横段和第 1 颈神经。该组肌肉痉挛，能刺激或压迫枕下神经、枕大神经和椎动脉，引起头和椎动脉供血不足等症状。

（陈志达　王建华　瞿文亮）

## ■ 参考文献

［1］Lin B, Xu Y, Guo ZM, et al. Feasibility of atlantoaxial pedicle screws' placement in children 6-8 years of age: a cadaveric and tomographic study[J]. J Pediatr Orthop B, 2013, 22(5):399-403.

［2］林斌，邓雄伟，刘晖，等. 儿童寰枢椎后路椎弓根螺钉固定的解剖与影像学研究 [J]. 中国临床解剖学杂志，2008, 26(4):359-362.

［3］马向阳，钟世镇，刘景发，等. 寰椎后弓侧块螺钉固定的解剖学测量 [J]. 中国脊柱脊髓杂志，2004, 14(1):23-25.

［4］马向阳，尹庆水，吴增晖，等. 枢椎椎弓根螺钉进钉点的解剖定位研究 [J]. 中华外科杂志，2006, 44(8):562-564.

［5］谭明生，张光铂，王慧敏，等. 枕骨粗隆部测量及经板障间螺钉固定通道的研究 [J]. 中国脊柱脊髓杂志，2003, 13(8):462-466.

［6］谭明生，张光铂，李子荣，等. 寰椎测量及其经后弓侧块螺钉固定通道的研究 [J]. 中国脊柱脊髓杂志，2002, 12(1):5-8.

［7］Ebraheim NA, Lu J, Biyani A, et al. An anatomic study of the thickness of the occipital bone. Implications for occipitocervical instrumentation[J]. Spine (Phila Pa 1976), 1996, 21(15):1725-1729; discussion 1729-1730.

［8］Bransford RJ, Alton TB, Patel AR, et al. Upper cervical spine trauma[J]. J Am Acad Orthop Surg, 2014, 22(11):718-729.

［9］Yarbrough BE, Hendey GW. Hangman's fracture resulting from improper seat belt use[J]. South Med J, 1990, 83(7):843-845.

［10］Benzel EC. Anatomic consideration of C2 pedicle screw placement[J]. Spine (Phila Pa 1976), 1996, 21(19):2301-2302.

［11］Borne GM, Bedou GL, Pinaudeau M. Treatment of pedicular fractures of the axis. A clinical study and screw fixation technique[J]. J Neurosurg, 1984, 60(1):88-93.

［12］Ebraheim NA, Fow J, Xu R, et al. The location of the pedicle and pars interarticularis in the axis[J]. Spine (Phila Pa 1976), 2001, 26(4):E34-E37.

［13］Naderi S, Arman C, Güvençer M, et al. An anatomical study of the C-2 pedicle[J]. J Neurosurg Spine, 2004, 1(3):306-310.

［14］袁峰，杨惠林，张志明，等. 枢椎椎弓根及峡部的临床解剖学观察 [J]. 中国临床解剖学杂志，2006, 24(4):368-370.

［15］王建华，尹庆水，夏虹，等. 枢椎椎动脉孔解剖分型与椎弓根置钉关系的研究 [J]. 中国脊柱脊髓杂志，2006, 16(9):677-680.

［16］沈渭忠，郑思竞，于竞铮. 上颈部椎动脉的弯曲和走行异常——两例解剖发现 [J]. 解剖学杂志，1981(z1):155-157.

# 第二章
# 颈脊髓和神经的临床解剖

## 第一节 颈脊髓的临床解剖

### ■ 一、颈脊髓的外部形态与结构

脊髓的外观呈扁圆柱形，成人一般长为40~45 cm，位于椎管内。上起枕骨大孔水平与延髓相连接，下达第1、2腰椎体交接平面，下端逐渐变细，呈圆锥形，称之为圆锥。成年人圆锥平第1腰椎下缘。于圆锥终末端延伸出一条细长条索，称为终丝。脊髓全长粗细不均，在颈腰两处特别膨大，分别称之颈膨大和腰膨大。颈膨大由 $C_4$~$T_1$ 组成，以平齐 $C_6$ 处的颈脊髓节段最明显，宽 1.3~1.4 cm，前后径约为 0.9 cm，由与上肢复杂的神经功能有关的神经元及神经纤维聚集而形成。腰膨大由 $T_{11}$~$S_1$ 组成，其中以平第1腰椎处的 $L_4$ 节段最明显，如图 2-1、图 2-2 所示。

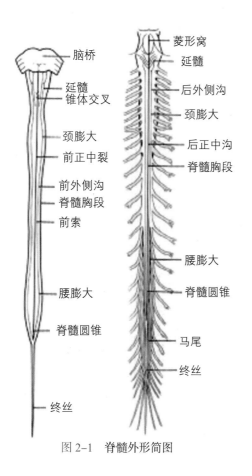

图 2-1 脊髓外形简图

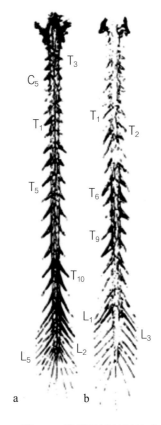

图 2-2 脊髓及神经根的形态

脊髓表面可见以下几条纵形沟裂：前正中裂位于脊髓腹侧的正中线上，比较深（约 3 mm）而宽，软脊膜及蛛网膜的小梁伸入此沟内。后正中沟位于脊髓背侧正中线上，比较表浅。前外侧沟位于脊髓腹侧，左右各 1 条，比较表浅不易辨

认，脊神经前根由此发出。后外侧沟位于脊髓背侧，左右各 1 条，比较窄而深，脊神经后根由此进入脊髓。后中间沟位于脊髓背侧后正中沟和后外侧沟之间，左右各 1 条，此沟仅存在于脊髓颈段，至胸段消失，如图 2-3 所示。

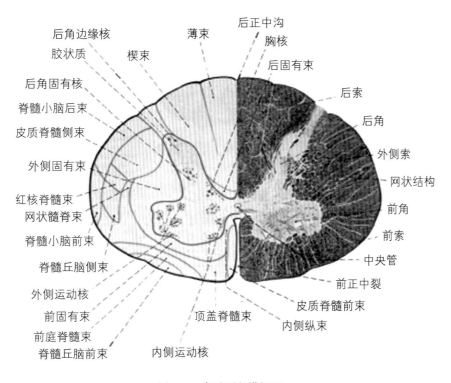

图 2-3　脊髓颈段横切面

脊髓共发出 31 对脊神经，即颈神经 8 对、胸神经 12 对、腰神经 5 对、骶神经 5 对和尾神经 1 对。上 2 对颈神经根自脊髓发出后，向上行走，$C_3$ 以下神经根自脊髓发出后向下行走。除第 1 对脊神经通常无后根外，每对脊神经均由前、后两神经根在椎间孔附近合并而成。前根为运动神经，后根为感觉神经，前根在两神经合并处近侧有一感觉神经节，内含感觉神经元的细胞体。与每对脊神经相连的一段脊髓称之为脊髓节段，故整个脊髓亦可分为与脊神经相对应的 31 个节段，但这种分节是人为的，实际上从脊髓的外观及内部结构来看，各节段之间是连续的，无明显界限，如图 2-4。

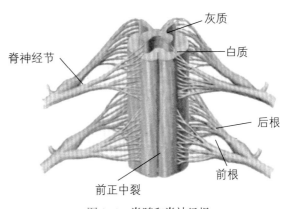

图 2-4　脊髓和脊神经根

## 二、颈脊髓的被膜

脊髓被 3 层被膜包绕，自外向内依次为硬脊膜、蛛网膜和软脊膜，统称为脊膜，如图 2-5 所示。

### （一）硬脊膜

硬脊膜为最外层的脊膜，相当于硬脑膜的内层，由致密的纤维组织所构成，上端起自枕骨大孔，为硬脑膜向下方的延续，形成一个密闭的囊腔，呈管状将脊髓包裹，称为硬脊膜囊。硬脊膜和脊椎骨内膜之间形成的间隙称硬脊膜外腔，间隙内被硬脊膜外脂肪和椎管内静脉丛所充填。硬脊膜外面粗糙，有纤维束与硬脊膜外脂肪组织相连，在椎管前方的正中部与后纵韧带连接较紧密，使硬脊膜囊固着于椎管前方。硬膜内面光滑，与蛛网膜紧密相贴，两者之间有潜在腔隙为硬脊膜下腔，其中含有少量起润滑作用的浆液。

### （二）蛛网膜

蛛网膜是贴在硬脊膜内面的一层菲薄半透明的膜，为脑蛛网膜在脊髓的延续，由松散的胶原纤维、弹性纤维和网状纤维组成。蛛网膜和外面的硬脊膜之间构成狭窄的硬脊膜下腔，其腔内除偶有小静脉或连接硬脊膜和蛛网膜之间的纤维带外，无其他结构。蛛网膜借少许结缔组织小梁与软脊膜相连并有脊髓血管通过，两者之间有较宽大的腔隙，称为蛛网膜下腔，其内充满脑脊液。蛛网膜下腔在胸段最狭窄，在腰段较大。在脊髓圆锥以下的扩大部分称为终池。脊髓蛛网膜于脊神经穿出处延续形成神经束膜。

### （三）软脊膜

软脊膜为紧密附着于脊髓和神经根上的一层薄膜，由弹力纤维丰富的结缔组织构成，有软膜隔伸入脊髓，并含有许多神经纤维和小血管，小血管可直接伸入脊髓，所以在手术中，软脊膜与脊髓难以分开。在脊髓两侧面，软脊膜形成多个纤维带状结构并横跨蛛网膜下腔，附着于硬脊膜的内壁上，称之为齿状韧带。齿状韧带对脊髓起固定作用，使脊髓上下活动受到严格限制。齿状韧带共有 19~21 对，最高的位于第 1 脊神经的上方，附着于枕骨大孔的硬膜下。齿状韧带固定于脊髓两侧中间位置，其前为脊神经前根，其后侧为脊神经后根。

## 三、颈脊髓的内部结构

脊髓由灰质和白质组成。灰质位于中央，主要由神经细胞体和树突组成。白质位于灰质的周围，主要由神经纤维组成，如图 2-6 所示。

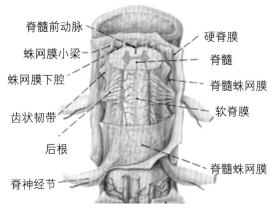

图 2-5　脊髓的被膜

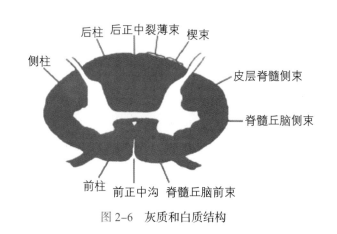

图 2-6　灰质和白质结构

## （一）灰质

横切面上呈蝴蝶形或"H"状，以中央管为中心，左右对称。中央管前后各有一条状灰质，称为灰质前连合和灰质后连合，将左右两侧灰质联结在一起。全部灰质连成柱状，向前、后突出部称为灰质前、后柱。前柱内含有大小不等的运动神经元，包括 α 运动神经元、γ 运动神经元和抑制性中间神经元。神经元为排列分界清楚的不同细胞群（纵切面上则为长短不等的细胞柱），其轴突穿出脊髓形成脊神经前根，支配所属骨骼肌。颈膨大处细胞群最多，按躯体定位排列，可分为以下几类。①内侧细胞群：其前内组（$C_1$~$S_1$）支配躯干腹侧面的浅肌（如腹外斜肌等）；后内组（$C_3$~$S_5$）支配躯干的深肌（如前、后肌和腹横肌等）。②外侧细胞群：前外侧组（$C_4$~$C_8$，$L_2$~$S_1$）支配手足的伸肌，后外侧组（$C_1$~$T_1$，$L_2$~$S_3$）支配手足的屈肌及其他小肌。③中间细胞群：位于 $C_3$~$C_7$ 节段，支配膈肌，又称膈核，同时有副神经位于 $C_6$~$C_7$ 前角腹侧。

## （二）白质

主要由上、下纵行的有髓神经纤维组成，是脊髓节段间和脊髓与大脑之间的联络纤维。按部位分前索、侧索、后索。横行纤维在灰质前连合前方形成白质前连合，白质后连合在灰质后连合的后方。各索均由神经纤维传导束组成，这些神经传导束又可分为下行束、上行束及固有束 3 类。上行束由发自脊神经节或灰质的长束上行纤维组成，下行束由发自脑各部的长束下行纤维组成，固有束则由联系脊髓各节段的联合纤维所组成，如图 2-7 所示。

### 1. 上行传导束（又称感觉传导束）

包括薄束与楔束、脊髓小脑束和脊髓丘脑束等，如图 2-8 所示。

（1）薄束和楔束　位于后索的传导束。后根内粗大的厚髓纤维入脊髓后不换元而在同侧后索内上升，属于感觉传导束内的第一级神经元，

终于后索核（即薄束核和楔束核）的神经元。传递外部精细触觉和本体感觉冲动。其纤维排列在颈节段水平按躯体定位由外向内依次为骶、腰、胸及颈部，如图 2-9 所示。

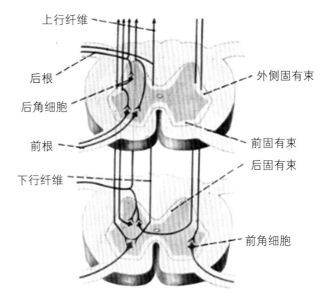

图 2-7　脊髓白质固有束示意图

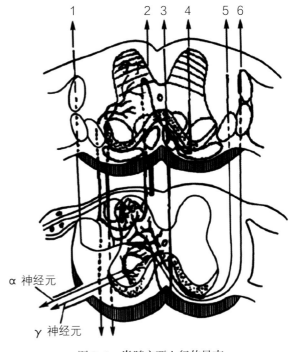

图 2-8　脊髓主要上行传导束

1.脊髓小脑后束；2.楔束；3.脊髓顶盖束；4.脊髓丘脑前束；5.脊髓丘脑侧束；6.脊髓小脑前束

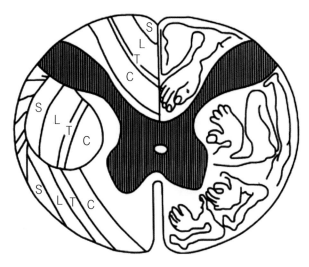

图 2-9　颈节段脊髓传导束的节段排列

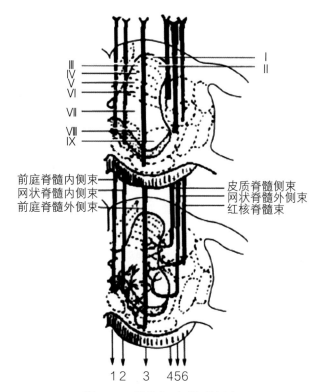

图 2-10　脊髓主要下行传导束

1. 前庭脊髓内侧束；2. 网状脊髓内侧束；3. 前庭脊髓外侧束；4. 皮质脊髓侧束；5. 网状脊髓外侧束；6. 红核脊髓束

（2）脊髓丘脑侧束　位于前外侧索传导束。由后根的薄髓传入纤维从背外侧束分出，止于胶状质和后角，这些神经细胞发出轴突，经白质前联合交叉到对侧外侧索上升达丘脑，形成脊髓丘脑侧束，主要传导痛觉、温觉。

（3）脊髓丘脑前束　后根的传入纤维分为升降支，终于后角细胞，再由后角细胞发出轴突交叉到对侧前索，上升至丘脑，形成脊髓丘脑前束。该束传递粗略的触压觉，与脊髓丘脑侧束一起称为原始感觉传导路。

（4）脊髓小脑束　位于侧索上行，终止于小脑蚓部，调节姿势与运动。

此外，上行束中尚有脊髓橄榄束、脊髓网状束、脊髓前庭束和脊髓顶盖束等。

**2. 下行传导束**

又称运动传导束，起自脑的不同部位，直接或间接止于脊髓前角或侧角。管理骨骼肌的下行纤维束分为锥体系和锥体外系，前者包括皮质脊髓束和皮质核（延髓）束，后者包括网状脊髓束、前庭脊髓束等，如图 2-10 所示。

（1）皮质脊髓前束　即少数不交叉的锥体束，位于前索前正中裂的两侧，支配随意运动。

（2）皮质脊髓侧束　锥体束的纤维大部分于延髓下端交叉后在脊髓侧索内下行，其纤维按躯体定位排列由内向外依次为颈、胸、腰、骶，支配随意运动。

（3）皮质核（延髓）束　皮质延髓束在脑干各个脑神经运动核的平面上交叉至对侧，终止于脑干内两侧的躯体运动核和特殊内脏运动核，包括动眼神经核、滑车神经核、三叉神经运动核、展神经核、面神经核（支配眼裂以上面肌的细胞）、疑核和副神经核，管理相应肌肉的随意运动。

（4）锥体外传导束　包括网状脊髓束、前庭脊髓束、顶盖脊髓束。网状脊髓束发自于脑干网状结构，在前索内下行至脊髓各部，构成下行性自主神经通路的大部分；前庭脊髓束发自于前庭内外侧核，在前索内下行，司平衡反射；顶盖脊髓束纤维来自对侧中脑的上丘和下丘，于中脑被盖后交叉在同侧下行，司视听反射。

此外，尚有橄榄脊髓束、红核脊髓束及内侧纵束，这些有关运动的传导束均止于脊髓运动神经元，分别起易化或抑制作用。

### ■ 四、脊髓的血液供应

颈椎和颈脊髓的血供主要来自椎动脉。它起自锁骨下动脉，在 $C_6$ 进入横突孔，经过 $C_6$ 至 $C_1$ 全部横突孔上行，穿出 $C_1$ 横突孔后经 $C_1$ 后弓椎动脉沟进入枕骨大孔组成基底动脉环。脊髓的血供丰富，动脉主要有脊髓前动脉和脊髓后动脉，同时还有根动脉的加入，如图2-11、图2-12所示。

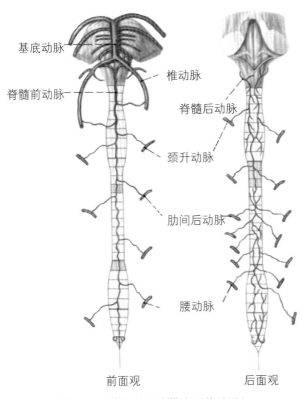

图2-11　脊髓的血液供应（前后观）

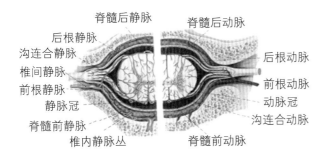

图2-12　脊髓的血液供应（横切面）

### （一）脊髓的动脉

有两个来源，即椎动脉和节段性动脉。椎动脉发出的脊髓前动脉和脊髓后动脉在下行过程中，不断得到根动脉分支的增补，以保障脊髓足够的血液供应。

#### 1. 脊髓前动脉

发自椎动脉的颅内段，沿枕骨大孔入椎管，在脊髓头端前正中裂处左、右椎动脉发出的脊髓前动脉汇合下降，沿前正中裂下行至脊髓末端，供应脊髓全段。脊髓前动脉行至 $C_5$ 下方开始有前根动脉发出分支补充加强，与脊髓后动脉和根动脉有广泛吻合，供应脊髓的前2/3，包括大部分灰质和白质的前索、侧索深部。

#### 2. 脊髓后动脉

起于小脑下后动脉或椎动脉，绕延髓两侧向后走行，沿脊神经后根两侧下行，直至脊髓末端。一般在第5颈节的下方开始有后根动脉补充和加强，后根动脉比前根动脉细小。脊髓后动脉链形成不规则的主通支，供应骨髓的后1/3部分，包括后索和后柱。

#### 3. 根动脉

在脊髓前、后动脉的下降途中，有许多根动脉沿神经根加入。颈部的根动脉主要起于椎动脉、颈深动脉和颈升动脉。与相应的脊髓神经经椎间孔进入椎管，有6~8支前根动脉加入脊髓前动脉，5~8支后根动脉汇入脊髓后动脉，形成脊髓的动脉链。

由于脊髓动脉的来源不同，有些节段因两个来源的动脉吻合薄弱，血液供应不够充分，容易使脊髓受到缺血损害，称为危险区，如第1~4胸节（特别是第4胸节）和第1腰节的腹侧面。

### （二）脊髓的静脉

分布与动脉相似，较动脉多而粗，属椎静脉系。在脊髓前面，有6~11条前根静脉，形成1条脊髓前正中静脉和1对脊髓前外静脉。脊髓后

图中标注（图2-11）：
基底动脉　椎动脉　脊髓前动脉　脊髓后动脉　颈升动脉　肋间后动脉　腰动脉　前面观　后面观

图中标注（图2-12）：
脊髓后静脉　脊髓后动脉　后根静脉　沟连合静脉　椎间静脉　前根静脉　静脉冠　脊髓前静脉　椎内静脉丛　后根动脉　前根动脉　动脉冠　沟连合动脉　脊髓前动脉

面有 5~10 条后根静脉，在后正中沟形成纵贯脊髓全长的后正中静脉和左右后外侧沟部的脊髓外侧静脉。因此，脊髓表面共有 6 条纵行静脉，前、后各 3 条，收集脊髓表面静脉丛的血液。后根静脉收集后柱、后索和一部分侧索的静脉血；前根

静脉通过沟静脉收集沟缘白质和前柱内侧部的血液。前柱外侧部、侧部、前索和侧索的静脉血汇入静脉丛和椎后外静脉丛的吻合支也可回流。脊髓软脊膜静脉丛与椎间静脉丛也有吻合，静脉血也可从椎内静脉丛进入椎间静脉。

# 第二节　颈脊神经的解剖

## ■ 一、脊神经根

脊神经根分为前根和后根。后根沿脊髓的后外侧沟排列成行，粗大，主要为感觉性传入纤维，在其与前根汇合前有一纺锤形脊神经节。前根纤维来自脊髓的前角细胞，轴突分布于横纹肌。

前根起于脊髓灰质前角运动细胞，由 α 运动神经元和 γ 运动神经元的轴状突组成，经椎间孔，分布至骨骼肌，支配其运动。

后根起于脊神经节的假单极细胞，其中枢突进入脊髓，周围突加入脊神经，传导皮肤、肌肉、关节及韧带的感觉。每个后根有 1 个脊神经节，位于椎间孔内，在后根与前根汇合前的位置。

前、后根在椎管内向椎间孔走行穿过各层脊膜时，各层脊膜分别呈鞘状包绕于两根的周围，并于软脊膜与蛛网膜之间保留与蛛网膜下腔相通的间隙。硬脊膜亦在该部与椎间孔的骨膜和脊神经外膜融合在一起，对脊神经和脊髓具有支持和固定作用。

## ■ 二、脊神经

脊神经由躯体神经纤维和内脏神经纤维合成，躯体神经和内脏神经都含有运动纤维和感觉纤维，因此，脊神经实际含有四种纤维成分，如图 2-13 所示。

脊神经穿出椎间孔后即分为 3 支：前支、后支和脊膜支。$C_1$ 至 $C_4$ 脊神经前支组成颈丛；

$C_5$ 至 $C_8$ 脊神经前支和 $T_1$ 前支的大部分组成臂丛。

### （一）前支

#### 1. 颈丛

由第 1~4 颈神经前支和第 5 颈神经前支的一部分相互交织构成，位于胸锁乳突肌与颈深肌群之间。发出以感觉为主的 4 支皮神经和膈神经。此外，形成颈丛的前支直接发出一些短神经支配颈深部肌，如头前直肌、头侧直肌、头长肌和颈长肌，如图 2-14 所示。

颈丛的主要分支：

枕小神经（$C_2$~$C_5$）　于胸锁乳突肌后缘上行达枕部皮肤与上方的枕大神经和下方的耳大神经相交连。

耳大神经（$C_2$~$C_5$）　由胸锁乳突肌外方向前上方行至耳下，分布于耳垂及耳后隆突部皮肤。

颈皮神经　由胸锁乳突肌后线向前分成数支达颈部皮肤。

锁骨上神经　由臂丛向后下方行走，止于胸部和肩部皮肤。

运动支　分布于胸长肌、斜角肌等颈深部肌肉及舌下肌。

膈神经　沿前斜角肌下行，穿过锁骨下动、静脉之间降至膈肌中心腱附近达膈肌。

#### 2. 臂丛

臂丛由 $C_5$ 至 $C_8$ 和 $T_1$ 的脊神经前支构成。该

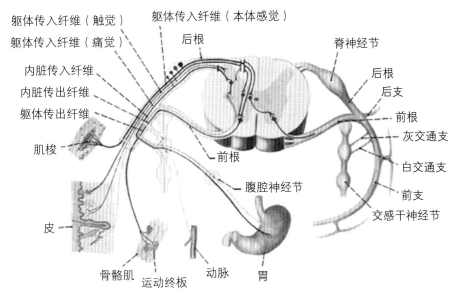

躯体传入纤维（触觉）
躯体传入纤维（痛觉）
躯体传入纤维（本体感觉）
后根
脊神经节
后根
后支
内脏传入纤维
内脏传出纤维
躯体传出纤维
前根
灰交通支
白交通支
前支
肌梭
前根
腹腔神经节
交感干神经节
皮
骨骼肌
运动终板
动脉
胃

图 2-13　脊神经的组成和分布模式图

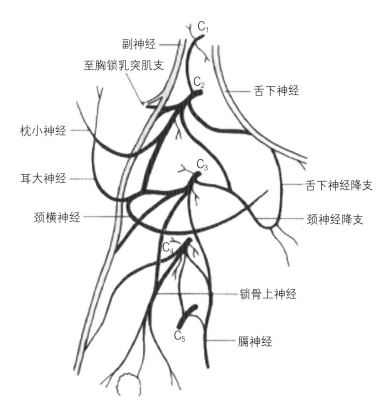

C₁
副神经
至胸锁乳突肌支
C₂
舌下神经
枕小神经
耳大神经
C₃
舌下神经降支
颈横神经
颈神经降支
C₄
锁骨上神经
C₅
膈神经

图 2-14　颈丛的组成及颈袢示意图

丛的主要结构先经斜角肌间隙向外侧穿出，继而在锁骨中段的后方行向外下进入腋窝。组成臂丛的 5 条脊神经前支经过反复分支、交织和组合后，最后形成 3 个神经束。在腋窝内，3 个神经束分别走行于腋动脉的内侧、外侧和后方，将该动脉的中段包围在中间。这 3 个神经束也因此分别被称为臂丛内侧束、臂丛外侧束和臂丛后束，臂丛的主要分支多发自这 3 条神经束。臂丛在斜角肌间隙处恰位于锁骨下动脉的后上方，此处臂丛的神经束最为集中，且位置较浅，为臂丛阻滞麻醉的定位标志。

臂丛分支较多，根据发出的部位将其分为锁骨上分支和锁骨下分支两大类。锁骨上分支在锁骨上方发自臂丛尚未形成3条神经束之前的各级神经干，锁骨下分支则在锁骨下方发自臂丛的内侧束、外侧束和后束，如图2-15所示。

## （二）后支

颈神经后支的运动纤维支配相应体节的背侧肌，感觉纤维分布于颈部皮肤，第1颈神经后

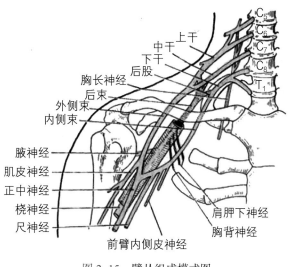

图 2-15　臂丛组成模式图

支又称枕下神经，属于运动神经，主要支配枕下三角周围诸肌。第2颈神经后支最大，其内侧支又称为枕大神经，支配枕骨下部肌肉并发出感觉性末梢与枕动脉伴行分布于上项线以上的颅顶皮肤。枕大神经绕头下斜肌时，发出分支与枕下神经和第3颈脊神经后支相连形成颈后神经丛。$C_1$、$C_2$颈脊神经分别从寰枕和寰枢间狭窄的骨性间隙穿出，在外伤、颈部过度后伸时，很容易受到挤压和刺激。

## （三）交通支

为连于脊神经与交感干之间的细支，可分为两类：白交通支源于脊髓灰质侧角的多级神经元，由脊神经进入交感干的有髓神经纤维构成，属于内脏运动纤维；灰交通支由交感干内的神经元发出的节后神经纤维构成，为无髓神经纤维。

## （四）脊膜支

交通支在脊神经分为前支和后支之前发出，逆向走行，有交感神经节后纤维加入，经椎间孔进入椎管。在椎管内分为较粗的升支和较细的降支，与相同神经相互吻合构成脊膜前丛和脊膜后丛，上方进入颅内，下方与胸脊髓段相延续，分布于脊膜、椎骨、韧带、关节囊及脊髓血管等部位。

# 第三节　颈部交感神经的解剖

脊髓颈段不直接发出交感神经纤维，细胞的起源一般位于第1~2胸节段灰质外侧中间柱内，由此发出的节前纤维在交感干内上升，在颈上神经节或有时在颈中神经节交换神经元后，节后纤维至头颈的汗腺、唾液腺、泪腺、脑下垂体、瞳孔开大肌、上睑以及头颈血管等，包括颈动脉窦。

甲状腺神经由颈中神经节或颈上、中、下神经节接收交感神经，其行程或者沿颈外动脉分支达到唾液腺，或者沿颈丛的分支达到颈部皮肤，如图2-16所示。

一般情况下，1/3的颈部交感神经链由3个颈部交感神经节所组成，2/3由4个神经节组成，

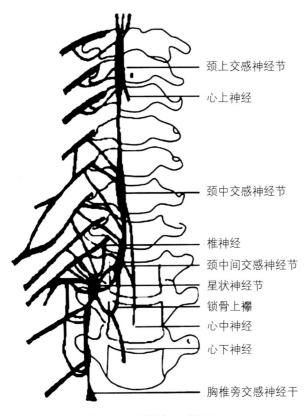

颈部交感干神经节发出的节后神经纤维的分布，可概括如下：①经灰交通支连于8对颈神经，并随颈神经分支分布至头颈和上肢的血管、汗腺、竖毛肌等。②直接至邻近的动脉，形成颈内动脉丛、颈外动脉丛、锁骨下动脉丛和椎动脉丛等，伴随动脉的分支至头颈部的腺体（泪腺、唾液腺、口腔和鼻腔黏膜内腺体、甲状腺等）、竖毛肌、血管、瞳孔开大肌。③发出的咽支，直接进入咽壁，与迷走神经、舌咽神经的咽支共同组成咽丛。④3对颈交感干神经节分别发出颈上、中、下心神经，下行进入胸腔，加入心丛。

（吴松松　蔡弢艺　丁真奇）

颈上交感神经节
心上神经
颈中交感神经节
椎神经
颈中间交感神经节
星状神经节
锁骨上襻
心中神经
心下神经
胸椎旁交感神经干

图 2-16　颈椎旁交感神经

即上、中、中间和下节，上节和下节一般恒定。交感神经链位于颈长肌的浅面、椎体的两旁和椎前筋膜的深面，有时即位于该筋膜中。交感神经链位于颈总动脉和颈内动脉的后方，在手术时如见到交感神经节，就不难寻找交感神经。

颈交感干位于颈血管鞘后方，颈椎横突的前方。一般每侧有3~4个交感神经节，多者达6个，分别称颈上、中、下神经节。颈上神经节最大，呈梭形，位于第1~3颈椎横突前方，颈内动脉后方。颈中神经节最小，有时阙如，多者达3个，位于第6颈椎横突处。颈下神经节位于第7颈椎横突根部的前方，在椎动脉的始部后方，常与第1胸神经节合并成颈胸神经节（亦称星状神经节）。

## 参考文献

［1］林斌,邓雄伟,刘晖,等.儿童寰枢椎后路椎弓根螺钉固定的解剖与影像学研究[J].中国临床解剖学杂志,2008,26(4):359-362.

［2］Xu R, Nadaud MC, Ebraheim NA, et al. Morphology of the second cervical vertebra and the posterior projection of the C2 pedicle axis[J]. Spine (Phila Pa 1976), 1995, 20(3):259-263.

［3］马向阳,尹庆水,吴增晖,等.枢椎椎弓根螺钉进钉点的解剖定位研究[J].中华外科杂志,2006, 44(8):562-564.

［4］黄涛,吕国华,王冰,等.儿童寰枢椎后路经关节螺钉固定可行性的三维CT研究[A].第八届全国脊柱脊髓损伤学术会议论文汇编[C];2007年.

［5］吴春立,张沛.不同年龄寰枢椎椎弓根的数字化测量[J].中国组织工程研究,2013,17(26):4896-4903.

［6］刘景发,尹庆水.临床颈椎外科学[M].北京:人民军医出版社,2005.

［7］谭明生.上颈椎外科学[M].北京:人民卫生出版社, 2010.

［8］贾连顺,李家顺.枕颈部外科学[M].上海:上海科学技术出版社,2003.

第二篇

上颈椎创伤的临床检查

# 第三章
# 上颈椎创伤的物理检查

上颈椎创伤的物理学检查，是正确诊断脊柱脊髓损伤的基础。首先要熟悉上颈椎脊柱脊髓的解剖、生理和生物力学的关系及损伤后临床表现。检查时，暴露要充分，防止遗漏；同时牢记全身检查与局部检查并举的要领，因为人体是一个多系统、多器官之间紧密联系的整体，切忌只见局部忽略整体。要进行对比检查：左右对比，伤侧与健侧对比，上下邻近组织对比，病程前后对比。由于脊柱的解剖学及功能上的特点，神经系统的检查是至关重要的。有目的的鉴别诊断、定位诊断检查是必不可少的，因此在物理学检查中应对此给予足够的重视。物理学检查的目的是通过必要的检查，对上颈椎创伤得到一个初步的诊断，并提出进一步特殊检查的方向，最后确诊以决定切实有效的治疗方案及估计预后。一般用视诊、触诊、叩诊或听诊进行检查，同时还常用运动和测量的手段检查。在进行检查时除常用的叩诊锤、听诊器外，还要借助卷尺、棉签、大头针等工具。

## 第一节  全身检查

上颈椎创伤通常由暴力所致，其本身较为严重，死亡率和致残率较高，致伤瞬间可因致伤物的作用导致脊柱以外其他部位的损伤，如颅脑损伤、胸腹脏器损伤和骨关节损伤等。系统的全身检查有利于脊椎损伤全面准确的诊断，避免误诊和漏诊，对于治疗方法的选择有着重要的意义。

### 一、生命体征检查

生命四大体征包括呼吸、体温、脉搏、血压。上颈椎伤病与脊柱其他部位相比，更容易导致生命体征的改变。因此，对该类患者进行生命体征的检查和监测是上颈椎伤病临床诊治中的重要环节，对于病情判断、急救处理和后续治疗均具有重要意义。

### 二、合并伤检查

高能量暴力也可同时对全身其他部位造成更为严重的损伤，如颅脑、胸腹脏器损伤等，因此，对上颈椎创伤的患者应着重注意全身合并伤的检查。

（一）颅脑损伤

颈椎损伤易伴发颅脑损伤，占颈椎损伤的10%~20%，而上颈椎损伤伴发颅脑损伤则更常见，占上颈椎损伤的50%~70%。因此应注意检查头颅损伤情况、生命体征及瞳孔变化等，以免遗漏颅脑损伤情况，导致病情恶化，丧失抢救时机，特别是上颈椎损伤更应引起注意。

（二）胸腹脏器损伤或原有疾患

颈椎损伤往往合并气胸、血胸和腹腔内大出血等致命伤。这些部位也可能有结核、肿瘤、陈旧性损伤等原发性病变，从而加重损伤，或因损伤而复发，故应注意胸、腹部的物理检查，避免仅顾及骨科损伤、急性损伤的诊治而忽视其他病变或损伤。

（三）上颈椎以外其他部位的骨关节检查

检查时应注意有无颈椎多处伤，如上下颈椎多发伤，此外也应注意有无胸腰椎损伤和四肢骨关节损伤。

# 第二节　上颈椎的一般检查与特殊检查

## ■ 一、一般检查

颈椎的物理学检查包括常规全身体格检查，同时结合不同伤病进行一些特殊的专科检查，检查时注意充分暴露颈肩部和相关部位，必要时暴露上身甚至下肢。检查时针对不同伤病采取不同的体位，急性颈椎损伤一般采用仰卧位，陈旧性损伤和其他疾患可用坐位或卧位。

### （一）视诊

#### 1. 头颈部姿势

斜颈或旋转畸形常见于上颈椎伤病，如各种原因引起的寰枢椎旋转脱位、寰椎骨折或齿状突畸形等。头颈部僵硬见于颈部外伤、颈型或根型颈椎病急性发作期，也可见于炎性疾病如类风湿、结核、急性炎症等。颈部明显的畸形一般为严重骨折脱位或发育畸形的表现。由于伤病程度不同，临床表现也轻重不一。

#### 2. 颈部外形

观察颈部是否对称，生理曲度是否存在，肌肉有无萎缩等。外观肿胀或包块主要应考虑颈部炎症、肿瘤和创伤。由于颈部皮肤活动度大，皮下炎症或出血、气肿等可引起广泛肿胀，严重者可压迫气道影响呼吸，应引起重视。

### （二）触诊

颈前部触诊主要检查是否存在软组织包块。沿一侧胸锁乳突肌内缘将甲状腺、气管推向对侧后可以扪及椎体前方，如有明显的压痛常提示该部位的损伤。颈椎后方棘突位置浅在，便于触诊确定是否有伤病。可依 $C_7$ 棘突逐个向上以拇指按压棘突、棘间隙、椎旁肌。颈椎后方的压痛点提示相关区域的疾患，对诊断颈椎伤病有较大意义。棘突压痛一般见于颈椎节段性不稳，对于早期颈椎病或颈椎损伤的诊断有定位意义。椎旁压痛常提示脊神经根受累，如颈椎病患者常有沿斜方肌走行的压痛点。对于颈椎急性外伤患者，要注意触诊手法的正规和轻柔，防止加重损伤。

### （三）颈部运动功能检查

颈椎的运动主要为伸、屈、左右侧屈和左右旋转，正常颈椎在此 6 个方向的运动均有一定的范围：颈椎的前屈为 $80°\sim90°$，后伸为 $70°$，左右侧屈各为 $20°\sim45°$，左右旋转各为 $70°\sim90°$。精确的运动功能检查应嘱患者充分暴露颈部和上身，采用量角器进行测量。颈部外伤、炎症、退行性疾病以及肿瘤等均可引起颈部活动范围的改变。头部的屈伸运动主要发生于寰枕关节，旋转运动主要发生于寰枢关节，头颈大幅度伸屈主要发生在 $C_5\sim C_7$ 节段，颈椎侧屈主要发生在 $C_3\sim C_5$ 节段。

临床上要注意将不同运动的改变与颈椎不同部位相结合来考虑病变。同时要注意，在急性颈椎损伤时，各种被动的颈部运动检查是禁忌的，必要的检查必须在严密的监测下由有经验的医师进行。

## ■ 二、特殊检查

临床常用的颈椎特殊检查有以下 4 种。

### （一）Fenz 征

又称前屈旋颈试验。检查时令患者头颈部前屈，然后向左右做旋转活动，若出现颈部疼痛即为阳性，提示颈椎小关节突病变（图 3-1）。

### （二）椎间孔挤压试验（Spurling Test）

又称击顶试验或压顶试验。检查时令患者头颈向患侧略屈曲，检查者按压其额顶部，或将左手掌置于患者头顶，右手握拳轻轻叩击左手背部，如出现一侧的上肢放射痛或麻木即为阳性，提示脊神经根受到压迫（图 3-2）。

### （三）椎间孔分离试验

又称引颈试验。检查时患者端坐，检查者双手托住患者下额及枕部，逐渐向上牵引，若此时原有神经根症状（如上肢麻木、疼痛）减轻则为阳性，提示神经根受到压迫（图 3-3）。

### （四）臂丛牵拉试验（Eaten Test）

患者坐位，头颈屈曲并向一侧旋转。检查者立于对侧并以一手抵于颞部作抵抗，一手牵拉患者手腕水平牵拉其上肢，若此时上肢出现疼痛或麻木症状即为阳性，提示可能为根型颈椎病、臂丛神经损伤或前斜角肌综合征（图 3-4）。

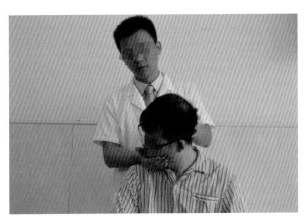

图 3-1 前屈旋颈试验

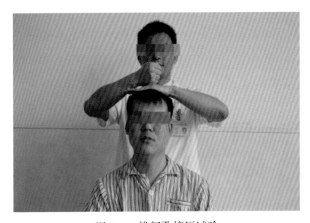

图 3-2 椎间孔挤压试验

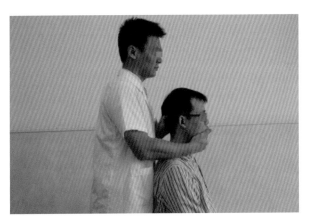

图 3-3 椎间孔分离试验

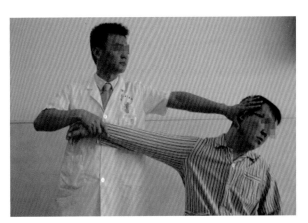

图 3-4 臂丛牵拉试验

## 第三节　相关的神经系统检查

### ■ 一、感觉功能检查

感觉检查要求患者意识清楚并合作，对于意识不清的患者，可以通过观察患者对疼痛的反应而粗略估计其感觉功能的状况，检查时要避免暗示（如给予刺激后再问"有""无"），应在检查前告知患者在受到刺激后立刻主动做出回答。要求检查者熟练掌握全身感觉皮节和周围神经分布，按照分布范围以及感觉消失区－减退区－正常区－过敏区的顺序进行有条理的检查，注意左右对比，准确判定感觉程度。反复细致地检查是确保获得感觉功能状况的前提。脊髓的节段性感觉分布如图3-5所示。

### （一）浅感觉检查

#### 1.触觉

用棉絮轻触皮肤或黏膜，嘱患者闭目，每次有感觉时回答"有"，注意接触的强度一致，但频度不能一致，避免患者找到规律而错误回答。

#### 2.痛觉

用大头针的两头以均匀力量轻刺患者皮肤，嘱患者回答痛与不痛、尖与钝。检查时自上而下，两侧对比。为了判断患者回答是否正确，可间隔以大头针的钝端刺激，或用手指尖触之。

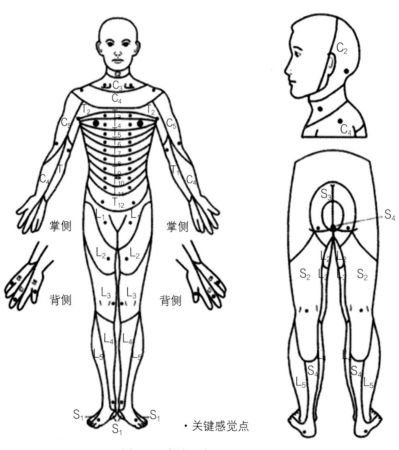

·关键感觉点

图 3-5　脊神经感觉支配分布图

### 3. 温度觉

包括温觉和冷觉。检查时分别用盛有 5~10℃ 冷水和 40~45℃ 温水的试管交替接触皮肤，嘱患者回答"冷"或"热"，注意试管温度不能低于5℃ 或高于45℃，否则会引起痛觉。

## （二）深感觉检查

### 1. 振动觉

将振动的音叉置于患者骨突部位（踝部、棘突、胸骨、锁骨、髂嵴、腕关节等），嘱患者回答振动的有无和持续时间。因骨髓具有共鸣作用，所以在骨突处容易测定。注意振动觉可以随着年龄的增长而逐渐减退甚至完全消失。

### 2. 关节觉检查

嘱患者闭目，检查者捏住患者的手指或足趾轻轻做被动屈伸运动，嘱患者回答活动后、前、静止位置的方向关系，如"向上"或"向下"，同时运动幅度从小到大，以确定关节觉的减退程度。

### 3. 位置觉

将患者肢体摆放在某一确定位置，然后嘱其回答其所处的位置。

## （三）复合感觉检查

### 1. 皮肤定位觉

是检查患者对触觉的定位能力。检查时令患者闭目，用棉花或手指轻划患者皮肤后，让患者用手指指出刺激的部位。如浅感觉正常而皮肤定位觉障碍，一般提示皮质病变。

### 2. 两点辨别觉

检查患者对一点还是两点刺激进行辨认的一种方法。检查时用两脚圆规、手指尖或针尖同时轻触皮肤，距离由大到小，测定能区别两点的最小距离，正常以舌尖距离最小，约为1 mm，指尖约 2~4 mm，手掌约 8~12 mm，手背约 20~30 mm，以背部、上臂及股部的距离为最大。应比较两侧对称部位。如果触觉正常而两点辨别觉异常则为顶叶病变。

### 3. 实体觉

用于触摸物体后可确定该物体名称的能力称为实体觉。检查时患者闭目，将一熟悉的物体（如钥匙、硬币等）放入患者手中，嘱触摸之后说出该物的属性与名称，先试患侧，后试健侧。

### 4. 图形觉

是辨认写于皮肤上的字或图形的能力。检查时嘱患者闭目，用手指或其他东西（如笔杆等）在患者皮肤上划一图形，如三角形、圆形或 1~9 的数字，由患者说出所划图形或数字。

## ■ 二、运动功能检查

运动功能的改变是脊髓损伤的常见表现。常规的运动检查包括肌营养、肌张力、肌力、共济运动和步态等。

## （一）肌营养

可通过肌容积的观察确定肌肉的营养状况，肌容积的变化表现为肌肉萎缩或肌肉肥大。检查时重点观察舌肌、大小鱼际肌、股四头肌、腓肠肌等。一般以测量肢体的周径确定萎缩或肥大的程度，测量时一般以生理性骨突（如上肢的尺骨茎突、下肢的髁骨等）为标志点，在其上下一定距离处测量肢体的周径。急性创伤时，一般无肌营养性改变。应当注意正常情况下双侧肢体可有轻度差异。

## （二）肌张力

肌张力的定义为肌肉在静止状态下的紧张度，即在肌肉松弛时被动运动中所遇到的阻力。注意在温暖的环境和舒适的体位下进行肌张力检查，检查时要求患者尽量放松，先检查肌肉硬度，然后以不同速度和幅度来回活动某一关节，体会活动时的阻力。肌张力减低一般见于脊髓前角病变、脊髓后索病变、小脑病变，也可见于脑或脊髓急性病损的休克期。肌张力增高分为痉挛性和强直性两类。痉挛性肌张力增加见于锥体束受损，临床检查时表现为被动运动时肌张力突然增高，到一定程度时又突然消失，即所谓"折刀征"。强直性肌张力增加见于锥体外系病变，该种肌张力增加无论动作速度、幅度、方向如何，均表现为同等的阻力，又称"铅管样强直"。根据改良Ashworth分级，将肌张力分为以下0~4级，共6个级别。

0级　肌张力不增加，被动活动患肢在整个范围内均无阻力。

1级　肌张力稍增加，被动活动患肢在终末时有轻微的阻力。

1$^+$级　肌张力稍增加，被动活动患肢时在前1/2被动活动中有轻微的"卡住"感觉，后1/2被动活动中有轻微的阻力。

2级　肌张力轻度增加，被动活动患肢时在大部分被动活动内均有阻力，但仍可活动。

3级　肌张力中度增加，被动活动患肢时在整个被动活动内均有阻力，活动比较困难。

4级　肌张力高度增加，患肢呈现僵直状态，不能活动。

## （三）肌力

指患者在主动运动时肌肉收缩的力量。检查时注意观察肢体的活动是否有力，双侧是否对称，嘱患者按一定顺序活动各个关节，同时检查者施加一定的阻力，根据克服阻力情况测定其肌力。当肌力减弱不明显时，也可用轻瘫试验确定。此时嘱患者上肢向前平伸，或卧位后下肢平伸抬起，患肢会逐渐下垂，无法持久平伸，据此可观察肌力的下降。由于诊断的需要，可进一步测定各肌肉的肌力，以利于病变的定位。

根据肌力的情况，一般将肌力分为以下0~5级，共6个级别。

0级　完全瘫痪，测不到肌肉收缩。

1级　仅测到肌肉收缩，但不能产生动作。

2级　肢体能在床上平行移动，但不能抵抗自身重力，即不能抬离床面。

3级　肢体可以克服地心引力，能抬离床面，但不能抵抗阻力。

4级　肢体能做对抗外界阻力的运动，但不完全。

5级　肌力正常。

## （四）脊髓损伤ASIA分级

A　完全性损伤，骶段S$_{4-5}$无任何运动及感觉功能保留。

B　不完全性损伤，神经平面以下，包括骶段S$_{4-5}$存在感觉功能，但无任何运动功能。

C　不完全性损伤，神经平面以下有运动功能保留，一半以上的关键肌肌力<3级。

D　不完全性损伤，神经平面以下有运动功能保留，一半以上的关键肌肌力≥3级。

E　正常，感觉和运动功能正常。

## ■ 三、反射功能检查

反射是人体对感觉刺激所引起的非随意运动反应。组成反射弧的任何部分（感受器、传入神经、反射中枢、传出神经和效应器）的病损，均可导致反射异常。反射检查分为浅反射、深反射和病理反射。

### （一）浅反射检查法

刺激皮肤或黏膜引起的反射称为浅反射，主要见表3-1。

### （二）深反射检查法

刺激肌肉、肌腱、骨膜和关节的本体感受器所引起的反射为深反射。另有类逆转反射，是指某个肌腱反射消失，而其拮抗肌或邻近的肌腱反射出现亢进的特殊现象。常用的与颈椎伤病有关的深反射见表3-2。

## （三）病理反射

当中枢神经系统受损时脊髓前角运动神经元的抑制作用解除后出现的异常反射，称为病理反射。与颈椎伤病有关的病理反射如表3-3。

## （四）阵挛

阵挛是腱反射亢进的进一步表现，是肌腱受到牵拉而发生有节律的肌肉收缩，常见的有髌阵挛和踝阵挛。出现阵挛的临床意义是表明有锥体束的损害。

**1. 腕阵挛**

前臂伸直，检查者手握患者手指并迅速有力地推向背侧，持续用力。可见腕关节有节律地运动。

**2. 髌阵挛**

患者仰卧，膝盖节伸直位，检查者用手夹住髌骨上缘，突然向下推髌骨，并维持一定的推力。阳性者可见由于股四头肌收缩导致的髌骨节律性上下滑动。

### 表3-1　浅反射检查法

| 反射名称 | 检查方法 | 反应形式 | 运动肌肉 | 定位节段 |
| --- | --- | --- | --- | --- |
| 角膜反射 | 棉絮轻触角膜 | 闭同侧眼睑 | 眼轮匝肌 | 大脑皮质和脑桥 |
| 咽反射 | 压舌板轻触咽后壁 | 软腭上举，作呕 | 咽缩肌 | 延髓 |
| 腹壁反射（上） | 沿肋弓自外向内轻划腹壁 | 上腹壁收缩 | 腹横肌 | $T_7$、$T_8$ |
| 腹壁反射（中） | 自腹中部自外向内轻划腹壁 | 中腹壁收缩 | 腹斜肌 | $T_9$、$T_{10}$ |
| 腹壁反射（下） | 沿腹股沟自外向内轻划腹壁 | 下腹壁收缩 | 腹横肌 | $T_{11}$、$T_{12}$ |
| 提睾反射 | 轻划股内侧皮肤 | 睾丸上提 | 提睾肌 | $L_1$、$L_2$ |
| 足底反射 | 轻划足底 | 足趾及足向跖面屈曲 | 屈趾肌等 | $S_1$、$S_2$ |
| 肛门反射 | 刺激肛门 | 外括约肌收缩 | 肛门括约肌 | $S_4$、$S_5$ |
| 球海绵体反射 | 针刺阴茎头背部或轻触龟头 | 阴茎和肛门收缩 | 球海绵体肌和肛门外括约肌 | $S_2$、$S_4$ |

### 表3-2　深反射检查法

| 反射 | 检查方法 | 反射 | 肌肉 | 节段定位 |
| --- | --- | --- | --- | --- |
| 肱二头肌腱反射 | 屈肘，检查者一手托肘部，拇指按二头肌腱部，用锤击拇指 | 前臂屈曲 | 肱二头肌 | $C_5 \sim C_6$ |
| 肱三头肌腱反射 | 肘略屈，锤击三头肌腱始部 | 前臂伸展 | 肱三头肌 | $C_6 \sim C_7$ |
| 桡骨膜反射 | 肘微屈，前臂旋后，轻击桡骨外下1/3 | 前臂屈曲腕指背屈 | 肱桡肌，肱二、三头肌，旋前圆肌 | $C_5 \sim C_8$ |
| 膝腱反射 | 膝略屈，叩击膝腱 | 膝关节伸展 | 股四头肌 | $L_2 \sim L_4$ |
| 跟腱反射 | 仰卧，髋外展外旋一手托足跟，叩击跟腱 | 踝关节跖屈 | 腓肠肌 | $S_1 \sim S_2$ |

### 表3-3　病理反射

| 名称 | 检查法 | 表现 |
| --- | --- | --- |
| Hoffmann 征 | 前臂旋前，掌面向下，检查者向掌侧弹拨中指指甲 | 拇指和其他各指迅速屈曲 |
| Babinski 征 | 锐器在足底外侧缘，自后向前快速划过 | 蹬趾背伸，外展余趾呈垒扇形分开 |
| Chaddock 征 | 以锐器自外踝处由后向前快速划过 | 蹬趾背伸 |
| Oppenheim 征 | 检查者用拇指沿胫骨自上而下擦过 | 蹬趾背伸 |
| Rossolimo 征 | 快速叩击足趾的跖面 | 足趾跖屈 |
| Gordon 征 | 检查者用手挤压腓肠肌 | 蹬趾背伸 |

### 3. 踝阵挛

患者仰卧，膝关节半屈，检查者握住患者足部，突然使踝关节背屈，并维持一定的推力。阳性者可见踝关节节律性屈伸运动。

### （五）反射的临床意义

1. 反射的不对称性变化是神经系统病变的表现，对称性的减弱或增强可能是生理性的。

2. 反射减弱或消失表示反射弧的中断或抑制。腹壁、提睾、足底反射同时拥有脊髓的节段性反射弧和皮质反射弧，后者的传出纤维与锥体束同行，两者可同时受损。因此，临床上若这些反射减弱，可以是节段性反射弧的病损，也可以是锥体束病损引起。另外，皮下脂肪过厚、急腹症、尿潴留、老年人腹壁松弛等原因可导致反射减弱。

3. 反射亢进表示大脑皮质运动区域和锥体束受损。

4. 患者出现一侧腱反射亢进、浅反射减弱时，表示皮质运动区或锥体束受损。如果浅反射、深反射均减弱或消失而无病理反射，常提示周围神经病损或肌病。如深反射正常或对称性增强，腹壁反射活跃，足底反射正常，无病理反射，常提示嗜睡症等神经功能性障碍。

5. 病理反射阳性表示大脑运动皮质或锥体束受损，一般在反应强烈或者明显不对称时才有临床意义。

## ■ 四、自主神经检查

### （一）一般检查

#### 1. 体温及脉搏

包括腋窝、口腔、直肠的温度，坐位、立位、卧位的血压、脉搏等情况。

#### 2. 皮肤色泽、温度、汗腺分泌和营养状况

皮肤出现潮红、发热、潮湿、角化过度、脱皮等情况表明有刺激性病变。皮肤出现发绀、发凉、干燥、皮下组织轻度水肿、指甲脆化、毛发脱落、营养性溃疡等表明破坏性病变。

### 3. 括约肌功能情况

高位脊髓病损出现尿失禁、大便秘结或失禁。球海绵体反射表现为用手挤压阴茎头或阴蒂引起球海绵体肌和肛门外括约肌的收缩，由于球海绵体肌收缩有时不易察觉，可用事先插入肛门的手指来感觉肛门外括约肌的收缩；在脊髓休克期时为阴性，脊髓休克期过后为阳性。脊髓损伤过后发现球海绵体阳性，表示脊髓已经度过休克期，其后的临床观察和神经系统检查发现神经功能完全丧失，可判定为完全性损伤。

### 4. 性功能情况

自主神经低级中枢损伤可出现阳痿或月经不调。

### （二）自主神经反射

#### 1. 颈动脉反射

用手指压迫颈动脉窦处，测量压迫前后脉率变化。临床意义：正常人通过压迫颈动脉窦而刺激迷走神经，可导致脉搏减慢 6~8 次 / 分。迷走神经紧张者可减少 8 次 / 分以上，交感神经紧张者无反应。对颈动脉窦过敏、心脏病、低血压和颅内压增高者禁忌。

#### 2. 眼心反射

患者平卧，平静状态下测定脉律。然后嘱患者闭眼，检查者压迫其双侧眼球（以无疼痛为度）。20~30 s 后测试心率变化，正常人可降低 10~20 次 / 分。临床意义：交感神经兴奋者此反射减弱或消失，迷走神经麻痹者无此反应，迷走神经紧张者则超过此次数。

#### 3. 立毛反射

搔刮或用冷的物体刺激颈部（或腋窝、斜方肌上缘等）皮肤，临床意义：正常人在 4~5 s 后出现立毛反应，15~20 s 后消失，迷走神经麻痹者无此反应。

#### 4. Horner 综合征

$T_1$ 以上交感干受到压迫，会出现患侧面部潮红、无汗、瞳孔缩小、眼裂变窄、上睑下垂、

眼球内陷等症状。

### （三）特殊自主神经功能检查

#### 1. 皮肤划痕征

用棉签在皮肤上划一线。临床意义：正常者在划痕后数秒钟内出现先白后红的条纹，若红色划痕持久不退，甚至局部出现水肿者，表明迷走神经兴奋性增强；如只出现白色划痕，表明血管痉挛，是交感神经兴奋性增强的表现。

#### 2. 出汗试验

采用促进泌汗功能的药物，人为造成出汗，从而观察出汗障碍分布情况。临床意义：脊髓横断损伤时，服用阿司匹林后，病损节段以上脊髓支配的区域以上节段依然出汗，病变节段以下所支配区域无出汗。脊髓中央灰质或前根损伤时，病变节段所支配的区域，服用阿司匹林或在高温环境下反射性出汗消失，但毛果芸香碱仍然可导致出汗。如果交感神经节或周围神经病变，出汗完全障碍，所有方法均不能导致出汗。

## 五、步态检查

即在行走时表现的步态，是检查神经系统和肌肉功能的重要项目。

### （一）检查方法

#### 1. 时间测定法

正常步行时左足跟着地到右足跟着地称1步，同足之间的距离称为步幅。第1次左足跟着地到第2次左足跟着地称为重复步，两者的距离称为重复步步幅，每分钟的步数称为步行率。足跟着地的时间称为立脚期，足尖离地的时间称为游脚期。检查步行时要求患者脱去外裤，并且各个方向反复观察步幅、步行率、运动是否对称、运动是否灵活、上肢的协调运动（过多或过少）、头肩的位置、骨盆的活动度、躯干的活动情况（前倾或后倾、左右倾斜）和行走中重心转移情况等。立脚期和游脚期的比率：如果一侧出现平衡能力

下降，必然导致该侧的立脚期短。立脚期的动作：正常者应足跟先着地，以后足趾着地。游脚期足与躯干的关系：注意游脚期躯干倾斜或移位的方向。关节疾病患者，行走时先移动躯干后抬足；小脑病变患者相反，躯干落后于游脚期。

#### 2. 角度观测法

正常成人的重心位于通过两足间的中点所做的垂直线上。以足底连线为基线，重心位于身高的55%处。正常步行时身体重心的移动在上下和左右方呈一正弦曲线。重心上下运动以立脚初期（足跟着地）最低，中期最高，振幅约4.5 cm。重心左右呈水平方向移动，振幅约3 cm。临床可通过连续摄影分析重心变化。

#### 3. 步态自动分析仪

目前已经应用于临床，可自动显示患者步态异常和异常的种类。

### （二）临床上对颈椎伤病诊断和鉴别诊断有意义的常见异常步态

颈椎伤病导致的锥体束损害一般引起蹒跚步态、截瘫步态等。前者注意和小脑损伤引起的蹒跚步态相鉴别。截瘫步态又称剪刀步态，截瘫患者的双下肢强直内收，步行时呈剪刀状。同时注意与震颤性麻痹引起的慌张步态、进行性肌营养不良引起的肌病步态、弛缓性麻痹引起的跨阈步态等多种步态鉴别。

（戴立林　康两期　练克俭）

## 参考文献

［1］贾连顺，袁文 . 颈椎外科学 [M]. 北京：人民卫生出版社，2014:63-65.

［2］胥少汀，葛宝丰，徐印坎 . 实用骨科学 [M]. 北京：人民军医出版社，2015:148-178.

［3］谭明生 . 上颈椎外科学 [M]. 北京：人民军医出版社，2010:47-69.

［4］刘景发，尹庆水 . 临床颈椎外科学 [M]. 北京：人民军医出版社，2005:22-33.

# 第四章
# 上颈椎创伤的影像学检查

## 第一节　X线检查

### 一、X线检查技术

X线平片是诊断上颈椎损伤中最基本和最常用的技术。作为一种历史超过百年的影像学手段，X线平片不仅简单和便宜，同时又具有相对可靠的诊断准确性，因此在骨关节领域具有不可取代的作用。虽然新的影像技术不断出现，但在上颈椎的影像诊断中，X线平片依然保持着最基础、最常用的地位。

### 一、X线检查技术

上颈椎常规X线检查应包括正位和侧位。若需观察小关节面和椎弓根时应加摄斜位片，需明确脊柱活动度及稳定性时，应加摄过伸过屈侧位片。上颈椎常用的X线平片检查技术有以下几种。

#### （一）正侧位片

常规摄正位和侧位两个相互垂直的位置，基本可以显示整个颈椎的形态。正位片可以显示椎体有无侧弯，棘突有无偏斜，椎体是否对称，有无畸形，椎体间隙是否正常，还可显示齿状突的形状。正位X线片上，颈椎椎弓根自上而下基本等大且边缘呈直线，棘突位于椎体中央，颈椎横突短而宽，位于两侧，棘突和横突间显示椎板和椎弓，椎弓上下可见关节突。椎体两侧后方钩状突为钩椎关节（Luschka关节）。侧位X线片上，颈椎前凸呈弧形排列，各椎体呈方形，上、下面平整，椎间隙前高后低，椎体后方为密度减低的

椎板、关节突，其后为棘突，椎弓根上下缘狭窄凹陷为颈椎骨上、下切迹，相邻切迹间形成椎间孔，并可显示明显的4条弧线，即椎体前缘、椎体后缘、关节突和棘突基底部（图4-1）。

#### （二）$C_1$~$C_2$开口位

通过口腔投照摄片，避开下颌骨的重叠，以显示$C_1$~$C_2$解剖形态及其相互位置关系的变化，可显示齿状突的形状及寰椎两侧块与齿状突之间呈等距离关系（图4-2）。

#### （三）动态侧位片

令患者过度伸展和屈曲，再摄X线侧位片，可观察上颈椎的活动度和脊椎的生理弧度是否改变，了解上颈椎稳定性及上颈椎损伤状况。急性创伤时不宜采用动态摄片（图4-3）。

#### （四）斜位片

X线球管左倾或右倾45°，可显示椎间孔、关节突关节和椎弓根的形态、位置变化，也可显示寰椎后弓（图4-4）。

#### （五）断层摄片

一种特殊的X线摄片，可避免常规X线摄片在脊柱解剖结构上的重叠，可对拍摄部位较清晰地连续多层显示，对早期病变发现明显较平片优越，可提高病变的检出率，但体层摄影对人体

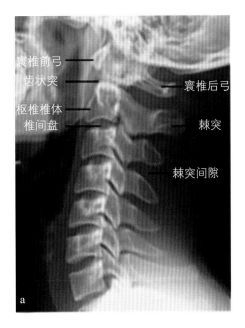

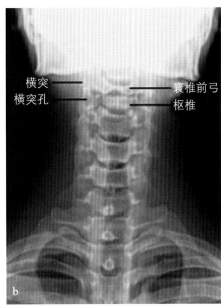

图 4-1 a.正常颈椎正位片；
b.正常颈椎侧位片

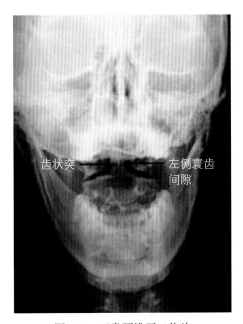

图 4-2 正常颈椎开口位片

辐射剂量较平片大。该方法是 X 线曝光时球管和胶片保持协调反向的运动，这样 X 线始终通过的某一层面持续投影在同一部位被清晰地显示，其他层面由于不能持续投影而影像模糊。普通 X 线片可能忽略较深脊柱解剖或周围结构掩盖的细小病变时可采用断层摄片，能清晰显示微小骨折或无椎体移位的骨折，尤其寰枢椎正侧位断层片可清晰显示齿状突形态和位置。但是随着 CT 等技术的发展，其临床应用价值减少。

## ■ 二、X 线片阅读

颈椎呈一定的生理性前凸排列，阅片时应按一定顺序由整体到局部、由上而下分别观察颈椎的整体形态及生理序列、椎间隙及小关节，椎体、附件及周围软组织等结构。

X 线常可观察下列影像表现。

### （一）颈椎曲线

从枢椎齿状突后上缘至 $C_7$ 椎体后下角连线与椎体后缘间最大距离为颈椎曲度深度，常为 7~17 mm。正位上棘突排列不连续应考虑病变，如椎体侧块或关节面骨折脱位（图 4-5）。

### （二）颈椎弯曲角度

$C_7$ 下缘切线与寰椎前后结节中点连线作两线垂直线，其交角 <40°，则考虑有病变。

### （三）椎体序列观察

White、Panjabi 测量位移距离及成角的方法。如果位移 >3.5 mm 且角度 >11° 则应考虑颈椎不稳（图 4-6）。

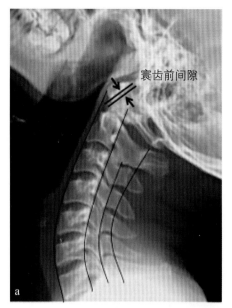
寰齿前间隙

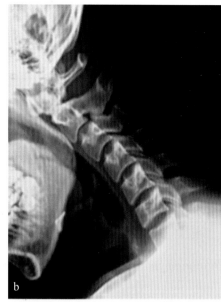

图 4-3　a.正常颈椎过伸侧位片；b.正常颈椎过屈侧位片

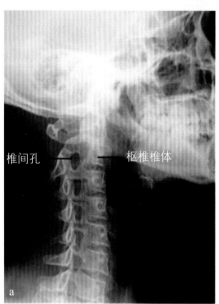
椎间孔　枢椎椎体

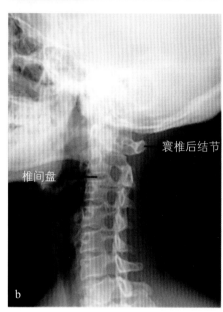
椎间盘　寰椎后结节

图 4-4　a.正常颈椎右斜位片；b.正常颈椎左斜位片

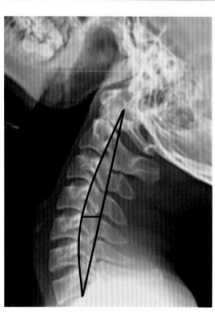

图 4-5　颈椎曲度深度

（四）椎前软组织影

椎体前方软组织肿胀，正常情况下于 $C_1$ 椎体 >10 mm 或 $C_{3~4}$ 椎体 >4~5 mm 或 $C_6$ 椎体 >15~20 mm，则提示局部软组织肿胀，可能存在创伤。成人咽后壁软组织厚度应 <3~4 mm，如超过则怀疑椎体病变（图 4-7）。

（五）椎管的测量

椎管基于椎体后缘连线与棘突前连线间的距离。常用 Pavlov 比值（即椎管矢径与椎体之比）判断椎管狭窄，<0.75 认为椎管狭窄（图 4-8）。

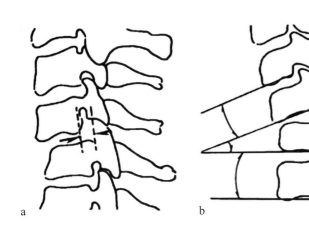

a

b

图 4-6　a. White 法测量位移距离；
b. Panjabi 法测量成角

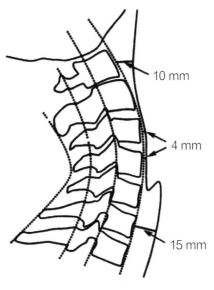

10 mm

4 mm

15 mm

图 4-7　椎前软组织影

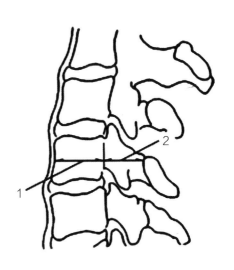

1

2

图 4-8　Pavlov 比值 =2/1

# 第二节  CT 扫描

## 一、成像原理

CT 扫描即计算机断层扫描（computed tomography），其基本原理是 X 线球管在高压发生器的作用下产生 X 线，X 线穿过人体不同密度组织器官，通过检测器获得的信息经模 / 数转换及计算机处理成 CT 图像。CT 成像具有便捷、快速、分辨率高的特点。其能清晰显示脊柱骨性结构、椎管内外、椎间盘等病变，并能分辨较复杂的解剖关系，更可通过重建技术弥补断面显示的不足，为脊柱疾病的定位、定性诊断等提供了有效的诊断手段（图 4-9）。

## 二、适应证

1. 显示无明显骨折脱位的微小损伤，或在普通 X 线片难以发现的异常。

2. 显示椎体和椎弓形态、椎管大小和完整性。

3. 用以明确多节段脊椎病变范围。

4. 用以诊断椎管内占位性病变和脊髓本身的损伤和病变。

## 三、检查方法

### （一）普通扫描

又称平扫，即无任何外加因素下进行多层面连续扫描。患者一般采用仰卧位，先采用侧位片定位，然后根据病情需要设定扫描层次并标记在定位片上。每层的扫描厚度一般为 2 mm，每层的间隔距离也为 2 mm，上颈椎损伤，需要薄层 CT 扫描或进行三维重建，层厚可选择 1 mm。

### （二）增强扫描

静脉注射造影剂后再进行扫描的方法称为增强扫捕。造影剂目前采用水溶性碘造影剂，因此检查前必须进行碘过敏试验。造影剂引起的不良反应有荨麻疹、胃肠道不适、喉头水肿、低血压，甚至休克、死亡，临床应注意安全性。

### （三）脊髓造影 CT 扫描

简  称  CTM（computed tomography myelography），检查时先行椎管穿刺术，在蛛网

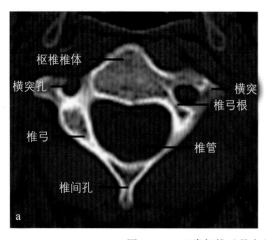
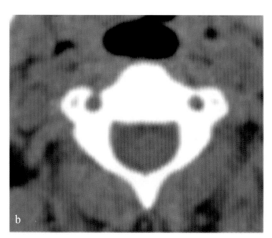

图 4-9  a. 正常枢椎（骨窗）；b. 正常枢椎（软组织窗）

膜下腔内注入水溶性碘造影剂，再行 CT 扫描。一般为保证造影剂能均匀弥散至整个蛛网膜下腔，常在穿刺后 4~6 h 进行扫描，此时获得的图像质量最好。

## 四、正常颈椎的 CT 表现

### （一）骨性结构

颈椎骨性结构的 CT 观察以横断面形态为主。正常的寰椎椎体由双侧的侧块和前后弓组成，横突短小，其上左右各有一个椎动脉孔。通过 CT 薄层扫描，可以精确地测量寰椎侧块的大小、与椎动脉和椎管的关系等，因此可以为侧块螺钉固定技术提供必要的参数，枢椎的薄层 CT 可以观察到齿状突的形态和位置，横韧带结构也清晰可见。寰枢椎之间的关系对判断上颈椎创伤有很大诊断价值。

### （二）软组织结构

椎间盘在 CT 图像上表现为与邻近椎体形状大小一致、密度均匀的软组织影。颈椎椎间盘为圆形，髓核与纤维环之间不能区分。硬脊膜外间隙位于硬脊膜和骨性椎管之间，内在为丰富的脂肪、神经、血管、淋巴和结缔组织。颈椎硬脊膜外间隙狭小，CTM 上清晰可见。CT 可显示颈椎椎静脉丛，包括椎后、椎体、椎前静脉丛和根静脉。椎管内韧带也位于此间隙内。黄韧带在椎管后方，正常厚度约 1.5 mm。后纵韧带位于椎体后方，在颈段较厚。硬脊膜由纤维组织固定于椎管壁，与蛛网膜下腔之间有少量液体和纤维带，但 CT 上无法显示。平扫时硬脊膜和蛛网膜合为一体，不能分辨。颈椎的硬脊膜囊测量：寰枕部矢径 17~32 mm，横径 19~30 mm。上颈段脊髓在平扫时用软组织面可以分辨出大致轮廓，下颈段难以观察，而 CTM 可以清楚地显示颈段的脊髓。脊髓呈椭圆形中等密度影，由硬脊膜及蛛网膜共同围绕，正常前后径为 5~7 mm，可见横行的神经根及背侧神经根节，神经根腹根由脊髓发出，由神经根袖包绕，CT 值高于硬膜囊。

## 五、异常表现

骨折或骨折脱位　CT 扫描可发现 X 线平片易遗漏的征象，尤其是对于颅颈交界及寰枢关节骨折能显示骨折脱位、骨性结构骨折与椎管间的位置关系。CT 重建技术更可明确显示椎体、椎弓、椎板、关节突和棘突骨折及附件的骨折，同时，根据各结构形态、密度的变化可判断脊髓、神经根、韧带等病变。具体详见各章节。

## 第三节　磁共振成像

磁共振成像（magnetic resonance imaging，MRI）因成像方式独特，故其组织分辨率明显高于传统 X 线摄影和 CT，能很好地显示中枢神经、肌肉、肌腱、韧带、半月板、软骨等组织，对脊髓信号的变化尤为敏感。MRI 被广泛应用于骨质疏松、肿瘤、感染、创伤等骨关节病变的检查，尤其对脊柱、脊髓病变更有独特的诊断价值。

## 一、成像原理

MRI 的基本原理是将某些特定的原子核置于静磁场内，受到一个适当的射频脉冲磁场的激励时，原子核产生共振，向外界发出电磁信号，此过程称为磁共振现象。磁共振现象产生的三个基本条件为特定原子核、外界静磁场和适当频率的电磁波。

在磁共振过程中，受到激励的自旋质子产生共振信号至其恢复到激励前的平衡状态所经历的时间称为弛豫时间，包括纵向弛豫时间（$T_1$）和横向弛豫时间（$T_2$）两种。不同的组织和病变具有不同的 $T_1$ 值和 $T_2$ 值，这意味着在 MRI 可根据不同的 $T_1$ 值和 $T_2$ 值判断组织和病变。

## ■ 二、优点

1. 无放射性及无创伤性。

2. MRI 可明确显示脊柱脊髓病变，如脊髓受压、血肿、水肿、韧带损伤等。

3. 随着快速扫描序列、平面回波成像等技术的应用，极大缩短了扫描时间。

## ■ 三、缺点

1. 图像质量因运动产生伪影，如呼吸运动伪影等。

2. 对钙化显示不如 CT 及 X 线敏感。

3. 有些受检者患幽闭恐惧症，难以忍受 MRI 检查。

## ■ 四、正常颈椎的 MRI 表现

### （一）骨性结构

颈椎骨性结构的 MRI 信号取决于骨髓中的水、脂肪和缓慢流动的血液，信号的强弱尤其与骨髓内脂肪含量的多少有关。正常椎体 T1WI 呈现高信号，高于皮质骨而低于皮下脂肪；在 T2WI 呈中等至低信号，稍微高于皮质骨。年龄增长可导致骨髓内脂肪含量增加，弛豫时间降低，表现为 T1WI 椎体内信号增高。

椎体的附件结构包括椎板、椎弓、棘突、横突和上下关节突，附件的骨皮质在 T1WI、T2WI 上均呈低信号。附件的松质骨含有骨髓，在 T1WI 上呈略高信号，在 T2WI 上呈中低信号，椎体后缘的椎基静脉在 T2WI 上显示高信号。

### （二）软组织

椎间盘组织在 T1WI 上呈低信号，与纤维环和髓核无法分辨，在 T2WI 上除了周边的 Sharpey 纤维外均为高信号。但随着髓核含水量的减少，在 T2WI 上信号逐渐降低，即所谓"黑间盘"。骨髓在 T1WI 中与脑脊液比较呈高信号，在 T2WI 上正好相反，为较低信号，均能与脑脊液很好的区分。中央管在病理性增宽时才能辨别。硬脊膜外间隙在 T1WI 上为很高的信号，因为其中含有硬脊膜外脂肪、静脉、营养动脉和少量结缔组织。大部分的韧带与皮质骨和其他纤维组织无法区别，唯有黄韧带例外，因其含有大量的弹力纤维，在 T1WI、T2WI 上均为中等信号。蛛网膜下腔内主要是脑脊液成分，在 T1WI 呈低信号，T2WI 为高信号。正常颈椎 MRI 图像见图 4-10。

## ■ 五、异常表现

### （一）水肿

水肿组织在 MRI 上十分敏感，表现为 T1WI 低信号，T2WI 高信号。

### （二）变性

变性意味着水分增加，T1WI 表现为稍低信号，T2WI 为高信号。椎间盘变性伴有脱水，在 T2WI 上其信号强度不升高，反而降低。

### （三）坏死

T1WI 表现为低信号，T2WI 变现为高信号。

### （四）出血

出血的 MRI 表现取决于出血的时间。急性期（3 天内）为 T1WI 等或稍低信号，反应出血内较高的水含量，T2WI 上为稍高信号。亚急性期（4 天到 4 周），T1WI、T2WI 呈不均匀高信号。慢性期，出血中心 T1WI 为等信号，T2WI 为高信号；周边 T1WI 为稍低信号，T2WI 为高信号。

急性椎体骨折常发生骨髓水肿，MRI 上椎体呈长 T1、长 T2 信号，慢性期则呈等 T1、短 T2 信号。椎体出血主要表现为 T2WI 等信号并随时间延长逐步变高。椎间盘或韧带撕裂表现为 T2WI 呈等或低信号或脂肪抑制 STIR 序列出现不连续性高信号伴碎裂，移位或连续性中段。脊髓损伤包括长 T1、长 T2 信号的水肿，脊髓血肿主要呈低信号（急性期）逐渐向等、高信号（慢性期）发展。具体详见各章节。脊髓损伤表现见图 4-11。

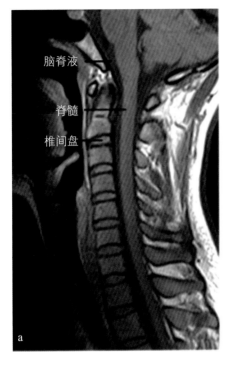
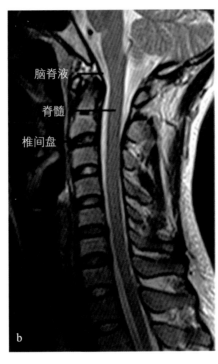

图 4-10　a. 正常颈椎 MRI-T1WI 表现；b. 正常颈椎 MRI-T2WI 表现

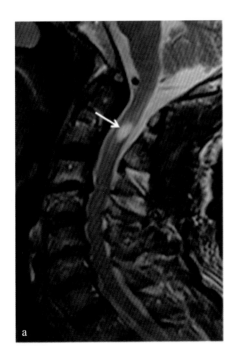
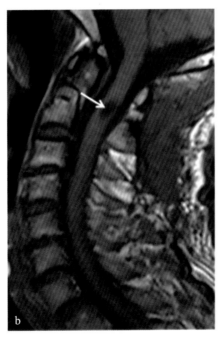

图 4-11　脊髓损伤表现，T2WI 呈高信号，T1WI 呈低信号

（曾宇哲　戴立林　艾福志）

## ■ 参考资料

［1］谭明生. 上颈椎外科学 [M]. 北京：人民军医出版社，2010:47-64.

［2］贾宁阳，陈雄生. 脊柱外科影像诊断学 [M]. 北京：人民卫生出版社，2013:18-40.

［3］胥少汀，葛宝丰，徐印坎. 实用骨科学 [M]. 北京：人民军医出版社，2015:179-220.

［4］刘景发，尹庆水. 临床颈椎外科学 [M]. 北京：人民军医出版社，2005:32-39.

［5］陈晓陇，李建新，吴武，等. 上颈椎临床解剖学影像数据的一体化研究 [J/OL]. 生物骨科材料与临床研究，2016(3).

［6］Schlamann M, Reischke L, Klassen D, et al. Dynamic magnetic resonance imaging of the cervical spine using the Neuro Swing System[J]. Spine, 2007, 32(21): 2398-2401.

［7］贾连顺，袁文. 颈椎外科学 [M]. 北京：人民卫生出版社，2004.

［8］王武，张雪哲. 颈椎病变的影像学诊断. 中华放射学杂志 [J]，1998,32 (7): 439-441.

［9］Kul karni, A.G., Goel, A.H.. Vertical atlantoaxial index: a new craniovertebral radiographic index[J]. J Spinal Disord Tech, 2008, 21: 4-10.

# 第四节　DSA 检查与血管介入治疗

## ■ 一、血管造影基本知识

数字减影血管造影术（digital subtraction angiography，DSA）是通过电子计算机进行辅助成像的血管造影方法，是 20 世纪 70 年代以来应用于临床的一种 X 线检查新技术。它是应用计算机程序进行两次成像完成的。在注入造影剂之前，首先进行第一次成像，并用计算机将图像转换成数字信号储存起来。注入造影剂后，再次成像并转换成数字信号。两次数字相减，消除相同的信号，得到一个只有造影剂的血管图像。这种图像较以往所用的常规脑血管造影所显示的图像更清晰和直观，一些精细的血管结构亦能显示出来。

上颈椎 DSA 检查以椎动脉造影为主，其途径包括动脉穿刺法和动脉托管法。动脉穿刺法即从肱动脉、腋动脉、锁骨下动脉和椎动脉直接穿刺，并快速注入造影剂。其中以肱动脉逆行插管造影的方法最佳。

DSA 是目前椎动脉测量和相关疾病诊断的金标准，可在诊断后立即行介入治疗，同时也可观察颅内血管及侧支循环情况，且并不受体内金属滞留物的影响，如枪弹伤或穿刺伤时滞留于体内的弹片或金属穿刺物，其敏感性不容置疑，但由于其侵入性及一定的危险性，常给患者带来相当的风险和并发症，在估计血管狭窄程度时受投照角度影响，因除去骨骼，不能显示血管与邻近结构的关系。同时 Ibarra 等研究认为，虽然 DSA 目前是鉴别血管阻塞的最佳成像手段，但是其存在的并发症明显限制了其应用，相反作为无创性检查的 MRA、CTA 却显示出良好的应用前景。一般仅在根据神经症状强烈怀疑椎动脉损伤、神经放射介入确有必要或者其他影像学结果模棱两可时才选用。

## ■ 二、适应证及禁忌证

### （一）适应证

1. 椎动脉大出血时可联合介入手段进行止血。

2. 鉴别与明确血管疾病的特征，如无法解释的蛛网膜下腔出血或偶然发现的血管病变。

3. 确定已经明确的病灶血管分布以及病灶和周围正常组织血管的关系。

4. 术前脊髓动脉定位。

5. 术后血管观察。

6. 脊髓血管畸形的部位和范围、确定供血动脉来源、判断动静脉短路水平及畸形血管和脊髓的关系。

7. 血管性脊髓肿瘤（如血管网状细胞瘤）或

血供丰富的肿瘤栓塞。

（二）禁忌证

1. 由椎动脉供血的颈段血管动静脉畸形者。
2. 严重的心、肝、肾功能衰竭的受检者。
3. 有凝血功能障碍、出血倾向的受检者。
4. 发热和急性炎症期的受检者。
5. 全身感染及败血症的受检者。

（三）影像学评价

1. 椎动脉狭窄。在病变节段椎动脉丧失原来的形态，较相邻节段为细，并可有移位。
2. 椎动脉受压。受压部位弯曲、迂回或阻塞（图4-12）。

（四）并发症

1. 血管在导管导丝的刺激下，造成的血管痉挛、痉挛性狭窄。
2. 导管导丝损伤血管内膜，血栓形成，出现急性的血管闭塞。
3. 导丝穿破血管或高压注射器在导管端顶住血管壁时，压力大、流率大造成血管破裂，而出现出血表现。
4. 导丝穿入血管内外膜之间从而形成动脉切割和夹层动脉瘤。

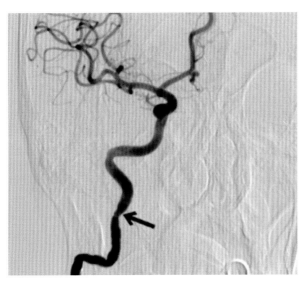

图4-12　DSA示左侧颈内动脉闭塞

5. 动脉鞘直径过大、术后压迫止血时间不够或局部血肿形成。
6. 手术使动脉粥样硬化斑块脱落造成远端组织梗死。
7. 注入对比剂时形成的气栓。
8. 导管导丝刺激心腔或回心血量陡增等造成心律失常。
9. 对比剂所致的从轻微到严重的并发症。

## 三、介入治疗

随着介入技术在主动脉、颈内动脉等大血管的应用，越来越多的医生开始将其拓展到椎动脉，介入栓塞椎动脉损伤部位远近端被认为可以有效控制出血、假性动脉瘤和动静脉瘘等。

创伤性开放性椎动脉损伤处理比较棘手，尤其是椎间孔开放性损伤后，出血极为汹涌，严重危及患者生命，需要快速有效的外科治疗。而目前对于创伤性椎动脉损伤的救治尚无统一规范。椎间孔开放性骨折、椎动脉断裂后出血的压力差和失血量非常大，单纯采用传统外科手术探查止血的治疗方法有很多局限性，如椎动脉回缩到椎间孔，很难结扎出血断端血管，可能需要磨除部分椎骨，从而导致新的血管神经损伤。近年来介入治疗技术不断进步，人才队伍不断壮大，介入医师技术水平大大提高，介入设备不断更新换代，新型微导管、栓塞材料、支架材料不断涌现，这些均促进了血管内介入治疗在椎动脉损伤中的广泛应用，也较以往大大提高了救治的成功率。

现今血管内介入治疗技术主要包括经皮血管内介入栓塞术和经皮血管内支架植入术。

经皮血管内介入栓塞术：从理论上来讲，适合血管结扎的患者均可行经皮血管内栓塞治疗，但Blickenstaff等认为血管栓塞不适于过大的假性动脉瘤及高流量的动静脉瘘患者。Heymans等推荐在椎动脉损伤后急诊实施血管内栓塞技术，有助于迅速止血，防止失血性休克，减少损伤性疾病的发生。Yee等认为经皮血管内栓塞必须遵循下列原则：①除外基底动脉供血不足及椎动脉发育异常；②栓塞材料放置位置应尽量靠近损伤部位的远近端；③可选择健侧椎动脉反向进入患者椎动脉损伤远心端对高位椎动脉损伤进行栓塞；④避免栓塞正常分支血管，尤其是小脑下后动脉。

经皮血管内支架植入术：该技术是新兴的血管内技术，所用支架为编织状、表面多孔、可自行膨胀的金属网管，置入时须大于受损血管直径20%，将支架置于损伤部位打开即可。Waldman等有采用涂层支架成功修复双侧椎动脉受损患者一侧椎动脉1例的报道。Redekop等也有关于椎动脉锐性损伤成功顺利置入多孔支架取得良好效果而无置管并发症、假性动脉瘤复发和再出血等的报道。

血管内介入治疗在椎动脉损伤中广泛应用，也较以往大大提高了救治的成功率。但是，传统技术也有一定的优势，在某些情况下，两者相结合可以得到很好的临床效果。介入治疗与传统手术相结合的杂交手术可能是今后的一个重要发展方向。

（曾宇哲　戴立林　艾福志）

# ■ 参考文献

［1］褚大由 . 碘水 60% Conray 脊髓造影副作用分析 [J]. 中华骨科杂志 , 1990, 6(10):464–464.

［2］Barba CA , Taggert J , Morgan AS, et al . A new cervical spine clearance protocol using computed tomography[J]. J Trauma, 2001, 51(4):652–657.

［3］杜晓兢，唐笑先，原杰，等 . 头颈部动脉 CTA 与 DSA 对比分析 [J]. 中西医结合心脑血管病杂志 , 2014, 11:1349–1350.

［4］Hirokazu Ishihara, Masahiko Kanamori, Yoshiharu Kawaguchi, et al. Adjacent segment disease after anterior cervical interbody fusion[J]. The Spine Journal, 2004, 4:624–628.

［5］Gantwerker BR, Baaj AA, Maughan PH, et al. Vertebral artery injury during cervical discectomy and fusion in a patient with bilateral anomalous arteries in the disc spa.ce: case report[J]. Neurosurgery, 2010, 67(3):E874–E875.

［6］Mei Q, Sui M, Xiao W, et al. Individualized endovascular treatment of high–grade traumatic vertebral artery injury[J]. Acta Neurochirurgica, 2014, 156(9):1781–1788.

［7］Ibarra de Grassa B, Romero Vidal FJ, Munoz Martinez V. Usefulness of arteriography with multislice spiral computed tomography in the diagnosis of preocclusive stenosis of the cervical internal carotid artery[J].Rev Neurol, 2003, 37(7):632–636.

［8］冯振广 . 创伤性椎动脉断裂介入栓塞治疗一例并文献复习 [J]. 中华神经创伤外科电子杂志 , 2016, 2(2):54–56.

［9］郝定均，王岩，田伟 . 脊柱创伤外科治疗学 [M]. 北京 : 人民卫生出版社 , 2011.

［10］贾宁阳，陈雄生 . 脊柱外科影像诊断学 [M]. 北京 : 人民卫生出版社 , 2013.

# 第五章
# 其他辅助检查

## 第一节　椎动脉 CTA 检查

计算机断层血管造影（computed tomography angiography，CTA）是通过螺旋 CT 对全身各部位动脉进行扫描后经过重建工作站把动脉重建的影像学手段。随着高端螺旋 CT 在临床的广泛应用，且由于其检查速度快、操作简便，一次性成像即可提供由主动脉弓到颅内血管与中枢神经系统相关的全部信息（图 5-1），在临床中具有很重要的应用价值。

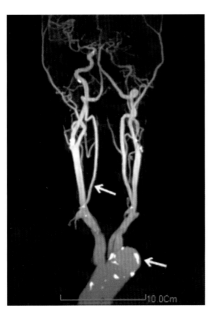

图 5-1　双侧椎动脉迂曲，颈动脉分叉处钙化斑块形成并颈内动脉狭窄；右侧颈内动脉细且显影较淡

### ■ 一、CTA 成像原理

利用 CT 技术，引入造影剂使血液对 X 射线

的通透性降低，使血管在 CT 片上显示为高密度影，从而将血管与其他组织区分开来（正常情况下血液为低密度影；在 X 射线影像中，高密度显示为白色，低密度显示为黑色，而透视与之相反）。通常，为便于观察病变，要通过计算机进行影像重建，以显示不同切面上的图像。

### ■ 二、优点及缺点

#### （一）优点

1. 快速简单，创伤小，后期处理图像可靠，并具有立体感和旋转性。

2. 能同时显示血管与骨性结构，在观察椎动脉及骨性结构的毗邻关系中具有很重要的应用价值。

3. 可了解动脉的血流情况，以明确有无狭窄、闭塞或栓塞。

4. 可了解椎动脉是否有假性动脉瘤或夹层，并可明确其位置、大小或分型。

5. 可明确椎动脉是否有血管畸形或血管瘤。

#### （二）缺点

1. 造影剂可能引起过敏。造影剂通常是含碘的药物，碘可引起严重的过敏反应。检查前需先做造影剂过敏性试验，对碘剂过敏的患者禁用，或用特殊的不含碘造影剂代替。

2. 肾功能不全的患者应避免做 CTA 检查，因为造影剂通常通过肾脏代谢，其可能进一步损害肾功能。

3. 在静脉注射造影剂时如果造影剂大量渗漏到皮下可能会导致皮肤损害。

4. 与其他成像方式相比，CTA 的电离辐射剂量很大，根据患者的年龄和检查方法，CTA 可能会导致罹患癌症风险显著增加。

## ■ 三、临床应用

在颈椎外伤时，尤其需要做后路椎弓根钉内固定时，我们可以通过椎动脉 CTA 观察椎动脉的生长发育情况，椎动脉 CTA 快速简单、创伤性小、后期处理图像可靠，并具有立体感和可旋转性，与 DSA、MRA 相比，CTA 是唯一能同时显示血管与骨性结构的检查手段，不仅椎动脉在横突孔的位置、管径的大小清晰可见，而且能观察到横突孔的前后径、横突间径和钩突的增生程度及其与椎动脉的间距，在观察椎动脉及骨性结构毗邻关系中具有很重要的应用价值。

# 第二节　椎动脉 MRA 检查

磁共振血管造影（magnetic resonance angiography，MRA）是利用电磁波产生身体二维或三维结构图像的一种检查方法。磁共振可以行血管造影，即显示血管，可发现血管狭窄和闭塞的部位（图 5-2）。

## ■ 一、椎动脉 MRA 原理

其基本原理是基于饱和效应、流入增强效应、流动去相位效应。MRA 是将预饱和带置于 3D 层块的头端以饱和静脉血流，反向流动的动脉血液进入 3D 层块，因未被饱和从而产生 MR 信号。扫描时将一个较厚容积分割成多个薄层激发，减少激发容积厚度以减少流入饱和效应，且能保证扫描容积范围，获得数层相邻层面的薄层图像，使图像清晰，血管的细微结构显示好，空间分辨力提高。

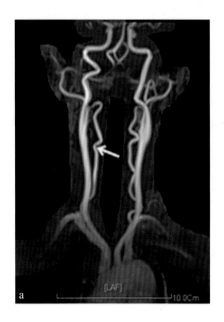 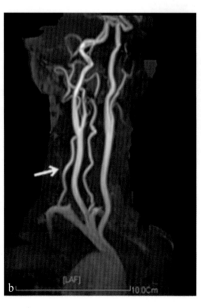

图 5-2　颈部 MRA 成像示双侧椎动脉迂曲（箭头标注）

有两种方式，一种为不用经静脉注射对比剂，利用血液流动与静止的血管壁及周围组织形成对比而直接显示血管；另一种方法为高压注射器注入对比剂（为钆制剂）。MRA 已经成为 MRI 检查的常规技术之一，脑部血管的 MRA 临床应用已相当普遍。对比的同时快速 MR 成像，这类似于 CTA，称为增强 MRA（CE-MRA）。

MRA 具有无创的优势，应当成为诊断椎动脉损伤的首选检查方法。但相关研究表明，MRA 在早期不能准确鉴别血管闭塞与血管痉挛，也较难发现早期的小面积内膜损伤，MRA 追踪观察是进一步确诊的有效方法，即在伤后早期 MRA 检查存在假阴性可能。在临床工作中，对于伤后早期 MRA 椎动脉成像结果模棱两可的患者应考虑行动态 MRA 检查。

## ■ 二、优点及缺点

### （一）优点

1. MRA 是一种无创成像技术，患者没有暴露于电离辐射的危险。

2. 无须静脉导管进入血管即可得到许多血管和血流量的详细图像。

3. MRA 检查时间大大短于传统的导管造影，且无恢复期。患者可以在检查后马上进行正常的日常活动。

4. 磁共振血管造影在成本上相对于传统的导管造影更低。

5. 即使不使用对比剂，MRA 也可提供许多血管有益的高质量的图像，这使得容易发生过敏的患者反应降低，而且由于无须使用造影剂，肝肾功能可以得到很好保护，尤其适用于肝肾功能不全的患者。

### （二）缺点

1. 体内留有金属物品者不宜接受 MRA。

2. 危重患者不宜做。

3. 妊娠 3 个月内者除非必须，不推荐进行 MRA 检查。

4. 传统观点认为带有心脏起搏器者不能进行 MRA 检查，也不能靠近 MRA 设备。最新的新英格兰杂志研究表明带有心脏起搏器者可行 MRA 检查。

## ■ 三、临床应用

上颈椎创伤后通常继发闭合性椎动脉损伤，由于椎动脉损伤后临床症状的非特异性，早期文献报道闭合性椎动脉损伤十分罕见。闭合性椎动脉损伤主要是由于椎动脉受到过度牵拉而导致血管内膜和中膜破裂、附壁血栓形成，最终发生血管完全闭塞。而现今，依赖于 MRA 的无创性检查与血管成像的高清晰度，发现和诊断椎动脉损伤已无难度，在临床上，对颈椎创伤患者应及早行椎动脉 MRA 检查，早期确诊并采取综合性治疗，以应对椎动脉损伤后急性或慢性供血障碍。

# 第三节　神经电生理检查

## ■ 一、诱发电位的基本概念及技术

诱发电位（evoked potential，EP）是神经系统对外来感觉刺激所产生的电活动。与脑电图（electroencephalogram，EEG）所显示的大脑持续性、自发性电变化不同，每一组 EP 特征性的波形从刺激开始就与相应的刺激模式之间具有锁时关系。视觉、听觉和躯体感觉刺激均已应用于临床。某些 EP 在常规 EEG 中也可见到，例如光刺激或眼球运动诱导入波的扫描。大多数 EP 的波幅微小（< 5 μV），因此常常部分或全部淹没在 EEG 的电活动中。直至 1951 年，Dawson 应

用摄像叠加技术，将每单个刺激诱发的感觉电位依次摄像、叠加才成功地从自发脑电活动中分离出 EP；Dawson 又应用计算机平均技术，最终将EP 转化为临床常规检测。

## 二、体感诱发电位的分类

体感诱发电位（somatosensory evoked potential，SEP）即躯体感觉诱发电位，它是给皮肤或末梢神经以刺激，神经冲动沿传入神经通路至脊髓感觉通路、丘脑至大脑皮层中央后回感觉区，在刺激的对侧头皮相应部位记录到的电活动。

### （一）按记录和刺激电极放置部位分类

1. 上肢和下肢体感诱发电位。
2. 感觉神经动作电位。
3. 节段性诱发电位。
4. 三叉神经体感诱发电位。
5. 其他脑干诱发电位或反射。
6. 膈神经和肋间神经诱发电位。
7. 食管、直肠脑诱发电位。
8. 二氧化碳激光痛觉诱发电位。
9. 外阴部诱发电位。
10. 皮肤交感反应。
11. H 反射和 F 反应。

### （二）按刺激频率分类

目前临床常用的刺激为电脉冲刺激或称电刺激。

#### 1. 稳态 SEP

由较快的连续脉冲刺激（>20 次 / 秒的连续脉冲）诱发，又称振荡电位，此类临床很少应用。

#### 2. 瞬态 SEP

由慢速（1~10 次 / 秒）的单次电脉冲重复刺激所检出，临床常用的上肢和下肢 SEP 都是瞬态 SEP。

### （三）按潜伏期分类

一般的 EP 潜伏期分类为：小于 30 ms 为短潜伏期，30~70 ms 为中潜伏期，大于 70 ms 为长潜伏期。SEP 上肢刺激腕正中神经 30 ms 内的反应属短潜伏期，下肢刺激踝胫后神经时 50 ms 内属短潜伏期。另有的将 SEP 的皮层反应成分按潜伏期分为早成分（腕正中神经 SEP < 50 ms，踝胫后神经 SEP < 100 ms）和晚成分。关于中、长潜伏期 SEP 和 SEP 的早成分和晚成分均受意识状态影响较大，故临床应用很少。主要用瞬态短潜期 SEP。

### （四）按记录电极距 SEP 神经发生源的远近分类

#### 1. 近场电位

如周围神经参考电位或称监护电位、锁骨上电位、马尾电位、脊髓诱发电位和一级体感皮层原发反应等。

#### 2. 远场电位

如头部记录电极所检出的周围神经、脊髓和脑干等部位的诱发电位。

### （五）按刺激类型分类

①电刺激；②电磁刺激；③生理性刺激（触动、关节被动活动和肌肉牵张等）；④ $CO_2$ 激光刺激。

目前多用电刺激，其设备简单，价格便宜，使用方便，基本无创，刺激量易控制，反应波幅较高，清晰易辨，尚可检出皮层下或远场电位。

## 三、体感诱发电位的检测方法

各实验室的检测方法有所不同。一般采用脉冲电流刺激上肢的正中神经、尺或桡神经和下肢的腓总神经或胫后神经等。刺激电流持续时间为 0.1~0.5 ms，频率为 1~5 Hz，电压为约 50 μV 的矩形脉冲直流电，刺激量以达到同侧拇指或小指（趾）初见收缩为宜。可单侧或双侧同时进行，以便进行比较。接收电极一般使用盘状电极或针状电极，采用单极或双极导联。

刺激正中神经或尺神经时，作用电极置于 $C_3$、$C_4$ 或 $C_3$'、$C_4$'（Cz 后 2 cm，向左右旁开 7 cm 处）为最多，参考电极多放于额极中点（FPz）、顶点（Fz）或两耳垂或乳突部位，手腕接地。刺激下肢神经时，置于顶点（Pz）向后向外 2 cm 处（或 $C'_z$ 即 Cz 正中后 2 cm 或 2.5 cm 处）。叠加次数 50~200 次。

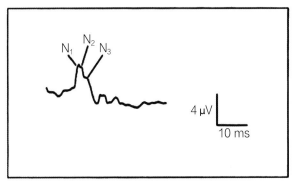

图 5-3　正常 12 岁女性正中神经 $-C_6$EP 波形曲线具有三个连续向上的负波（$N_1$ $N_2$ $N_3$）波形

## ■ 四、正常体感诱发电位

### （一）潜时正常值

从刺激之时开始至接受部位出现点活动波峰的时间，称为潜时（或者称为峰潜期）。因从刺激点神经传导至接受处距离的不同而异（例如上肢正中神经之潜时较桡神经为长，下肢胫后神经较股神经为长，下肢较上肢长），还因受试者的身高而有所差异，因此潜时的正常值是个范围。例如正中神经与尺神经的潜时为 18 ms（20 ms 以内为正常范围），桡神经为 14 ms，下肢胫后神经为 38 ms（40 ms 以内为正常），腓总神经为 28~30 ms，股神经为 24~26 ms。

### （二）正常波形与波幅

波形与波幅随着接收部位而有所差异，例如刺激腕正中神经在 $C_6$ 脊髓膨大处接收的脊髓诱发电位（SSEP），具有 3 个连续向上的负波（$N_1$、$N_2$、$N_3$）（图 5-3）。刺激周围神经在对侧头皮接收的 CEP，呈现一种较为规律的波形。

## ■ 五、异常体感诱发电位

### （一）判断异常依据

根据各波的波幅和潜伏期及峰间潜伏期判断异常。各波可能神经发生源可协助判断病变可能发生部位。

1. 上肢

N9：臂丛电位

N11：颈髓后索

N13：颈髓后角突触后电位

N14：脑干内丘系

N18：丘脑

N20：顶叶中央后回

P9：臂丛远端远场电位

P11：颈髓后索远场电位

P13：脑干下端内侧丘系交叉后的起始部分

P15：丘脑及其附近的内丘系

P22：丘脑—运动区的直接投射

P25：顶叶后中央回一级体感皮层另一个原发反应

P45：顶叶感觉皮层联合区

2. 下肢（刺激胫后神经）

腘窝（PF）电位：胫后神经动作电位

马尾（CE）电位：第 1 个 N 波为传入神经，第 2 个 N 波为传出神经

腰椎电位：腰髓后角

N24：薄束核突触后电位，N27（P27）薄束核或内丘系

N 50：顶叶 S1 后方

P30（N30）：内丘系或丘脑

P60：顶叶偏后凸面

P75：分布广泛和非特异性上行网状结构相连

57

## （二）异常判断标准

### 1. 波形辨认

尚未完全确定。

### 2. 潜伏期和峰间潜伏期

（1）正中神经短潜伏期体感诱发电位（SLSEP）异常　主要为 N9 未能检出，如 N13 和 N2D 的 PL 均正常，N9 未检出为技术问题，无意义；N9 PL 延长为周围神经受累，进一步做 SCV 和 MCV 确定部位；N9—N13 峰间潜伏期延长提示颈神经根在臂丛近髓段至颈髓间病损；N13—N20 峰间潜伏期延长提示同侧颈髓中上段的后索、楔状核（突触后电位）或对侧内侧丘系、丘脑及丘脑皮层放射病损；P22 异常提示额叶病损；N20 异常提示顶叶病损。

（2）踝胫后神经 SLSEP 异常　主要为腘窝电位潜伏期延长，提示腘窝以下周围神经外周段病损。马尾电位潜伏期延长：马尾及其以下周围神经病损。腰髓电位潜伏期延长：如马尾电位潜伏期延长。如马尾电位正常，腰髓电位异常，提示马尾至圆锥间病变，P40 潜伏期或 LP—P40IPL 延长，在上述周围监护电位正常时，这两项参量之一异常（延长），提示脊髓—脑干—皮层中枢体感通路病变。

### 3. 波幅异常

变异大，作为一项异常指标应慎重。

（1）波幅降低　其绝对值低于正常值下界或下界再减去一个标准差一侧波幅降低，为皮层病损，波幅降低伴潜伏期延长为皮层下病损。双侧相应波幅，潜伏期差值 >50%，可考虑异常。波幅缺失，排除技术原因，为异常。

（2）波幅增高　其绝对值比正常值上界超出 2 倍，为异常。

（3）SLSEP 各主波波幅改变的临床意义　N13 波幅降低或消失，提示颈髓下段或延髓下段病损。N20 波幅降低或消失，皮层病损，如伴潜伏期延长为传导通路不全阻断。P25 波幅异常增高，皮层体感区兴奋性增高病变或肌阵挛性癫痫。腰髓电位波幅降低或消失的意义不如上肢 N13 意义大，因正常人可引不出。P40 缺失提示皮层本身病损或皮层下传导阻滞。

## ■ 六、体感诱发电位检查的临床意义

体感诱发电位在脊髓损伤中可应用于脊髓损伤程度、脊髓完全损伤范围及康复预后的判断。①对于脊髓损伤程度：体感诱发电位不能检出，提示脊髓完全损伤的可能性较大；而体感诱发电位表现异常，如波幅改变、波形延迟或部分缺失，则提示脊髓上传的神经纤维功能尚存在，并可根据潜伏期延迟的多少及波幅降低的程度判断脊髓损伤的严重程度，如潜伏期轻度延长、波幅稍降低，提示脊髓损伤较轻，反之则脊髓损伤严重。②对于脊髓损伤的范围：体感诱发电位与脊髓供血状态有关，脊髓损伤范围越广，体感诱发电位改变越明显。③对于脊髓损伤康复和预后：根据伤后早期体感诱发电位消失后再出现的时间可大致判断脊髓功能恢复的可能性，若在脊髓损伤后可检测到体感诱发电位或者消失后早期获得恢复，均提示脊髓功能恢复良好。

# 第四节　肌电图检查

## ■ 一、肌电图的生理学基础

神经肌肉在兴奋时发生生物电的变化，将其引导出来加以放大即为肌电图（electromyogram，EMG），骨骼肌的一个运动单元由一个前角细胞、轴突、运动终板及所支配的肌纤维构成，是随意肌最小的功能单位，其动作电位称为运动单位电位，将针点击刺入不同部位骨骼肌可以引出相应的 EMG 表现。

## ■ 二、肌电图检查方法

肌电检查可应用多种电极，最常用的是同轴单心或双心针电极（插入肌腹用以检测运动单位电位）、表面电极（置于皮肤表面用以记录整块肌肉的电活动，因此可用来记录神经传导速度、脊髓的反射、肌肉的不自主运动等）及复式电极（用以测量运动单位的范围的大小）。大多数情况下，肌电图检查时要用针极插入受检的肌肉，因此是一种有痛苦的检查，不可滥用。

检查过程中要观察针极插入时的电活动，观察放松时的情况，而后令受检者使肌肉轻收缩和大力收缩，观察运动单位电位的改变，包括时限、波幅以及数目的多少。在观察肌电图形改变的同时，监听伴随的声音的改变。一般每块肌肉测20个点，以取得运动单位电位波幅和时限的平均值。

除常规肌电检查外可根据需要做神经传导速度的测定，包括运动传导速度及感觉传导速度的测定。可使用同心针电极或皮肤表面电极记录。

## ■ 三、正常肌电图

正常肌肉在完全松弛时运动单位无活动，测不出动作电位，示波器上显示一条直线，这称为电静息。当针极插入肌肉时可见基线漂移或见时限 1~3 ms 波幅 100 μV 电位爆发（插入电位），旋即消失，这可能是针极对肌纤维的机械刺激所引起的。针极接近终板区域时可见不规则的波幅50 μV，时限 1~3 ms 的小波，伴随有海啸样声音（称为终极噪声），有时亦可出现双相小尖波，称为终板电位，第一相为负相，波幅 250 μV，时限 1~5 ms。

肌肉轻收缩时，可记录出单个的运动单位电位及运动单位内肌纤维电活动的总和（图 5-4）。在同一肌肉不同部位记录出的运动单位电位可有不同的时限、波幅及波形。正常运动单位电位的时限为 5~15 ms，头面部肌肉时限短，四肢躯干肌肉时限较长。时限还受年龄、疲劳程度、使用的电极等因素的影响，如 1 岁以内者三角肌运动单位的平均时限为 8.8 ms，而 75 岁者则为 15.7 ms。运动单位电位的波幅也因肌肉的不同、针极的位置不同、用力大小的不同而异，变动甚大。运动单位电位的波形中二、三、四相占大多数，其中二、三相的占 80% 左右，单相占 15%，五相和五相以上的多相波只占少数。每块肌肉含数百至数千个运动单位，做不同程度的用力收缩时，参加收缩的运动单位数量不同，记录的运动单位募集形式亦异，肌肉轻度收缩时只有少数运动单位活动，此时记录的波形中运动单位清晰可辨，这种波型称单纯相。中度收缩时，参与活动的运动单位数目及每个运动单位的放电频率均增加，部分运动单位电位互相重叠，基线不是很清晰，但仍可辨认，这种波型称混合相。用大力收缩时，全部运动单位参与活动，运动单位电位密集，互相重叠，基线不能分辨，呈现干扰相。

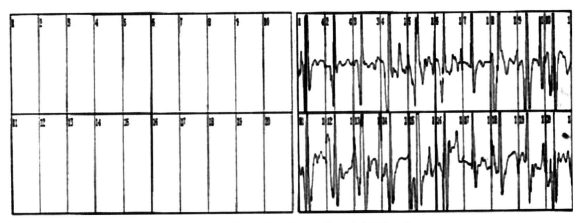

图 5-4　正常右胫前肌静息电位与运动单位电位

## 四、异常肌电图

在一些神经病、肌病等肌电图中可出现异常。

### （一）插入电位异常

针极插入时可出现持续一段时间的由各种电位成分组成的一系列电活动，而后频率及波幅逐渐自发地衰减，这种现象称为插入电位延长（图5-5）。多见于失神经支配的肌肉。有一种特殊形式的插入电位延长，可在肌电图仪扬声器中听到类似摩托车起动的声音，称为肌强直发放，为肌强直现象的特殊表现，常见于先天性肌强直、萎缩性肌强直、副肌强直等疾病，但亦可见于多发肌炎、进行性肌营养不良，以及少数周围神经损伤、运动神经元病。

### （二）自发性电位

正常静息状态的肌肉无自发性放电，有病理改变的肌肉安静时也可出现各种自发电活动。纤颤电位是肌纤维的自发放电，是很有意义的病理电位（图5-6）。时限 <3 ms，波幅在 5~100 μV

左右，伴随着"滴答"的声音，呈双相尖波，开始为正相，继之为负相，频率 1~30 次 / 秒。多见于神经源性损害，少见于肌病，罕见于正常肌肉。正锐波常与纤颤电位伴发，开始为起始较快的正相锐波，随后为一个时限很长波幅很低的负相波，音调较为粗钝。这种电位是细胞内外电流在接近点受阻的现象，见于失神经支配较久的肌肉或某些肌源性疾病。束颤电位在形态、波幅和时限上与运动单位电位无明显差别，但发生于患者肌肉完全松弛时。束颤电位有两种，单纯束颤电位是一个运动单元的自发性动作电位，有单相、双相或三相之分，仅出现单纯束颤电位诊断价值小。复合束颤电位是病变运动单位所属肌纤维群不自主收缩所产生，呈多相波形，为病理性，见于慢性前角细胞病变、神经根或周围神经刺激性或压迫性损害，偶见于肌病。

### （三）肌肉随意收缩时的异常肌电图

见图5-7。病理情况下肌肉轻收缩时，运动单位电位的时限可发生变化，神经源性损害时时限延长，肌源性损害时时限缩短。病理情况下运

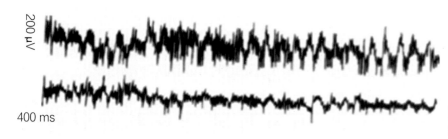

图 5-5　异常 PN 电图插入电位延长

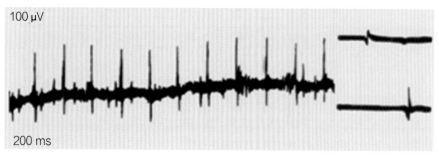

图 5-6　异常肌电图纤颤电位

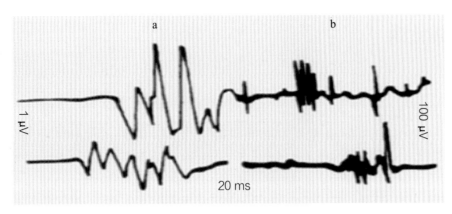

图 5-7 异常多相电位
a. 群多相电位；b. 短棘波多相电位

动单位电位的波幅亦可发生变化，神经源性损害时波幅增高，肌源性损害时波幅降低。同时亦可有波形的变化，表现为多相电位的比例增加，神经源性损害时多为群多相电位增加，肌源性损害时短棘波多相电位增多。

正常情况下，肌肉最大收缩时的肌电图呈干状相。病理情况下，最大收缩时的肌电图大致分为两类。一类是减少型，因不能动员足够的运动单位参与兴奋，因此出现运动单位电位数目减少的现象，肌肉最大收缩时出现单纯相或混合相，甚至完全瘫痪的肌肉出现病理性电静息。减少型常见于神经源性损害。另一类是病理干扰相，表现为高频率放电、波形琐碎。同时伴有波幅降低，图形密集的程度与肌力极不平行。

## 五、肌电图检查的临床意义

可以借助肌电图区分神经源性损害和肌源性损害。运动神经元疾病，如进行性脊髓性肌萎缩、肌萎缩侧索硬化、脊髓灰质炎后遗症均可呈现典型的神经源性损害的表现：束颤电位明显，可见纤颤电位、正锐波，运动单位电位时限延长，波幅增高，多相电位增多大力收缩呈减少型，运动神经传导速度正常或稍减慢，感觉神经传导速度正常。

应用肌电图可鉴别周围神经病是以轴索损害为主还是以髓鞘损害为主。前者肌肉放松时可有自发电位，轻度收缩时运动单位电位时限延长，波幅增高，大力收缩时运动单位电位数目减少，神经传导速度正常或稍减慢，诱发电位波幅降低，单纤维肌电图纤维密度增加。这类以轴索损害为主的周围神经病中最常见的有酒精中毒性神经病、缺血性神经病、卟啉病、腓骨肌萎缩症轴索型、维生素 $B_1$ 缺乏性神经病、药物中毒性神经炎。髓鞘损害的周围神经病患者肌肉放松时无自发电位，运动单位电位的波幅及时限正常，重收缩时运动单位电位的数目大量减少，神经传导速度明显减低，单纤维肌电图呈正常密度。这一类常见于糖尿病性神经病、腓骨肌萎缩症髓鞘型、白喉性神经炎、癌性神经病、多发性感染性神经根神经炎和压迫性神经病等。

各种肌病除具有肌源性损害的一般肌电图表现外，还具有自己独特的肌电图表现，例如进行性肌营养不良可有较多的自发电位，多发肌炎可有多量的纤颤电位。不同期的肌炎变化不同，特别是慢性期者可呈多样性变化。先天性肌强直及萎缩性肌强直可见肌强直发放。重症肌无力者无自发放电，随意收缩时运动单位电位可正常，但肌肉易疲劳，持续收缩 30 s 以内即出现运动单位电位波幅进行性衰减，神经传导速度正常，用脉冲电反复刺激神经干，可见低频递减现象（低频脉冲刺激后波幅递减）。肌无力综合征可见重复频率刺激高频递增现象。

## 第五节　术中神经功能监测

### ■ 一、术中神经功能监测的概念

术中神经功能监测（intraoperative neuromoni-toring，IONM）或者称术中神经电生理监测（intraoperative neurophysiological monitoring）是一种术语，用来表达各种神经电生理技术以及血流动力学监测技术，监测手术中处于危险状态的神经系统功能的完整性（neural system functional integrity）。这些监测技术在发达国家已经应用20多年了，并逐步完善，形成了一个完整的手术中监测系统，但国内应用很少。目前，在发达国家中，神经监测已经成为临床手术中监测神经功能完整性、减少神经损伤、提高手术质量的一个不可缺少的重要组成部分。

### ■ 二、术中神经功能监测的意义

1. 手术中辨认在位置和结构上都已变异的重要神经结构，尽力避免损伤，同时又不影响手术效果。

2. 可以迅速确认因过度牵拉重要神经组织结构（如脑、脊髓、颅神经和周围神经等）、手术操作不当、局部脑组织缺血或来自骨性结构和血肿的压迫等而引起的神经功能一过性损伤，及时告诉手术医生，并去除，使临界性损伤逆转，防止医源性损伤及术后并发症的发生。

3. 可以给手术医生提供安全感，减少手术盲目性，提高手术技巧和精确性，使某些高危患者的手术成为可能，并可对患者进行最大限度的外科处理和治疗。

4. 可在术中监测系统功能和麻醉深度，防止低氧血症和低血压等的发生。

5. 直接在神经组织结构上刺激和记录电生理活动，可为神经电生理研究者提供一个独特的研究正常神经组织结构和神经系统疾病的方法。

### ■ 三、术中神经功能监测的临床应用

#### （一）体感诱发电位（SEP）术中监测

SEP可以监测体感通路上从外周神经、骨髓到大脑皮层的功能状态（图5-8）。主要应用于骨科的脊柱手术。①温度：一般来说，当机体温度低于32℃时，神经功能活动会降低，这是由

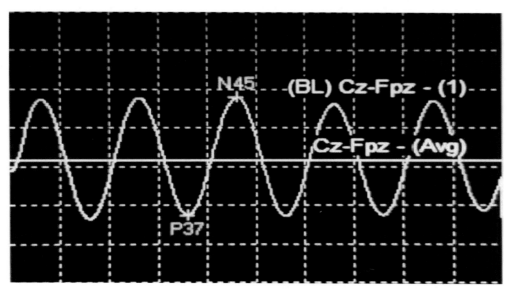

图5-8　正常双相体感诱发电位

于减少了神经递质的释放和降低了突触传递的过程。在神经、生理方面的变化表现为静息膜电位的降低、波幅降低、神经动作电位反应时间增加和神经传导速度减少。②动脉血压：血压的变化，特别是平均动脉压降低到自动调节阈值水平之下，就会引起躯体感觉神经诱发电位的改变，但通常不引起潜伏期的改变。这种诱发电位波幅的改变可以是可逆的，也可能是非可逆的，即永久性的神经组织损害。③电干扰因素：在手术室的环境中监测诱发电位，最常见的干扰信号就是电干扰。因为手术室内的仪器较多，特别是 50 Hz 的干扰最为常见，这些干扰极大地影响了诱发电位波形的清晰。

应当指出的是，手术中监测体感诱发电位的变化没有一个绝对的界限可以说明神经是否已经受损。术中诱发电位完全消失，也可以看到术后神经功能完全恢复；反之，体感诱发电位的完全保留，也不能保证术中没有运动系统功能的损伤。因此，要正确认识体感诱发电位在术中监测的重要性，又要考虑到它的局限性。

### （二）运动诱发电位（motor evoked potential, MEP）术中监测

MEP 是通过直接或者间接刺激运动皮质，在脊髓和外周神经或肌肉表面上记录到的诱发电位（图 5-9）。MEP 的主要特点与其功能密切相关，主要表现在对脊髓损害高度敏感，对运动功能高度特异，及其波幅变化与脊髓病理变化的高度相关方面。MEP 可以反映传导通路的完整性，特别是最易受损的脊髓前角运动神经元的功能状态，可以使医生快速对脊髓缺血做出反应，从而调整或暂停手术操作并采取保护性措施预防术后神经功能障碍。

其临床应用：① MEP 信号波幅下降超过 80% 可作为报警阈值；② MEP 术中信号改变在高危手术操作（脊柱创伤）同时出现，可能提示传导通路受到影响，及时干预能够有效避免脊髓功能发生器质性病变。如果信号的改变经多次反

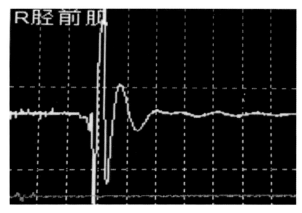

图 5-9 右胫前肌运动诱发电位

复调整参数刺激仍无明显变化，则提示可能存在亚临床脊髓损伤。相反，手术中非危险操作难以解释 MEP 信号改变，可以密切观察；③除了系统因素（包括血压、体温、血氧饱和度变化）及麻醉相关因素，当 MEP 信号改变时，必须第一时间排除非手术因素，避免误导术者进行不必要的手术调整。

### （三）肌电图术中监测

肌电图术中监测主要根据：一是肌电图通过电活动记录肌肉的活动，间接反映支配的神经功能状态；二是用微量刺激神经，由插入此神经支配的肌肉电极记录电活动时，说明刺激的是该神经。

**1. 自由描记肌电图的监测**

通常又称为自发型肌电图（EMG），是指正常状态下，通过表面电极联系记录肌肉静息电活动，当手术刺激神经时，其所支配的肌肉就会产生动作电位而收缩。此时肌电图也会因为肌肉收缩的程度不同而呈现不同的肌电图表现（图 5-10）。

**2. 激发性肌电图的监测**

是指有目的的用电刺激外周或脊髓神经根的方法，使该神经所支配的肌肉收缩，通过肌电图描记的记录结果得到诱发电位，可分为直接法和间接法。

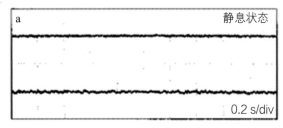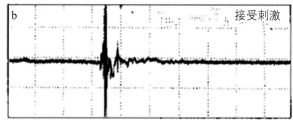

图 5-10　a. 静息状态肌电图；b. 接受神经刺激时的电活动

直接法即通过小的电流对正在分离或已经分离暴露的神经根的电刺激，记录特定支配的肌肉所诱发的电位反应，根据波形了解对应神经传导情况，以判断是否存在神经损害。间接法即通过激发性肌电图记录刺激金属的结果，是基于结构完整的骨组织是电流的相对绝缘体，实质性骨组织的电阻要比软组织高 25~100 倍，当椎弓因金属螺丝植入而破裂，使电流很容易通过破裂的骨组织兴奋周围的神经结构。根据目前文献的综合报道，金属螺钉安全阈值的参考标准为 8.2 mA，所以刺激阈值 >8 mA，表明螺钉在椎弓内；刺激阈值为 4~8 mA，表明椎弓根钉可能造成椎弓破裂；刺激阈值 <4 mA，则强烈表示椎弓根已破裂并可能与神经或硬膜接触。

近几年来，随着人们生活水平的不断提高，患者对手术的疗效要求也越来越高，迫使医生寻找新的方法来防止医源性手术并发症，尤其是神经系统的并发症。因此，术中神经监测逐渐引起国内同行的关注，它可以减少手术盲目性，提高手术技巧和精确性，把医源性损伤降到最低限度，减少术后并发症，避免医疗纠纷的产生，大大提高患者的生存质量，可满足医生对手术过程监测的需要和患者对术后疗效的要求。

（郑　勇　吴　进）

## 参考文献

[1] 刘名顺. 体感诱发电位与体感诱发电位地形图及其临床应用 [J]. 现代电生理学杂志, 2012, 19(1):38–44.

[2] 胡晓晴, 唐娜. 体感诱发电位的基本原理 [J]. 神经损伤与功能重建, 2005, 25(2):53–55.

[3] 倪淑芹, 杜伟, 孙东绣, 等. 皮层体感诱发电位与脊髓型颈椎病患者脊髓功能相关性 [J]. 脊柱外科杂志, 2016, 1:44–47.

[4] 贾连顺, 陈雄生. 颈椎损伤的分类与治疗 [J]. 中国脊柱脊髓杂志, 1997, 5:237–239.

[5] 谭明生. 上颈椎外科学 [M]. 北京：人民军医出版社, 2010:47–64.

[6] 胥少汀, 葛宝丰, 徐印坎. 实用骨科学 [M]. 北京：人民军医出版社, 2015:179–220.

[7] 庄乾宇, 王树杰, 仉建国, 等. 经颅电刺激运动诱发电位监测标准化方案在 1543 例脊柱畸形矫形手术中的应用 [J]. 中华骨与关节外科杂志, 2015, 1:27–31.

[8] Myers BS, Hasty CC, Floberg DR, et al. Measurement of vertebral cortical integrity during pedicle exploration for intrapedicular fixation[J]. Spine, 1995, 20(2):144–148.

[9] Isley MR, Pearlman RC, Wadsworth JS. Recent Advances in Intraoperative Neuromonitoring of Spinal Cord Function: Pedicle Screw Stimulation Techniques[J]. American Journal of EEG Technology, 1997, 37(2):93–126.

[10] Lenke LG, Padberg AM, Russo MH, et al. Triggered electromyographic threshold for accuracy of pedicle screw placement. An animal model and clinical correlation[J]. Spine, 1995, 20(14):1585–1591.

第三篇

上颈椎创伤

# 第六章
# 概　述

## 第一节　上颈椎的牵引

### ■ 一、颈椎牵引的作用

颈椎牵引技术有着十分悠久的历史，特别是1929年Taylor率先应用了控制性颈椎牵引装置以制动颈椎和减轻颈椎损伤，之后这种控制性轴向牵引方法成为现代颈椎牵引技术的原型，同时也被广大学者认为是现代脊柱牵引技术的基石。颈椎牵引技术是治疗颈椎疾患的一个重要方法。

颈椎牵引对上颈椎创伤患者有如下作用。

1. 限制颈椎活动，减少对受压脊髓和神经根的反复摩擦和不良刺激，有助于脊髓、神经根、关节囊、肌肉等组织的水肿和炎症消退。

2. 临时大重量牵引可进行骨折脱位的复位。

3. 牵开小关节间隙，解除滑膜嵌顿，恢复颈椎间的正常序列和相互关系。

4. 使扭曲于横突孔间的椎动脉得以伸直，改善椎动脉的血供。

### ■ 二、颈椎牵引的适应证与禁忌证

#### （一）适应证

1. 上颈椎骨折和脱位患者。

2. 上颈椎骨折脱位伴有脊髓损伤者。

#### （二）禁忌证

1. 年老体弱、全身状态不佳者。

2. 牵引部位局部骨折者。

3. 全身急性炎症患者。

4. 牵引后有可能加重症状者。

### ■ 三、颈椎牵引的方法

#### （一）枕颌带牵引术

又称Glisson带牵引术（图6-1），是最简单、最常用的牵引方式，适用于各类稳定性颈椎损伤和疾患，操作简便，可经医师指导后在院外适宜条件下实施。小儿的上枕颈部损伤和疾患的牵引，必须在医师的严密观察下进行。

枕颌带牵引术牵引器材主要包括牵引带、牵引弓、牵引绳、滑轮和砝码。枕颌带牵引是借助椎间韧带和小关节囊的弹力和牵引时的拉力，限制颈椎的活动，解除颈部肌肉痉挛，使椎间隙轻

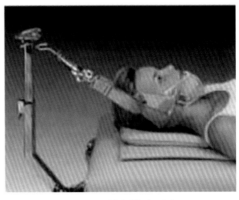

图6-1　枕颌带牵引术

微增宽，关节对位正常，消除因椎间盘变性及骨质增生对神经血管的纵向压迫和刺激，有利于受累组织与突出物水肿及炎症的消退。可采取坐位牵引和卧位牵引，前者的优点是在牵引治疗的同时可进行学习及书面工作，多用于较轻的颈椎部疾患及颈部软组织挫伤；后者的优点是患者较舒服，可耐受长时间牵引，适用于较为稳定的颈椎部损伤病患及小儿患者。枕颌带牵引根据不同的病情及损伤的不同程度、不同节段而采用不同的牵引重量。采用枕颌带牵引术时，最大牵引重量不得超过 3 kg。持续牵引超过 6~8 h，就有发生皮肤压疮或颞颌关节综合征的风险。

枕颌带的长短要适宜，一般是头颅横径的 2 倍。过窄可影响头顶的血液回流，过宽则颌部受力集中，易造成压疮。颏部及下颌部受压部位可垫棉垫以减轻局部压迫。卧位牵引时必须抬高床头以对抗牵引。对小儿及年迈体弱者进行持续性牵引时，必须严密观察呼吸、心跳等生命体征。持续性牵引过程中应注意观察受压部位皮肤，以免产生压疮。

## （二）颅骨牵引术

1933 年 Crutchfield 发明了颅骨牵引术，是通过对颅骨外板钻孔行骨骼牵引，主要用于颈椎骨折脱位、上颈椎畸形及伴有颈椎严重不稳的患者，1938 年进行改进后沿用至今。近年来，一些国家用可自生张力的 Garder Well 钳替代 Crutchfield 颅骨牵引术。颅骨牵引术可提供较为严格的制动及复位作用，其牵引效果良好。大部分颈椎损伤通过颅骨牵引结合其他手术疗法可治愈（图 6-2，图 6-3）。

颅骨牵引术对牵引器材及操作技术有较高的要求，因此必须在院内执行，并由有经验的医师实施。颅骨牵施术前，必须理净患者的头发。具体操作步骤如下。

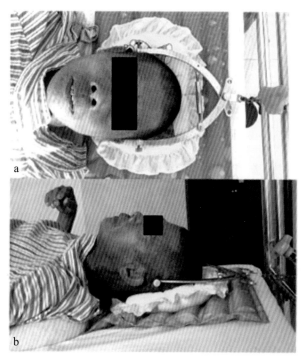

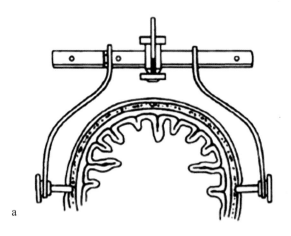

图 6-2　颅骨牵引术

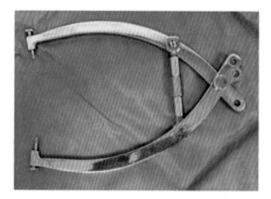

图 6-3　Garder Well 钳

## 1. 定位

以经两侧乳突的冠状线与鼻尖至枕外隆凸的矢状线交点为中心，两侧各 4~5 cm 处为颅骨牵引弓的入钉点（图 6-4）。也可由两侧眉弓外缘做经两侧乳突的冠状线的垂线，交点即为颅骨牵引弓的入钉点。

## 2. 消毒

常规用碘酒、乙醇或无痛碘消毒术区，范围包括除枕部外的整个头皮。铺无菌巾单，覆盖患者面部时注意保持患者呼吸通畅。

## 3. 麻醉

多用 2% 的利多卡因注射液做入钉点的局部麻醉，麻醉平面从皮下至颅骨表面，需注意在致密的帽状腱膜层下推注时，存在一定的阻力。

## 4. 切开

用尖刀在一侧入钉点做一小切口，深达颅骨外板。由于头皮静脉丛血流丰富，此时会有明显出血，无须止血，可于钻孔后用纱布填塞。同法处理另一侧。

## 5. 钻孔

选用有安全钻头的手摇钻在颅骨上钻孔。对于枕颈部外伤的患者，需由助手扶持头部，保持颈部的稳定。钻头的直径应与牵引弓上的骨钉直径一致。钻孔方向垂直颅骨表面，牵引弓上的钉尖方向即钻孔方向。钻孔深度以钻透颅骨外板为止，为 3~4 mm，切勿进入内板。如用普通钻头，钻孔时需较为小心，以免穿透内板，造成脑组织损伤。外板钻透后，摇动手摇钻时，手感有所不同，有经验的医师可据此做出判断。

## 6. 安装

张开颅骨牵引弓，将两侧钉尖插入所钻的骨孔，旋紧固定螺丝。由于钻孔方向不一定与骨钉插入的角度完全吻合，此时可以以两侧骨钉与骨孔接触点为轴心，在矢状线上来回转动牵引弓，使骨钉与骨孔更为吻合，再次旋紧固定螺丝。消毒入钉点，并保持干燥、清洁，可不用敷料。调整床头架的滑轮位置，使牵引力线符合要求。抬高床头，安装砝码，重量视病情而定。

牵引力线根据损伤机制及治疗目的的不同而改变。一般情况下，屈曲型损伤时力线使头颈保持轻度后伸位，过伸性损伤则相反。小关节交锁复位时，可先在轻度屈曲位牵引，透视下见关节松开后再调整至中立位或轻度后伸牵引维持。如对损伤机制判断不明，可先行中立位牵引。

颅骨牵引治疗颈椎脱位，要求从小重量开始，并在连续 X 线观察下，逐渐增大至合适的牵引重量。牵引过程中应密切观察，一旦出现神经症状加重或剧烈疼痛，应立即减轻重量或停止牵引。复位后减小牵引重量维持位置即可。

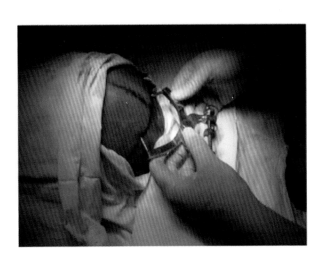

图 6-4　颅骨牵引入钉点

## 第二节　颈椎的外固定

### ▨ 一、石膏制动技术

石膏制动技术是颈椎疾病非手术疗法中常用的技术之一，具有简便、经济、可靠、制动范围比较广的优点。根据颈椎疾患的不同程度与范围，石膏固定的范围也有所不同，主要包括以下几种。

#### （一）颌胸石膏

固定范围前方自下唇下方至胸骨柄中部，后方自枕外隆凸部至第 4 胸椎棘突处，两侧上端至耳垂下方，下端以不影响肩关节活动为准（图 6-5）。该石膏可限制颈椎正常活动量的 50%~80%，适用于需要确实固定的颈椎疾病或作为术后辅助治疗。

#### （二）头颈胸石膏

固定范围为自前额部至胸部肋弓缘处（图 6-6）。该石膏可限制正常活动量的 90% 以上，适用于颈部需绝对固定的患者，如颈椎骨折、上颈椎不稳、颈椎手术后的固定等。

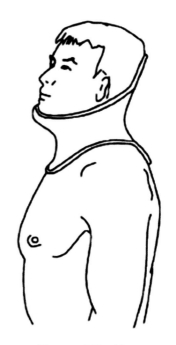

图 6-5　颌胸石膏

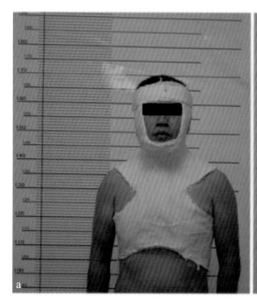
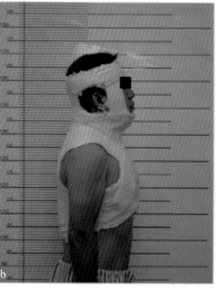

图 6-6　头颈胸石膏

### （三）石膏床

石膏床的包扎范围根据疾病的不同位置而改变，适用于枕颈部疾病的是头背石膏床，包扎范围自头顶至臀中缝上端。石膏床分为前片和后片，视病情需要可只用单片或前后组合。适用于颈椎严重不稳患者的手术前后生活护理、术中体位保持，尤其是上颈椎手术而无牢固内固定物植入者。需注意的是，石膏床的制作相对复杂，且必须完全干燥后才能使用，否则易折断。在临床工作中要求使用前一周预制，并予患者一定的时间适应。

石膏制动法固然有其优点，但是也有许多自身存在的缺点。①石膏能吸收一部分 X 线，给术后拍片随访时颈椎结构的辨认带来不便；②石膏遇到潮湿后容易软化；③石膏体积较大且笨重；④石膏固定时间较长，包扎范围内的清洁卫生无法实施，会使患者感到极大的不适。

## ■ 二、支具法

随着科学技术的发展，颈椎疾病治疗所需的材料也不断更新，支具就是近年来广泛开展的技术之一。特别是许多患者经过颈椎内固定手术，外固定只是起辅助作用，对于石膏固定所带来的不便难以接受，这就给支具的应用提供了广阔的发展空间。支具的优点是轻便，装卸容易，起限制头颈部活动的作用，适用于稳定性颈椎疾病。目前常用的支具有以下几种。

### （一）简易颈围

呈条带状，在正前下方弧形突出，支撑于胸骨上，是最简单的一种颈围，环护颈部后，仅起有限的支撑与保护作用。适用于颈部轻微软组织损伤及颈椎手术后远期康复患者。

### （二）费城颈围

由前后片组合而成，安装后外形与颌胸石膏一致（图 6-7）。选用合适型号的费城颈围，制动效果也与石膏制动相仿，可以限制颈部过度活动、支撑颈部，通过这些作用使颈部肌肉得到休息，保持局部稳定，并纠正颈椎内外平衡失调，防止小关节紊乱、错位及脱位等。术后使用颈围限制颈部活动，可防止植骨块的压缩和脱出，促进骨愈合和患部软组织愈合，但应掌握好适应证。对于需严格制动的患者，如颈前路减压植骨手术后，宜石膏制动，以免局部活动导致植骨块脱出。对于颈前路植骨后行钛板内固定者，在内固定较稳妥的情况下，也可用颈围代替石膏制动。

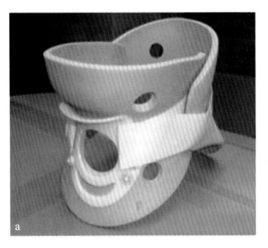

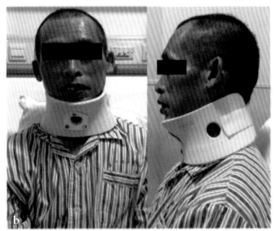

图 6-7 费城颈围

### （三）气囊颈围

可有不同的形状，其共同的特点是具有可充气的气囊，充气后对颈椎起牵引作用（图6-8）。国内使用较多的气囊颈围呈褶状环颈安装，由软质塑料制成，充气后伸展，适用于轻度枕颈部疾病、颈部椎间盘突出者。因其质软，对颈部的支撑及保护作用不可靠。

### （四）头颈胸支具

由皮革、钢条及海绵垫制成，前后各两条钢条，前面钢条上为头面 - 颌托，下为胸部护片；后面钢条上为头 - 枕骨托，下为背部护片。有3条连接带前后相连，一条环形带束紧胸背护片，两条肩带通过双肩的垫片连接胸背护片，收紧时增大对双肩的压力，反作用力通过护片、钢条作用于下颌托与枕骨托，起牵引作用（图6-9）。颈围支架可以拆卸，使用方便。

## 三、Halo 装置

Halo 装置即头环牵引支架，1959 年由 Perry 与 Nickle 在 Frank Bloom 的构想基础上加以改进并首先应用于颈椎制动，后经不断改良，成为两类结构：头环背心牵引架与胸部支具（图6-10）。Halo 装置主要由碳素棒起支撑和牵引作用，除制动作用外，还具有牵引功能，适用于多种类型的颈椎骨折脱位。头环牵引架在脊柱侧凸的矫正中有一定的作用。

Halo 装置的基本结构包括以下 3 个部分：①U 形金属肩托一对，下有软垫，垫于患者双肩；②头环，为卵圆形金属环，与头围相适应，正后方向上弧形凸起以露出枕骨区，便于患者睡眠，环周 2、4、8、10 点位置金属环增厚，每点各有 3 个螺孔，可拧入螺钉固定头颅，固定时每点位置一枚螺钉固定即可，由于固定时间可以较长，当发生钉道感染时，只需换钉孔固定而不必移动

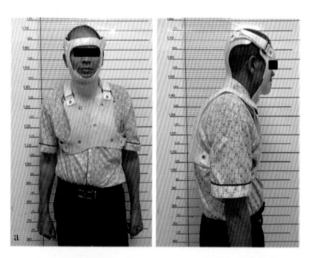

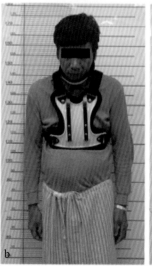
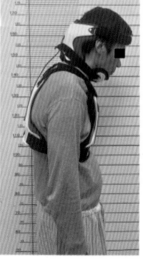

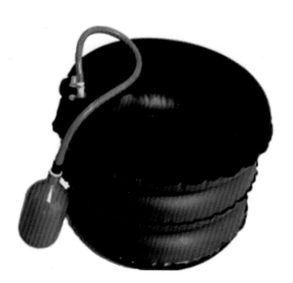

图 6-8　气囊颈围

图 6-9　a. A 型头颈胸支具；b. B 型头颈胸支具

整个头环；③各种形状的碳素杆，连接头环与肩托等支架结构，其中必须包含可调节装置，以便在安装后调控牵引力度。

选择合适大小的头环，以大于头围 1.6 cm 为宜，消毒头环和螺钉。患者仰卧于床头，以头托支持头部，助手坐于头前，牵引颅骨牵引绳以保持头颈位置。根据额窦、眶上神经、滑车上神经、颞肌等结构的分布特点，前方入钉的"安全区"位于两侧眶上约 1 cm、眼眶线的外 2/3 区域。套上头环，前正中与鼻成一直线，后方钉孔与"安全区"一致，两侧在耳尖上 1 cm，头环与颅骨的间隙匀称。需要注意的是，该位置必须位于颅骨最大横径线以下，以免安装后滑脱。根据头环上钉孔的位置确定后方进钉点。于 4 处进钉点局麻，各拧入一枚螺钉。拧入螺钉遇到阻力时，术者与助手应在相对的位置同时用力，以保持头环与颅骨的间隙匀称，螺钉拧入颅骨外板即可达到固定的目的。颞部骨板很薄，不能用作固定头环。头环安装完毕后，以连接杆与肩托相连。

Halo 装置安装好后，患者适应数日，观察各螺钉有无松动，皮肤孔有无感染。如有螺钉松动，可适当拧紧，但不能过紧，以防穿透颅骨。如有感染应更换螺钉，消毒后从附近选孔拧入一枚螺钉，然后将感染处螺钉去除。

有学者根据临床实际对传统的 Halo-vest 装置进行了改良和简化，改良 Halo-vest 支架（图 6-11）采用不锈钢和铝合金的金属结构，主要由双肩鞍背形固定装置、双支撑螺杆、半圆形固定头环和可调节连接装置组成。可调节连接装置连接双肩鞍背形固定装置和双支撑螺杆，半圆形固定头环连接于双支撑螺杆上部，头环两边尾侧两枚固定头颅螺钉，螺钉固定于双侧螺钉相对应的颞部，头部在调节复位过程中是固定不动的。对称性轮换调节双侧支撑螺杆上的螺母就能够改变固定头部的前后角度。可计量力量的调节螺母引导头环产生向上的牵引力量（4 mm 相当于 1 kg 牵引重量）。

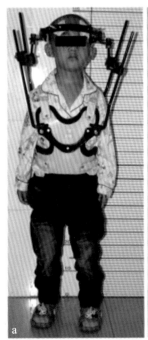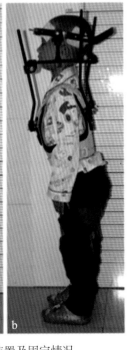

图 6-10　Halo 装置及固定情况

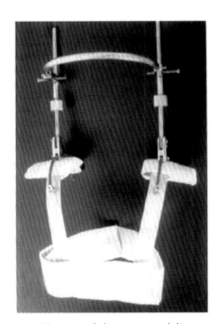

图 6-11　改良 Halo-vest 支架

经过大量临床应用改良 Halo-vest 支架，总结其应用的优点有：①应用改良 Halo-vest 支架后即可行坐和进行各种搬动，外固定牵引复位后即可开始下床活动；②术中身体翻动不受影响；③减少因长期卧床而出现并发症及外固定支架松动造成脊髓再损伤的机会；④对于颈椎前后路手术，不影响手术操作空间；⑤不影响麻醉医师的插管操作；⑥术中透视支架对颈显像影响较小；⑦轻巧便于携带。

Halo 装置具有比其他非手术方法更大的稳定功能和牵引作用。它的应用使患者可以下地行走，避免了因长期卧床而引起的一系列并发症，如压疮、肺部感染、尿路感染等。还能在牵引下行颈部手术，减小了调整体位时的潜在危险。

近年来，材料与技术的改进使 Halo 装置获得了很大的改善。即便如此，有些并发症仍难以避免，常见的有以下几种。①钉孔感染；②头环滑脱：头环位置太高，超过了颅骨最大横径，此为最主要原因；③穿入硬膜：螺钉过深，是紧固螺钉时拧入过多所致，治疗骨质疏松患者时更多见。

# 第三节　上颈椎外科的围手术期处理

围手术期，即从确定手术治疗时起，至与这次手术有关治疗基本结束为止的一段时间，包括术前准备、术中监测与处理、术后监测与处理及并发症预防的系统内容。上颈椎手术高复杂性、高危险性的特点，使得围手术期管理显得尤为重要。在某种意义上说，完善的围手术期处理较单纯的手术技巧更为重要。

## ■ 一、术前准备

手术既是外科治疗的重要手段，又是一个创伤过程。任何手术都会造成患者心理和生理上的负担。因此，术前准备是外科治疗中的重要环节，也是围手术期管理的一个重要组成部分。主要包括：①系统全面的检查，得出准确的诊断。掌握手术适应证，制订严谨的手术方案，选择正确的麻醉方式；②评估重要脏器功能，并积极处理异常情况，尽可能地提高机体对手术的耐受力，使患者安全地度过麻醉及手术，并在术后能够顺利恢复；③心理准备，针对患者对手术存在的种种顾虑，做好解释工作，让患者能愉快、放心地接受手术，配合医生的治疗；④特殊药品和特殊器械的准备与管理。

### （一）诊断

一种疾病的治疗效果，很大程度上取决于诊断的准确。

#### 1. 病史采集

病史采集是医师对患者进行诊治的最初步骤，主要包括症状出现的时间、病情的发展与演变、诊疗经过及疗效、目前的状况、患者既往的身体状况等。对于上颈椎受伤的患者主要采集致伤原因、方式及伤时体位，伤后的处理过程等。采集病史应力求详尽、准确、全面。

#### 2. 体格检查

全面的体格检查对于上颈椎外科手术的患者是非常重要的。首先，它可以对病变的部位做出准确的判断；其次，对于创伤的性质、脊髓损伤的程度及预后做出初步评估。体格检查的主要内容为感觉、运动、反射、大小便功能及自主神经功能状态等。

#### 3. 影像学检查

上颈椎局部进行细致的影像学检查有助于损伤的诊断和手术方案的制订。

（1）普通 X 线片　是一种有效的检查方法，标准的上颈椎 X 线检查包括上颈椎正、侧位及张口位片，83%~89% 的颈椎外伤可通过上述 X 线片得到显示。如患椎前弓骨折，在侧位片上可以看到咽后壁肿胀；同时在开口位上也可以看到寰枢椎侧块的对位情况，寰椎侧块向外移位，说明寰椎有骨折。如患者存在齿状突骨折，将会表现为头颈部剧痛，此时做屈、伸侧位片会很困难，如果就诊时创伤已经发生数小时，在颈椎侧位 X 线片上可以见到咽后壁肿胀。

（2）CT　对于上颈椎创伤，如果 X 线片难以确定是否存在骨折，可以进行 CT 检查，CT 检查可以显示骨折的全貌，也可以看到骨折的位置以及是否伴有撕脱骨折。对于观察寰椎前弓、后弓、侧块以及枢椎的齿状突骨折，显示骨折块位移以及骨碎片在椎管内的位置，CT 是最佳的检查方法。

（3）CT 血管造影（CT angiography，CTA）

将 CT 增强技术与薄层、大范围、快速扫描技术相结合，通过合理的后处理，清晰显示上颈椎的血管细节，具有无创和操作简便的特点，对于判断椎动脉变异、椎动脉走行以及针对椎动脉合理制订上颈椎手术方案发挥重要作用。

（4）MRI　因成像方式独特，MRI 的分辨率明显高于传统的 X 线摄影和 CT，能很好地显示脊髓、椎间盘、后方韧带结构的情况，还可以评价颈椎血管的情况。但其对上颈椎的骨折及骨折块移位情况的显示不及 CT。

（5）磁共振血管造影（magnetic resonance angiography，MRA）　磁共振可以行血管造影，即显示血管，可发现椎动脉血管狭窄和闭塞的部位。MRA 与 CTA、DSA 比较更具有无创性、安全性，相较于 CTA，其优点是无须注射造影剂，对患者无创伤、无痛苦，亦无辐射性损害，造影剂反应和并发症显著较少，同时还有助于判断椎动脉走行以及是否受损。

（6）3D 打印技术　一种以数字模型数据为基础，运用可黏合材料，通过逐层打印的方式来制造物体模型的技术，即通过逐层叠加材料来组成实体模型。术前根据患者 CT 三维重建的数据构建出 1：1 的 3D 模型，帮助医生与患者及家属交流，为患者和医生提供触觉与视觉上的体验，有助于疾病的诊断、术前手术方案的设计。此类模型可用于术前规划，以便术中更精准地固定螺钉和复位骨折碎片。

## （二）手术方案的准备

诊断明确并且确认有手术适应证后，应着手制订手术方案。方案应包括麻醉方法、手术方法及手术时间等。麻醉方法的选择应根据麻醉科会诊意见决定，在会诊前应将患者情况详细告知会诊麻醉医师。同时，还要告知手术方案，如手术体位、切口入路、手术大约需要时间等。手术方法的确定应结合患者疾病的性质、病程的长短、病灶的部位、手术医师对各种手术技术的熟悉程度和相关科室的会诊意见。

## ■ 二、脏器功能的评价

脊柱外科患者的术前评估不能仅仅局限于原发疾病，还应包括对患者病情有潜在影响的所有因素，特别是对机体重要系统（或器官）并存疾病的严重性更要有足够的认识。现就外科患者常见的重要并存疾病的诊断与治疗做一简要叙述。

## （一）心脏功能的评价

统计资料表明，心脏病患者施行手术的死亡率是无心脏病患者的 2.8 倍。心肌梗死患者病死率不低于 25%，心肌梗死后 3 个月内手术者再发率为 25% 以上，而 6 个月后手术则降至 6%。不稳定型心绞痛的手术危险性同心肌梗死。心功能不全患者手术风险也较大，心律失常的患者除窦性或房性期前收缩以外，凡室性期前收缩每分钟多于 5 次者，均有增加围手术期心源性死亡的危险。任何瓣膜病变产生充血性心衰的危险性达 20% 以上。

Goldman 心脏风险指数（表 6-1）提示下列因素与围手术期致死性心脏事件或大的非致死性心脏事件显著相关，此指数已经被大量非心脏手术所验证，具有实用价值。

### （二）呼吸功能的评价

上颈椎手术通常采用气管插管，且术中可能对脊髓产生刺激而对呼吸功能产生影响，故相对来说对呼吸系统的要求较高。上颈椎疾病患者合并呼吸系统疾病时，术前必须进行肺功能测定，以了解患者的呼吸代偿储备功能，判断其能否承受手术创伤，有助于预测术后肺部并发症的发生，减少因肺部并发症而导致的死亡。

#### 1. 判断手术耐受性的肺功能参数

（1）最大自主通气量（MVV） 是目前国内外多数学者颇为重视的参数。若 MVV 占预计值的 70% 以上，肺可耐受腹腔内任何手术；50%~69% 者，如围手术期处理不当，可导致术后肺部并发症；50% 以下者，术后肺功能不全发生率较高，这类患者应尽量避免时间长、创伤大的手术；30% 以下者，应列为手术禁忌病例。

（2）肺活量（VC） 可反映限制性通气障碍的程度，易测定，也可作为常规的术前肺功能考查项目。VC 受损的手术适应证与禁忌证可参考 MVV。

（3）其他 残 / 总百分比（RC/TLC）> 50%、$PaO_2 > 9.3$ kPa（70 mmHg），$PaCO_2 > 6.6$ kPa（50 mmHg）者，一般视为高危病例而难以耐受较大手术。

Torrington 和 Henderson 进一步提出危险因素的评分方案（表 6-2）。

#### 2. 肺功能的锻炼

（1）深而慢的呼吸方式 闭嘴经鼻吸气，然后通过缩唇（吹口哨样）缓慢呼气，同时收缩腹部。使气体通过狭窄的口型缓慢呼出，缩唇程度以不感费力为度，一般吸气与呼气时间比为 1∶2 或 1∶3。

（2）腹式呼吸法 可取立位、平卧位或半

表 6-1 围手术期致死相关因素

| 危险因素 | 分数 |
| --- | --- |
| （1）病史 | |
| a. 年龄大于 70 岁 | 5 |
| b. 6 个月以内的 ST 段抬高或非 ST 段抬高性心肌梗死 | 10 |
| （2）体检 | |
| a. S3 奔马律或颈静脉怒张 | 11 |
| b. 严重的主动脉瓣狭窄 | 3 |
| （3）心电图 | 7 |
| a. 术前心电图示室性期前收缩大于 5 次 / 分 | |
| b. 术前最后一次心电图心律失常（不包括窦性心律及房性期前收缩） | |
| （4）一般情况 | 7 |
| a. $PaO_2<8.0$ kPa（60 mmHg）或 $PaCO_2>6.7$ kPa（50 mmHg） | 3 |
| b. $K^+<3.0$ mmol/L，$HCO_3^-<20$ mmol/L | |
| c. BUN>17.85 mmol/L（50 mg/dL）或 Cr>265.2 μmol/L（3.0 mg/dL） | |
| d. SGOT 异常，有慢性肝病体征或因非心脏病原因长期卧床 | |
| （5）手术 | |
| a. 急诊手术 | 4 |
| b. 胸腔内、腹腔内或开进主动脉的手术 | 3 |

注：I 级，0~5 分；II 级，6~12 分；III 级，13~25 分；IV 级，26 分或以上
I 级者危险性很小。II 级者危险性增 57%。III 级者非致命性心脏病并发症上升为 22%。IV 级者非致命性心脏病并发症上升为 22%，另加心脏病引起死亡 56%。化验指标不正常增加危险积分

表 6-2 Torrington 和 Henderson 的评分方案

| 项目 | 指标 | 评分 |
|---|---|---|
| 用力肺活量 | <50% | 0~4 分 |
| 第 1 秒用力呼气量占用力肺 | 65%~75% | 1 分 |
| 活量百分率（FEV$_1$） | 50%~64% | 1 分 |
|  | <50% | 2 分 |
| 年龄 >65 岁 |  | 3 分 |
| 肥胖（大于正常体重 50%） | 胸部 | 1 分 |
|  |  | 2 分 |
| 手术部位 | 上腹部 | 2 分 |
|  | 其他 | 1 分 |
|  | 吸烟 | 1 分 |
| 肺部疾病 | 咳嗽咳痰 | 1 分 |
|  | 肺疾病史 | 1 分 |

注：评出的分数相加后，总分 0~3 分是低危组，4~6 分为中间组，7~12 分为高危组

卧位，一手放于上腹部。用鼻缓慢吸气时，腹部凸出，手感到腹部向上抬起。呼气时，用口呼出，手感到腹部下降。

（3）吹气球 吹气球对肺活量的锻炼是特别有效的。每天吹 50 个气球，上午、下午各吹 25 个，每次吹成合适的大小后把气放了，然后重新吹，如此循环。

（4）有效咳嗽咳痰训练 深吸气后屏气，声门紧闭，使肋间肌收缩，然后稍用力咳嗽，声门打开，使气体或痰液冲出。

（5）刺激气管诱发咳痰 如咳嗽反应弱，可在其吸气终末，用一手指稍用适度的力按压其环状软骨下缘与胸骨交界处，刺激其咳嗽咳痰。操作过程中，注意观察神志、面色、脉搏等，防止发生意外。

（6）协助患者咳嗽 对排痰无力的患者，辅以胸部叩击，患者取侧卧位或坐位，叩击者两手的手指和拇指并拢，手掌弓呈杯形，以手腕的力量，从肺底自下而上、由外向内迅速而有节律地叩击胸壁，震动气道，边拍边鼓励其咳嗽，促使痰液排出，每侧肺叶叩击 1~3 分钟，2~3 次 / 天。

此外，还可以借助更为先进的机械式排痰机，通过快速、力度适中的往复震动，促进患者排出痰液。

（三）肝功能检查判定

慢性肝功能不全多见于各种原因引起的肝硬化病例。许多临床研究表明，肝硬化患者接受各种非肝病手术的危险性远较非肝硬化者高。主要并发症为肝功能衰竭、败血症、腹腔内大出血和多器官功能衰竭（MOF），这些也是术后的主要死因。

肝功能不全者的术前准备包括：肝细胞功能如血清转氨酶（ALT、AST）、乳酸脱氢酶（LDH）等，排泄功能如血清胆红素定性与定量、血清胆固醇、碱性磷酸酶（AKP）等，肝脏合成代谢功能如凝血酶原时间（PT）、葡萄糖耐量试验、胆碱酯酶等。另外，对肝功能不全者，术前应注意有无乏力、食欲缺乏等肝炎症状，检查有无腹水、意识及营养状况，常规测定 HBsAg，阳性病例需测定抗 HBs、抗 HBc、HBeAg、抗 HBe 及 DNA-P，以便了解慢性肝炎的活动情况。

评估方法：Child 分级和 Paugh 记分法是目前国际公认评估肝功能情况和预测手术预后的指标。一般认为有肝功能异常者，应在对异常的重要指标加以适当纠正后择期手术，对 Child C 级和 Paugh 记分 >9 分者应视为禁忌手术（表 6-3）。近年来，检测肝储备功能的方法不断出现，如测定氨基酸清除率、测定肝组织蛋白合成率、测定血清快速转化蛋白等。因此，有人提出肝储备功能测定结合肝功能测定能较全面地评估患者的肝功能情况。但即使如此，仍不能完全排除隐匿性肝病。所以，必须结合病史等才能有效地全面评估肝脏情况。

（四）肾功能评价与处理

肾脏是调节人体水盐代谢的重要脏器，也是药物排泄的重要途径。凡是需接受手术的患者，术前均应进行肾功能的检查，以明确肾功能的情

表 6-3　Child-Paugh 肝脏疾病严重程度记分与分级表

| 临床生化指标 | 异常程度记分 | | |
|---|---|---|---|
| | 1 | 2 | 3 |
| 肝性脑病（期） | 无 | Ⅰ~Ⅱ | Ⅲ~Ⅳ |
| 腹水 | 无 | 轻度 | 中度以上 |
| 血清胆红素（mol/L） | 17~34 | 34~51 | >51 |
| 血清白蛋白（g/L） | 35 | 26~34 | <25 |
| 凝血酶原时间延长（s） | 1~3 | 4~6 | >6 |
| 凝血酶原比率（%） | >50 | 30~50 | <30 |
| 血清 ALT（U/L） | <40 | 40~80 | >80 |

注：A 级，5~6 分，手术危险度小，死亡率 29%
　　B 级，7~9 分，手术危险度中等，死亡率 39%
　　C 级，10~15 分，手术危险度大，死亡率 88%

况以及肾功能损害的程度。

### 1. 手术危险性的评估

慢性肾衰竭的手术危险因素有高钾血症、酸中毒、出血体质、体液平衡失调、缺血性心脏病、贫血、营养不良及易感染倾向等。要准确估计手术危险性，术前必须做有关检查，如血常规，血小板计数，出、凝血时间，血清转氨酶的测定，尿常规，尿比重及 24 h 尿蛋白、钾、钠、氯、钙、磷、尿素氮和肌酐的定量测定，血尿素氮、肌酐的测定，血气分析，血糖，血脂，血清钾、钠、氯、钙、磷、镁、碱性磷酸酶和血浆清蛋白的测定，蛋白电泳，以及测定内生肌酐清除率，尿浓缩稀释试验等。肾功能损害的程度通常根据 24 h 内生肌酐清除率和血尿素氮测定值判断。

### 2. 手术耐受度评估

肾功能损害程度越重，手术耐受力越差。轻度肾功能损害，一般能耐受枕颈部手术；中度肾功能损害，经过适当的内科治疗，亦能较好耐受手术；重度损害者，在有效的透析治疗保护下，能相当安全地耐受手术。

### 3. 术前处理

术前有肾功能损害时应注意以下几点：①不能使用损害肾功能的药物，尽可能避免使用经肾排泄的药物；②对于重度肾功能损害者，应给予低蛋白质饮食，蛋白质以动物蛋白为主；③纠正水、电解质平衡失调。

### （五）营养评定与处理

蛋白和热量性营养不良将增加死亡率及术后并发症如影响伤口愈合、伤口感染等发生率。因此，为降低术后并发症，术前需对患者蛋白和热量状态有所了解。

负氮平衡或营养不良者营养支持方式包括胃肠道饮食及胃肠外营养。对于长期不能胃肠道进食者，临床上必须采用胃肠外营养以补充氨基酸、碳水化合物、维生素及电解质。

### （六）高血压评定与处理

高血压的病理生理基础是动脉调节功能衰竭。其危险性在于麻醉和手术中血压常发生较大幅度的波动，特别是在麻醉诱导及气管插管时，血压可骤然升高，诱发高血压患者产生严重或致命的并发症，如脑血管意外、心力衰竭等。然而，若能加强围手术期处理，如术前有效的降压治疗使血压下降并控制在一定水平，将有利于麻醉和术中循环功能的稳定，减少上述并发症的发生。

### 1. 高血压的危险度分级评估

高血压患者的手术危险性不仅与高血压的程度相关（表6-4），而且与靶器官损害及合并的临床情况呈正相关（表6-5），有高血压性心、脑、肾并发症者的危险性增大。因此，为正确防治高血压的并发症，首先应了解高血压的程度（术前至少每日测血压2次）、发病开始时间及既往的治疗情况，同时询问有无昏厥、脑血管意外、冠心病、心绞痛、心力衰竭、呼吸困难等病史，并常规做尿液、肾功能、胸部X线、心电图、心电向量图和眼底检查，判明高血压病情的轻重及心、脑、肾功能状态，充分估计麻醉或手术中可能发生的意外，以便制订有效的预防措施和确切的治疗方案。另外，因高血压患者常接受利尿治疗，术前应常规测定血电解质，特别要注意有无低钾血症。

### 2. 高血压患者的术前处理

除包括休息，戒烟，调节饮食，纠正水、电解质紊乱等一般措施外，重点是降压治疗。作为术前准备，降压治疗要尽早开始。对降压药物的选择是要能有效降压，并为麻醉创造条件。

关于术前应否停用降压药，目前仍有不同看法。但近年来多数学者认为，除单胺氧化酶抑制药（如帕吉林）外，其他抗高血压药（包括普萘洛尔、钙通道阻滞药）均应持续应用到手术日晨。对血压已经控制者，可减少药量而不应停药。

### （七）糖尿病

糖尿病是外科医师经常遇到的内分泌并存疾病。多数研究证实，糖尿病患者的术后并发症发生率和死亡率显著高于非糖尿病患者。空腹血糖（FPG）<6.11 mmol/L 并且餐后2 h血糖（2hPG）<7.77 mmol/L 为正常。有典型糖尿病症状（多尿、多饮和不能解释的体重下降）者，任意血糖≥11.1 mmol/L 或空腹血糖（FPG）≥7.0mmol/L，为糖尿病患者。餐后2 h血糖（2hPG）>7.77 mmol/L，但<11.1时为糖耐量损伤（IGT）；空腹血糖（FPG）≥6.11 mmol/L，但<6.99 mmol/L时为空腹血糖损伤（IFG）。

在并存糖尿病的外科病例中，多数患者于入院时可得到糖尿病病史。然而值得注意的是，约有50%的老年性糖尿病属隐性糖尿病，临床表现不典型或根本无症状，部分病例的空腹血糖正常、

### 表6-4　高血压分级标准（WHO/ISH，1999）

| 分级 | 收缩压 | | | 舒张压 | |
| --- | --- | --- | --- | --- | --- |
| | kPa | mmHg | | kPa | mmHg |
| 1级 | 18.62~21.14 | 140~159 | 和（或） | 11.97~13.16 | 90~99 |
| 2级 | 21.28~23.8 | 160~179 | 和（或） | 13.3~14.49 | 100~109 |
| 3级 | ≥23.94 | ≥180 | 和（或） | ≥14.63 | ≥110 |

### 表6-5　高血压患者的危险度分层

| 危险分层 | 高血压分级 | 危险因素 |
| --- | --- | --- |
| 低危组 | 1级 | |
| 中危组 | 1级 | 1~2个 |
| | 2级 | 无或伴1~2个 |
| 高危组 | 1~2级 | 3个 |
| 极高危组 | 3级 | 无 |
| | 1~2级 | 伴靶器官损害及相关临床疾病（包括糖尿病） |

空腹尿糖测定呈阴性（原因是肾血管硬化、肾糖阈提高），实践中较易漏诊，一旦术后发生糖尿病酮症酸中毒或非酮症高渗性昏迷，其后果甚为严重。因此，对空腹血糖值在 6.7 mmol/L 以下的可疑糖尿病患者，除多次测定空腹血、尿糖外，应做葡萄糖耐量试验，它是有价值的筛选试验。

### 1. 糖尿病患者的术前评估

询问是否曾接受过饮食控制、口服降糖药或胰岛素治疗。用过上述治疗者，应详细询问治疗情况、用药量及效果。有昏迷史者，应追问昏迷情况及治疗经过。监测空腹血糖、三餐后 2 h 血糖及睡前血糖水平。

### 2. 血糖控制目标

应考虑到既能保证切口愈合、对抗感染，又能避免低血糖发生，符合以下条件的患者应被列为高危人群：术前空腹血糖（FBS）>13.9 mmol/L；年龄 >65 岁，合并心血管疾病；病程 >5 年；手术时间 >90 min 或全身麻醉。糖尿病患者的术前血糖控制强调个体化，不建议过分严格控制血糖，防止术中、术后低血糖。术前应对患者的健康状况和血糖控制进行全面评估，术前 HbA1c>9%、FBS>10.0 mmol/L、随机 BS>13.9 mmol/L 者的非急诊手术应予推迟。对择期手术患者一般要求将血糖控制在 8.1 mmol/L 以下，急诊手术控制在 14 mmol/L 以下，酮症酸中毒、高渗昏迷患者禁忌手术。

### 3. 糖尿病的术前治疗

对无严重并发症者，鼓励适当体力活动，轻型或肥胖患者可结合体育疗法，这些方法有助于降血糖。同时，应对患者进行糖尿病知识的宣传教育，以取得患者的密切配合。多摄入粗纤维含量丰富的食品，如蔬菜、玉米等，但应注意糖类的比例也不宜过低，需占总热量的 50%~60%。为了及早进行手术，对中、重度糖尿病患者术前宜用胰岛素控制血糖。当血糖控制后，应逐渐减少胰岛素量至维持量。

## 三、心理准备

### （一）医师的心理准备

医护人员自身的心理素质对治疗效果有着重要的影响，患者对施治人员的信任度和彼此间信任关系本身也是一种心理治疗。医护人员礼貌而自信的言谈、举止，不仅能使患者及其亲属感受到自己被尊重、被爱护，而且可以使患者意识到医护人员有能力、有信心治好自己的疾病。同样，医师的心理准备对手术的顺利进行至关重要，患者手术治疗效果如何，除患者自身条件和疾病状况外，很大程度上取决于医师的手术技术，在没有充分心理准备的情况下，进行所谓的"经验性手术"是危险且对患者不负责任的。医师的心理准备主要包括以下几点：①良好的医患关系的建立，彼此信任感的建立；②术前全面了解患者的病情资料，认真加以分析、研究，选择最合理、有效的手术方案；③提前制订各种预案，以应对术中可能遇到的各种情况及术中并发症；④完善术前的各种审批、签字手续；⑤对远期预后要做充分评估。

### （二）患者及其家属的心理准备

通常情况下，患者及其亲属的一系列心理反应随着手术日期的临近而增加，逐渐产生既希望早日手术，又害怕手术的矛盾心理。可表现为心情紧张、自我控制能力下降、心悸、出汗、恐惧等。也可以表现出诸如反复询问手术的时间、手术的难易程度及术后并发症等问题，探询同类患者的术中、术后感受，了解麻醉状态和手术情景，内心估计手术效果和预后情况等。

由于上颈椎手术的复杂性和高风险性，因此让围手术期患者及其亲属进行一定的心理准备是必需的。正常的、恰当、积极的心理准备，可以充分调动患者的积极性，使其配合治疗，而对病情恢复产生积极的作用，否则就可能产生消极的影响，达不到预期治疗效果。患者的心理准备与医护工作的质量是相辅相成的，只有在良好的医护工作的基础上辅以心理准备和治疗，才能获得满意的结果，起到药物治疗不能达到的效果。一般来说，心理准备应包括以下几个方面。

**1. 建立良好的医患关系**

缓解和消除患者及其亲属焦虑的最好办法是建立良好的医患关系，使患者在正视自己疾病的基础上树立起战胜疾病的信心。医护人员应该尊重患者、了解患者，表现出对患者疾患的同情和关心。通过亲切和蔼的态度、礼貌的言谈和举止等情感表达，让患者及其亲属充分感受到自己被尊敬和爱护，因而对医护人员产生信任感。

**2. 术前心理准备**

术前应与患者和亲属进行谈话。根据患者的年龄、性别、性格、职业、经历、文化修养以及所患疾病的种类等不同情况，有针对性地进行解释、开导。谈话中应注意患者的自尊心理，以适当的方式告诉患者手术的目的、意义、方法、麻醉方式，手术对器官功能的影响，如何对待术中、术后可能出现的问题，一旦遇到这些问题应该怎么办。另外，还应向患者及其亲属交代手术前后的注意事项，手术前如何消除紧张，手术后如何促进功能恢复等。使患者了解什么是正常情况，什么是异常情况，在心理上有充分的准备。对一些不便对患者交代的病情及手术危险性，应该详细地向患者亲属或单位领导说明，取得亲属和单位的理解，使之对术中、术后可能遇到的困难，可能发生的并发症等事先有充分的认识。一般来说，除急诊救命手术外，其他手术均应在患者及其亲属同意的情况下才能进行。如果患者及其亲属对手术有顾虑，不愿手术，则应进一步详细解释手术的必要性和不手术的危险性，切不可勉强手术。谈话应适度，并鼓励患者提出问题，要了解患者有无思想顾虑以及顾虑的具体内容，有的放矢地进行解释和安慰。对焦虑比较明显的患者，术前几天应给予适当的镇静药，以保证术前有足够的睡眠。

# 四、其他相关准备

## （一）术前的常规准备

常规术区备皮，毛发稀疏部位无须剪毛，毛发稠密区可以剪毛，且应在进入手术室前即刻备皮。手术前一日晚餐后开始禁食。为使患者得到充分休息，可于术前一晚服用镇静药物。手术时间较长者，在术前一晚灌肠，以防止术中大便失禁，造成污染。手术日早晨留置导尿。如估计术中脊髓可能受损，术前可预防性应用糖皮质激素。手术中估计失血较多者，应准备好充足的血源。特殊药品和特殊器械准备等。

## （二）口咽部的清洁

咽是呼吸道上端和消化道上端的交叉道口，上界为颅底枕骨基底部及蝶骨体之下，下界为第6颈椎水平连接食管的一个不规则肌性管腔，前与鼻腔、口腔和喉腔相连，后与椎前筋膜相接。自上而下可分为鼻咽、口咽和喉咽三部分。口咽部后壁为第1~3颈椎的椎前筋膜，经口咽入路可直接暴露上颈椎前部。部分枕颈部疾患在行手术治疗时，需经口咽入路，如寰枢椎结核合并咽后壁脓肿、陈旧性寰枢椎脱位、寰椎前弓和齿状突肿瘤等。此入路需经口腔和咽部，而口腔和咽部是人体与外界的通道，易受污染，且口腔内也有大量细菌和微生物生存，经口咽部手术的感染发生率较高。因此，经口咽部入路的寰枢椎手术术前必须进行彻底的口咽部清洁和特殊的术前准备。通常在术前一周即对患者进行全面正规的口咽部清洁。对口腔疾患如龋病、口腔黏膜病、扁桃体炎和咽炎等进行治疗。指导患者选择正确的牙刷和刷牙方法，以达到除净患者口腔内污物的目的。对于不能自己刷牙和漱口的患者，可用棉签蘸温水（37℃左右，以不烫为宜）分内侧、外侧清洗患者的上、下牙齿，牙龈，以及腭、舌、颊的内侧，并用漱口水含漱口腔。术前3日可给予广谱抗生素口服抑菌。术前行气管切开，气管内插管全身麻醉，保持呼吸道通畅。用自动开口器使口腔开大，用纱布条填塞咽喉部，口腔黏膜用硫柳汞液消毒。经此处理后方可进行手术操作。

### （三）术前训练

#### 1. 卧床排便训练

大小便功能受腰骶神经控制，同时又受大脑中枢神经系统支配。一般来讲，人们所能接受的大小便环境是卫生间，习惯于站位或坐位，一旦环境或体位发生变化，则从心理上难以接受，形成中枢性抑制，导致大小便排解困难，甚至便秘。床上排便训练便于术后护理，一般术前 3 日进行。

#### 2. 术前体位训练

上颈椎手术在术中、术后有着特殊的体位要求，为适应这些要求，术前应加以锻炼，有利于术中的管理。行枕颈部后路手术者，在术中往往取俯卧位，由于上颈椎手术时间相对较长，且易引起呼吸道梗阻，术前必须加以锻炼以使其适应术中体位。对于体形肥胖及有慢性支气管炎、肺气肿等疾病的患者，尤其应加以重视。其锻炼方法为：在病床上取俯卧位，最初为每次 20~30 min，以后逐渐增加至每次 2~3 h。

#### 3. 唤醒试验

唤醒试验是针对全麻手术患者，在护理过程中可采取的一系列唤醒手法，以防止患者因唾液等分泌物导致窒息，一般采取捏患者耳垂、拍打背部或脸部等方式。上颈椎手术患者全麻后常出现恶心、呕吐等胃肠道反应，故未清醒前，保持呼吸道通畅是一项重要的护理措施，以防止呕吐物误吸入呼吸道导致窒息。在这个过程中护理人员需要采取物理刺激的方法促使患者苏醒，比如捏患者耳垂、拍打背部或脸部等，以期患者尽快苏醒，降低窒息等风险，称为唤醒试验。术前护理人员可以经常性训练患者，使其对"唤醒试验"熟悉，便于麻醉过后及时唤醒，避免出现呼吸道误吸。

## ■ 五、术后处理

手术不是治疗的结束，完善的术后处理是保证手术效果的重要一环。任何只重视手术而不重视术后处理的做法都是危险的。术后处理主要包括：术后常规治疗如固定、预防感染、换药等，术后常见症状的处理，术后并发症的处理以及术后危重患者的监护与治疗等。

### （一）术后体位与固定

上颈椎术后维持合适的体位与固定相当重要，一方面有利于术后创面的稳定与恢复；另一方面可改善呼吸、循环功能，减少术后并发症。术后体位与固定不当，轻者可增加患者的痛苦，重者可引起呼吸及循环功能障碍、脊髓损伤甚至死亡。因此，对于术后体位与固定的重要性以及潜在危险性应有足够的认识，以减少不必要的损伤。

上颈椎内固定手术患者，无论是前路还是后路，只要其所应用的内固定能使枕颈部术后获得坚强的固定，手术后体位要求相对较少，术后可以早期采取坐位或下床活动。术后 5~7 天，坚强内固定患者可在颈托或石膏颈围保护下逐步下床，内固定不够坚强的可行头颈胸石膏固定。

### （二）呼吸、血压、脉搏监测

患者从手术室返回病房后，必须密切观察血压、脉搏和呼吸等生命体征的变化。术后发生的一些严重情况往往是由于未能及时观察这些重要体征所致。心电监护并做血常规及血气分析检查。危重患者应定期做血气分析，监测 $PaO_2$、$PaCO_2$ 和动脉血 pH 等。

进行上颈椎手术，由于全麻插管时，可对咽喉以及气管产生刺激作用，甚至黏膜损伤，特别要注意保持呼吸道通畅，气管切开者应按照气管切开常规护理。

**1. 插管护理**

（1）保持气道通畅 每 1~2 h 吸痰 1 次，以免时间过长使痰液结痂造成堵塞。若痰液黏稠不易吸出时，可用气道湿化液，每次吸痰前自导管外口滴入 25 mL，以稀释痰液并刺激患者呛咳反射，以利于痰被吸出。严格无菌操作，防止感染。吸痰深度以吸痰管到达导管内口为宜，过深易损伤气管黏膜，过浅则达不到吸痰目的。

（2）导管护理 导管全长 32 cm，插管深度 22~26 cm，导管外露长度 6~10 cm。若导管外露过长提示导管脱出。应减少或避免刺激患者剧烈咳嗽的因素，如吸痰时插管不易过深，导管内滴药不宜过多、过快等。

（3）呼吸机的监护 保持呼吸机各管道通畅，观察潮气量及气道压力显示，若潮气量下降，表示气道密闭不严，应调整体位；若气道压力上升，提示有痰液堵塞气道，应立即吸痰。注意保持湿化器中蒸馏水量，并及时清理呼吸机管道中的积水。

**2. 基础护理**

（1）病室护理 保持空气清新，定时开窗通风，保持室内温湿度适宜。室温保持 25℃左右，紫外线照射消毒，1 h/d。

（2）口腔护理 每天 2 次，注意预防霉菌感染。

（3）昏迷者 保持肢体功能位置，并进行被动功能锻炼，以促进血液循环，增加肌肉张力，预防静脉血栓，加强皮肤护理。

（4）眼睑不能闭合者 涂红霉素眼膏或盖纱布保护角膜。

（5）保持静脉通道畅通 保证营养及电解质的补充，维持水、电解质及酸碱平衡。

（6）更换体位 避免气管导管过度牵拉、扭曲。

（7）清醒患者 给予患者适当的心理护理，减轻患者的焦虑和不安。

**3. 病情观察**

（1）生命体征 观察神志、瞳孔变化。注意呼吸频率、节律、深浅度及自主呼吸与呼吸机辅助呼吸的配合情况。观察心率、血压变化。呼吸机通气过度可导致血压下降，此时可适当将呼吸机参数下调或使用升压药物。

（2）每日行动脉血气分析 了解 pH、$PaO_2$、$PaCO_2$ 的变化，根据变化调节呼吸机参数。发现酸、碱中毒时，及时对症处理。

（3）吸痰护理 根据患者表现及呼吸机参数，及时发现并排除痰阻现象，以保持呼吸道通畅。吸痰时要严格执行无菌操作，吸痰动作要轻、稳、准、快，由下向上转动吸痰，成人吸引压力 300~400 mmHg，吸痰时间应控制在 10~15 s 内，危重和分泌物较多的患者吸痰时不宜一次吸净，应将吸痰与吸氧交替进行，防止发生低氧血症。观察痰量及性状，了解有无肺部感染或肺水肿等。每日清晨抽吸气管深部痰液做细菌培养。

**4. 保持呼吸道的通畅**

及时清理口咽及气管分泌物，鼓励并协助患者咳嗽、拍背，将气管内的痰液排出体外。患者咳嗽动作完成困难或痰液稠厚时，则需用吸引器将痰液吸出，吸痰时动作要轻柔、迅速，每次吸痰最好不要超过 15 s。要注意观察患者的表情、呼吸频率，静听呼吸时导管内的痰鸣音，并常规应用心肺监护仪，监测患者的血氧饱和度，及时了解呼吸道是否通畅。

**5. 加强氧的供给**

对于颈髓损伤的患者，通过氧的供给，可增加血氧浓度，促进神经细胞的代谢，加速脊髓功能的恢复。在整个监测过程中，血氧饱和度应控制在 95% 以上。

**6. 保持呼吸道湿化**

氧气应常规湿化后吸入，3~4 层生理盐水纱布敷盖呼吸导管口，保持湿润，防止灰尘吸入。

室温保持 18~20℃，相对湿度 60%~70%。向气管套管内定时滴入生理盐水 3~5 mL。

### 7. 雾化吸入

雾化吸入是枕颈部手术后的常规治疗，它一方面可以将痰液稀释，另一方面又具有抗水肿、抗感染的作用。将庆大霉素、糜蛋白酶超声雾化形成微粒，并将其送达肺泡。雾化吸入一般每日 2 次，持续使用 3~5 天。

### 8. 选择合适的拔管时机

上颈椎全麻术后原则上气管插管保留时间越短越好，但需掌握一定的标准：意识及定向能力已恢复；呼吸道通畅，潮气量大于 8 mL/kg，呼吸频率低于 25 次/分；呛咳反射强烈；呕吐和误吸的危险期已过；循环功能已稳定；肌力恢复；已排除急性酸碱平衡失调，血气分析基本正常。需注意拔管时应准备气管导管或环甲膜穿刺针或做气管切开的准备。

## （三）切口处理

术中操作是影响手术效果的重要因素，而手术切口处理的正确与否同样影响病情的发展，正确处理可避免患者不必要的痛苦。

### 1. 术后引流管的处理

枕颈部手术后，为避免术后因创面渗血所形成的对脊髓、气管的压迫，必须在术后常规放置引流，以利于渗液流出。由于上颈椎手术位置较深，皮片引流效果较差，而多用引流或负压引流。引流一般放置 24 h，最长不超过 48 h。负压引流管放置时间为 24~72 h，放置时间过长可延长创口愈合的时间，增加感染的机会。要经常检查术中放置的引流管有无阻塞、扭曲及脱出情况，并要记录引流量和引流液颜色的变化。

### 2. 术后第 1 天换药

由于创面未愈合以及引流管的存在，细菌可沿着引流管、切口及缝线等通道侵入创面。因此，覆盖创面的敷料需经常更换，以保持切口清洁。换药时必须遵守无菌原则。

## （四）预防感染

上颈椎后路手术一般为 I 类手术，术后感染率很低，约为 0.1%。但切口一旦感染，情况就比较严重。为安全起见，术后应常规应用抗菌药物预防感染。由于抗生素为预防性应用，故无须使用高级抗生素。术前 30 min 静脉滴注头孢呋辛 1 500 mg（首剂加倍），术后静脉滴注头孢呋辛 750 mg/8 h，预防性使用抗生素时间一般为 24 h。前路经口咽手术为 II 类切口手术，预防性使用抗生素时间可适当延长。对于创伤较大、手术时间较长、污染风险高的手术，预防性使用抗生素时间也可适当延长。

## （五）甲基强的松龙的使用

上颈椎疾病患者术前大多有不同程度的脊髓损害，若损伤在 3 h 以内，起始 15 min 内需要静脉滴注甲强龙针剂，30 mg/kg，间歇 45 min 以生理盐水维持后，以 5.4 mg/（kg·h）静脉输液泵输注甲强龙针剂，持续 2~3 h。若损伤在 3~8 h 以内，起始 15 min 内需要静脉滴注，间歇 45 min 以生理盐水维持后，以 5.4 mg/（kg·h）静脉输液泵输注甲强龙针剂，持续 4~7 h。若损伤超过 8 h，大剂量使用甲强龙弊大于利，禁用冲击方案。

此外，由于术中操作时对脊髓的侵犯，以及受压脊髓减压后可能引起的水肿，都有可能加重脊髓损害。因此，对手术前有脊髓损害的患者，手术中给予静脉滴注甲基强的松龙 1 000~1 800 mg 的冲击剂量。术后 3~5 天，每天静脉滴注 80~120 mg 甲基强的松龙，并配合使用利尿脱水剂，如 20% 甘露醇 125 mL 快速静滴，每日 2 次。应用神经营养药物，如甲钴胺、神经节苷脂等。在使用甲基强的松龙的同时应用胃黏膜保护剂，如奥美拉唑、兰索拉唑，避免胃黏膜损害引起应激性溃疡。

### （六）营养和代谢支持

疾病所致的应激状态、手术创伤、发热等都大大增加能量需求，正常活动成人每天需 2 500~3 000 cal 热量，而外伤或手术患者的需求却高达 6 000 cal/d，若患者禁食水，静脉滴注 5% 葡萄糖 3 000 mL 可转化为 600 cal 热量，并不足以维持正常代谢需求，从而易导致术后早期出现营养不良，提高其他疾病的发病率及死亡率。

重症患者能否安全度过手术难关，营养支持是一个重要的条件，部分患者的死亡原因就是营养支持不能满足术后的需要。手术以后，患者往往呈高代谢状态，良好的营养支持不但能够满足代谢需要，尚可维持或增强机体抗感染的能力，促进术后创面的恢复，为患者早日康复打下基础。

危重患者的能量及维生素等物质的补充有胃肠道内和胃肠道外两种途径。如患者病程较短，不能进食时间在一周左右，可以通过静脉途径给予。如果禁食时间较长，则可通过胃管鼻饲供给。这样一方面可以维持消化道的功能，另一方面可以减少因静脉给药所带来的并发症。

经口咽入路手术的患者，术前常规留置胃管，其目的首先是术中、术后部分患者胃液反流，可污染咽后壁切口，通过留置胃管行胃肠减压，可以有效预防呕吐物对咽后壁切口的污染。其次，在咽后壁切口愈合之前需要禁食，在术后第 2 天，如患者无腹胀及恶心、呕吐的情况，即可通过留置胃管给予流质食物，流质食物的摄入可大大减轻体外营养支持的压力，有效保障全身的营养支持，有力保障了水、电解质代谢的稳定。留置胃管还可以及时观察到上消化道有可能出现的应激性溃疡所致的消化道出血情况。留置胃管一般在术后 5~7 天咽后壁切口愈合后即可拔除，自行进食。

### （七）术后止痛

颈椎术后切口疼痛一般可以耐受，必要时给予非阿片类镇痛药即可，也可加用镇痛泵。

### （八）术后的心理支持

术后应经常查房，询问患者有无不适，检查切口及重要器官有无异常情况，有无并发症发生的先兆。对患者的主诉，应认真对待，在排除异常情况的基础上向患者及其亲属细心解答问题。同时，还应指导患者积极配合治疗，如多翻身、早下床活动、将痰咳出等，向患者解释这样做对于疾病恢复的意义，消除患者及其亲属的顾虑。一旦发现病情变化，应及早采取治疗措施，防止病情进一步恶化，同时将病情向患者和亲属解释，使患者及其亲属即使在病情危重的情况下，仍能得到巨大的心理支持，积极配合医护人员的救治，具有战胜疾病的信心和勇气。

## 六、术后早期常见症状的处理要点及对策

手术后应针对每位患者的具体情况，采取必要的措施，减轻患者的不适和痛苦，预防各种并发症的发生，使患者顺利度过手术结束至健康基本恢复这一段时间。

对术后早期出现的几种常见症状的处理要点及对策分别列述如下。

### （一）发热

术后早期最常见的症状。原因可能是手术造成的创伤反应，也可能是颈脊髓损伤时体温调节中枢紊乱或自主神经功能障碍。术后吸收热患者体温略有升高，一般不超过 1℃。3 天之后，这种反应性发热应逐渐下降，恢复正常。3 天之后，若体温还不下降或反而升高，就应寻找发热的原因，如肺不张、肺炎、尿路感染、导管感染、切口感染等。原发性脊髓损伤引起的高热，体温多较高，往往超过 39℃。应根据病史、体格检查、辅助检查，及早明确诊断，并进行针对性治疗。可进行乙醇擦浴、应用退热药等处理。

## （二）疼痛

麻醉作用消失后，患者感觉切口疼痛。手术后1~2天内疼痛最为剧烈，3天之后渐渐减轻。此时，如有增加切口张力的动作，如咳嗽、翻身等，仍可加重疼痛。疼痛较轻者可口服止痛片或可待因，疼痛较重者可给予哌替啶肌肉注射，必要时4~6 h后重复使用。

## （三）排尿功能障碍

原因是多方面的。其一为麻醉的影响，以及患者不习惯在床上解小便等。对这类患者术前就应开始训练其在床上解小便。解除紧张情绪，用药物止痛，耻骨上部热敷，针刺足三里、关元、中极等穴位，常能帮助排尿。能下床者，也可扶持患者站在床旁排尿。上述措施无效时，可在严格无菌操作下行导尿术。其二为脊髓损伤后排尿功能障碍。这种排尿障碍属上运动神经元损伤引起，早期膀胱完全失去神经支配，引起尿潴留，后期可出现尿失禁。对排尿功能障碍者，术后要给予留置导尿，每天要进行膀胱冲洗，预防泌尿系统感染。

## （四）呃逆

术后发生呃逆并不少见，多为暂时性，但也有顽固性的，维持时间较长。呃逆主要是由于膈肌不规则痉挛所引起，可能为神经中枢或膈肌直接受到刺激而诱发。手术后早期发生的呃逆，可采用下列措施：压迫眶上神经，针刺天突、内关、足三里等穴位，抽出胃内滞留液，短时间吸入10%~15%二氧化碳或让患者对着纸袋重复呼吸，使用安眠镇静药物，做膈神经封闭等。

## （五）恶心呕吐

手术后恶心呕吐的常见原因是麻醉反应，待麻醉作用消失后，即可停止。其他原因如颅内压增高、糖尿病酮症酸中毒、尿毒症、低钾、低钠等。应根据不同原因进行治疗，如一时原因不明，可给阿托品、奋乃静或氯丙嗪等对症治疗。

# 七、术后危重患者的监护与治疗

近年来，随着医疗技术的不断发展，上颈椎手术越来越多，手术范围及难度也越来越大，术后监护显得格外重要。对于设有ICU的医院而言，术后将危重患者送往ICU进行监护和治疗是明智的选择。在此，我们仅就术后危重患者的监护与治疗的一些基本问题做一简单叙述。

## （一）呼吸功能的监测及机械通气的应用

### 1. 呼吸功能的监测

重症患者的呼吸功能对于临床治疗具有重要的指导意义，不仅有助于判断呼吸功能损害的程度，评价治疗期间呼吸功能的变化和治疗效果，还有助于决定能否使用、撤离呼吸机，提供报警，使患者及时获得救治机会，预防呼吸功能衰竭的发生。上颈椎手术可能对颈延髓产生刺激或损伤，术后加强呼吸监测就显得极为重要。动脉血气分析可了解pH、$PaO_2$、$PaCO_2$、$HCO_3^-$等重要指标，其中$PaO_2$、$PaCO_2$反映气体交换状态，是了解呼吸功能的基本指标。正常动脉血pH为7.35~7.45，$PaO_2$为4.67~6.0 kPa。

呼吸功能监测参数通常包括：潮气量VT为5~7 mL/kg，无效腔量/潮气量（VD/VT）为0.25~0.40，肺内分流量（QS/QT）为35%，肺活量为65~75 mL/kg，最大吸气负压（MIF）为7.4~9.8 kPa。

### 2. 机械通气的应用

上颈椎手术后，尤其是行气管插管或气管切开的患者，加强呼吸道管理非常重要。其处理原则是保持呼吸道通畅，加强给氧，控制肺部感染，必要时辅助机械通气。

在上颈椎外科中，高位颈髓损伤患者机械通气是重要抢救措施之一。临床指征包括潮气量<5~7 mL/kg，呼吸频率>35次/分或<10次/分，血气分析：pH<7.3，$PaCO_2$>6.65 kPa（50 mmHg），$FiO_2$>50%的情况下$PaO_2$<7.98 kPa（60 mmHg）。在紧急情况下可实施经口或经鼻气管插管，接呼吸机行机械通气。一般情况下，经口插管留置时间不应超过 72 h，以免影响口腔的清洁而导致感染；经鼻插管留置时间一般在 1~2 周，对于需要长期给予呼吸机支持的患者应适时行气管切开，防止长期留置经鼻插管引起鼻咽喉部黏膜损伤。

呼吸机撤离的时机要根据原发病的治疗情况、呼吸功能障碍的诱因是否已解除，以及监测参数的情况确定。撤离的条件有以下几条。

（1）中枢神经功能正常、神志清。

（2）循环相对稳定。

（3）呼吸生理指标正常且自主呼吸能力良好：①自主呼吸频率 < 30 次 / 分；②自主呼吸潮气量 > 10 mL/kg，深吸气量 > 10 mL/kg；③静息分钟通气量 > 0.11 mL/kg，最大通气量 >2 倍静息分钟通气量；④ $FiO_2$ < 50% 的情况下 $PaO_2$ > 7.98 kPa（60 mmHg），$PaCO_2$ < 6.65 kPa（50 mmHg）；⑤ VD/VT < 0.6；⑥肺内分流 > 20 mL/cmH$_2$O；⑦胸肺顺应性 > 20 mL/cmH$_2$O；⑧最大吸气压力超过 –1.96 kPa（–20 cmH$_2$O）。

## （二）心电监护

危重患者由于原发疾病或术后的应激反应，可导致患者神经 – 内分泌系统发生改变，这些改变可直接或间接影响心脏电生理活动，出现原发性或继发性心电图改变，甚至发生严重的心律失常。心电监护能早期发现心电变化及心律失常，在危重患者抢救中发挥积极作用。

严重的心律失常可减少心排血量，影响脑、心、肾等重要脏器的血供，如不及时处理可能加重病情，甚至危及生命。

### 1. 窦性心动过速

一般无须处理，如发作频繁，可用镇静剂口服。

### 2. 窦性心动过缓

常见于健康人。如在病理情况下，心率慢于50 次 / 分，可口服阿托品 0.3 mg，每日 3 次，必要时可用异丙肾上腺素 10 mg 含化，1 次 /8 h。

### 3. 房性心动过速

如心室率超过 180~200 次 / 分，可以采取以下措施：①机械性刺激迷走神经，即压迫单侧眼球、压迫颈动脉窦；②首选维拉帕米 5 mg 加入 25% 葡萄糖液 20 mL 中缓慢滴注，10~20 min 后未转复可再给 5 mg，一般总量不超过 15 mg。

### 4. 心房扑动和颤动

心室率快时，常用毛花苷丙（西地兰）0.4~0.6 mg 加入葡萄糖液 20 mL 缓慢静注或口服地高辛 0.25 mg/d。

### 5. 室性期前收缩

偶发室性期前收缩不引起血流动力学的改变，一般无须处理。频发或成对出现的室性期前收缩易促发室性心动过速，需积极治疗。首选药物为利多卡因 75~100 mg，于 1 min 内静注，观察 5~10 min 后可重复给 50~75 mg，如有效则以 14 mg/min 的速度静脉维持。

### 6. 室性心动过速

可产生严重的血流动力学障碍，需紧急治疗。①针对病因，纠正低血钾和低血镁；②利多卡因、苯妥英钠静注；③有器质性心脏病者，应迅速用直流电 100~300 W/s 复律使室速终止，用利多卡因维持至少 48 h。

### 7. 心室扑动或颤动

一旦发生，应随即用直流电 200~400 W/s 做同步电击除颤，除颤成功后用利多卡因静脉滴注，维持 48 h 以上。

### 8. 房室传导阻滞

对于一般房室传导延迟及Ⅱ度Ⅰ型房室传导阻滞者，如心率慢于 50 次 / 分，可用阿托品 0.5 mg 静注后，以 0.5~1 mg 加入 100~200 mL 液体内缓慢静滴。心室率不过慢则需密切观察。对于Ⅱ度Ⅱ型及Ⅲ度房室传导阻滞，往往需要考虑放置人工心脏起搏器。

## （三）血流动力学监测

血流动力学监测适用于上颈椎手术后存在循环动力学紊乱需要严密监测循环系统功能的变化。

### 1. 血流动力学监测的意义

（1）了解心血管系统功能状况　如循环血容量、心脏前负荷、心脏泵血功能、循环阻力和心脏后负荷、循环灌注状况等。

（2）帮助鉴别诊断　如通过 PCWP 鉴别心源性和非心源性肺水肿，PCWP > 2.4 kPa（18 mmHg）时心源性肺水肿可能性大，PCWP >3.3 kPa（25 mmHg）时心源性肺水肿可以肯定，PCWP <1.9 kPa（14 mmHg）时可基本排除心源性肺水肿。

（3）指导临床治疗　对于危重患者，可根据血流动力学监测的结果有目的地调整输液量、血管活性药物的种类和剂量以及利尿药的应用，维持有效的血液灌注，又可避免增加心脏负担和心肌耗氧量。

（4）了解肺换气功能及全身氧动力学状况　根据动脉和混合静脉血血气分析结果及吸入氧浓度，可间接计算肺的换气功能和全身氧动力学指标。

### 2. 常用监测指标

中心静脉压（CVP）、肺动脉压（PAP）、肺毛细血管楔压（PCWP）、动脉压、心排血量（CO）及心脏指数（CI）。

（1）CVP　主要反映右心室前负荷，其高低与血容量、静脉张力、右心功能等有关，正常值为 0.49~1.18 kPa。小于 0.25 kPa 表示血容量不足，大于 1.5~2.0 kPa 提示可能有右心功能不全或输液量过多。

（2）PCWP　可较好地反映左房平均压及左心室舒张末期压，正常值为 1.07~1.6 kPa。小于 1.3 kPa 表示前负荷降低，血容量不足，应予以输液，

输液性质应考虑血细胞比容和血浆胶体渗透压的情况。大于 2.4 kPa 提示左心负荷过大，有发生肺充血、肺水肿可能，应使用利尿药或血管扩张剂使其降低。

（3）动脉压　是维持各组织器官血流灌注的基本条件，正常值为 12~18 kPa。当平均动脉压大于 10.7 kPa 时，冠状动脉血流基本能够得到保障；小于 8.7 kPa 时冠状动脉血流急剧下降，降至 4 kPa 时冠状动脉微循环关闭。用升压药将平均动脉压保持在 9.3~10.7 kPa 最为合适。

（4）心排血量（CO）　是监测左心功能最重要的指标。当 CO 显著减少，而 CI 介于每分钟 1.8~2.2 $L/m^2$ 时，表现为组织的低灌注状态；当 CO 极度减少，CI 小于每分钟 1.8 $L/m^2$ 时，多出现心源性休克。

（薛　超　黄晓川　徐　杰）

## ■ 参考文献

［1］刘景发，尹庆水 . 临床颈椎外科学 [M]. 北京：人民军医出版社，2005.

［2］谭明生 . 上颈椎外科学 [M]. 北京：人民卫生出版社，2010.

［3］贾连顺，李家顺 . 枕颈部外科学 [M]. 上海：上海科学技术出版社，2003.

［4］王正国，吴孟超，吴在德 . 黄家驷外科学 [M]. 北京：人民卫生出版社，2008.

［5］胥少汀，葛宝丰，徐印坎 . 实用骨科学 [M]. 北京：人民军医出版社，2015.

［6］谭明生，张光铂，王文军，等 . 寰枢椎脱位的外科分型及其处理对策 [J]. 中国脊柱脊髓杂志，2007，17(2):111-115.

［7］杨建东，王静成，冯新民，等 . 经 $C_{1-2}$ 关节突螺钉治疗寰枢椎创伤和不稳的疗效及手术策略 [J]. 中国骨与关节损伤杂志，2007, 22(6):444-446.

［8］葛瑞 . Halo-vest 架在上颈椎损伤中的应用［D］. 沈阳：中国医科大学，2010.

［9］徐兆万，刘大勇，冀旭斌，等 . Halo-vest 支架外固定辅助下手术治疗不稳定性上颈椎损伤的临床意义 [J]. 中国骨与关节损伤杂志，2014,29(7):696-697.

［10］张晓军，苏波，毕乃贵 . Halo-Vest 外固定架治疗上颈椎损伤 [J]. 中国临床研究，2010,23( 8):685-685.

［11］孙厚杰，蔡小军，张军，等 . Hangman 骨折的治疗方法选择及疗效分析 [J]. 中国脊柱脊髓杂志，2011，21(7):554-560.

［12］闫明，王超，王圣林 . 新鲜齿状突骨折的分型与治疗方式选择 [J]. 中国脊柱脊髓杂志，2009，19(9):650-655.

［13］李海义，刘志功，邓树才 . Halo-vest 外固定架治疗上颈椎骨折脱位 [J]. 中国骨与关节损伤杂志，2008，23(4):331-332.

［14］陈中，曹扬，林平，等 . 头胸架外固定加颈椎前外侧入路手术治疗上颈椎疾患的解剖与临床研究 [J]. 中华骨科杂志，2003，23(10):604-605.

［15］郝定均，贺宝荣，雷伟，等 . 颈枕区融合术后并发症的防治 [J]. 中华骨科杂志，2005，25(7):420-425.

［16］金大地，王健，瞿东滨 . 颈椎前路手术早期并发症原因分析及对策 [J]. 中华骨科杂志，2005，25(2):102-106.

［17］林斌，何明长，刘晖，等 . 儿童寰枢椎椎弓根内固定的围手术期处理 [J]. 中国骨与关节损伤杂志，2009, 24(4):315-317.

［18］Thoomes EJ. Effectiveness of manual therapy for cervical radiculopathy, a review[J]. Chiropr Man Therap, 2016, 24(1):45.

［19］Assaghir Y. Burst $C_2$ Fractures Combined with Traumatic Spondylolisthesis: Can Atlantoaxial Motion Be Preserved? Including Some Technical Tips for Reduction and Fixation[J]. Global Spine J, 2016, 6(6):555-562.

# 第七章
# 上颈椎常用的手术入路

## 一、常规颈椎前入路

### （一）适应证

1. 经齿状突腰部横行骨折及经齿状突基底部横行骨折。

2. 齿状突骨折合并寰枢关节脱位。

3. 枢椎泪滴骨折等。

### （二）手术过程

**1. 麻醉**

采用光导纤维经鼻气管内插管，防止颈部过度活动并避免插管在口咽部压迫下颌骨，妨碍后续的显露。

**2. 体位**

患者取仰卧位，头部固定于头架。双肩下垫软垫，颈下垫包海绵的木垫，头下垫头圈，使颈部呈自然后仰位，颈部两侧可用沙袋固定，防止向两边歪斜，手术过程中建议使用诱发电位仪监测脊神经功能。

**3. 步骤**

（1）术区准备　术前1周起用洗必泰漱口液漱口，术前3天口腔雾化，术前1天应用抗生素，术中常规应用碘伏、1%新洁尔灭消毒。

（2）切口　切口在胸锁乳突肌上部内侧，甲状软骨水平处横斜行向颈前中线，切口长6~7 cm。

（3）显露　切开皮肤、皮下组织，显露并横行切开颈阔肌，在其深面向上下潜行剥离，显露甲状腺上动脉和喉上神经并加以保护，在甲状腺前肌和胸锁乳突肌之间间隙做钝性分离，将颈动脉鞘和胸锁乳突肌牵向外侧，甲状腺前肌和甲状腺及喉头向内侧牵开，显露椎前筋膜，剪开椎前筋膜即可暴露 $C_2$~$C_3$ 椎体及椎间盘。

## 二、枕颈交界部经口咽入路

### （一）适应证

1. $C_1$~$C_2$ 半脱位或脱位经牵引后不能复位，脊髓腹侧受压。

2. 上颈椎创伤后陈旧性脱位需前路松解。

### （二）手术过程

**1. 麻醉**

术前在局麻下行气管切开术。如果术前准备切开硬膜或预计术中存在较大的硬膜破裂风险，术前可行腰大池置管引流。

**2. 体位**

患者取仰卧位，头部固定于头架，颈部可后伸10°~15°，整个手术床应保持头高脚低位，便于静脉回流，减少术中出血，术中持续颅骨牵引。

**3. 步骤**

（1）术区准备　术前1周起用洗必泰漱口液漱口，术前3天行口腔雾化，术前1天应用抗生素，术中常规用碘伏、1%新洁尔灭消毒。

（2）切口　以寰椎前结节为标志，沿中线直切口，上方起自枕骨大孔下缘，向下钝性切开咽后黏膜层，咽后肌层及前纵韧带，切口长 4~6 cm。

（3）显露　采用单极电刀和骨膜剥离器将寰椎前弓、枢椎椎体表面的骨膜连同头长肌和颈长肌等软组织向两侧剥离，用咽后壁剪式撑开器向两侧撑开咽后壁全层，即可充分显露寰枢椎前部结构，包括枕骨大孔前下缘、寰椎前弓、寰椎侧块、枢椎和寰椎外侧关节，显露范围见图 7-1、图 7-2。

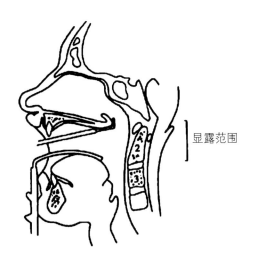

图 7-1　经口咽常规入路可以显露枕骨大孔下缘至 $C_2$ 下缘的范围

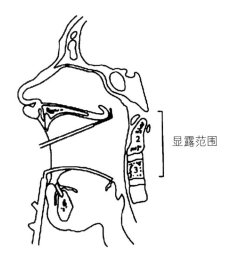

图 7-2　通过抵住胸骨后抬高舌牵开器，最大可以显露至 $C_3$

（4）减压　用高速磨钻切除寰椎前弓，切除宽度一般为 12~18 mm，寰椎侧块内缘无主要血管神经，所以寰椎侧块切除是安全的，齿突尖部正常位于枕骨大孔下缘和寰椎前弓之间，寰椎前弓切除后，可确定齿突两侧边界，用齿突夹向前下方牵拉齿突，高速磨钻磨除齿突，然后切断齿突两侧的翼状韧带和顶端的齿突尖韧带，从而完整切除齿状突，达到枕颈交界腹侧减压的目的。

（5）缝合　减压完成后，彻底止血，冲洗伤口，用可吸收缝线缝合咽后壁。

## 三、枕颈后正中入路

### （一）适应证

1. 上颈椎不稳定骨折。

2. 上颈椎骨折后方脊髓受压。

3. 上颈椎骨折脱位，经牵引复位。

4. 创伤后的寰枢关节陈旧性脱位，若已不可能整复，在颅骨牵引使脊髓受压症状消失或基本消失后施行枕颈融合术。

### （二）手术方法

#### 1. 麻醉

局部浸润麻醉或气管插管全身麻醉，插管麻醉时应尽量避免颈部过度后伸，脱位严重者可经气管切开插管麻醉，在上颈椎不稳定时推荐在清醒状态下行气管插管。

#### 2. 体位

患者取俯卧位，可使颈部在中立位的基础上进行伸展或屈曲。术中应用支具或固定头架，达到控制头颈部位置的目的，并可减少眼部受压的机会，双侧的衬垫应由锁骨下延伸至髂前上棘，面部、乳头、腹部及生殖器应避免受压。调整头架和患者，以使头、颈部后部结构高于心脏平面，从而减少硬膜外出血（图 7-3）。

**3.步骤**

（1）术区准备　常规碘伏消毒，铺单。

（2）切口　以伤椎为中心，由枕外粗隆或上项线以上 4 cm 向下沿中线做切口，至 $C_4$ 棘突（图 7-4）。

（3）显露　切开皮下组织直到斜方肌筋膜，用电刀切开筋膜、项韧带，直达棘突（图 7-5、图 7-6）。斜方肌、头夹肌和菱形肌等起自项韧带的部分即可被分向两侧，骨膜下剥离头半棘肌、颈半棘肌及多裂肌，显露枕骨外板、寰椎后弓及 $C_2$、$C_3$ 棘突与椎板（图 7-7、图 7-8）。前脱位

严重者可不显露寰椎后弓。在枕骨区域，应解剖分离至中线上的骨性结构，应看到枕外隆凸并需要沿上项线行骨膜下剥离，在枕外隆凸水平行外侧分离及牵拉可能损伤枕大神经，注意行骨膜下操作（图 7-9）。枢椎以下的椎体应显露至双侧关节突关节，注意保持小关节囊的完整性，除非决定行该节段的小关节突融合术。应注意显露寰椎后弓时不能超过中线外侧 1.5 cm，以避免损伤椎动脉。

（4）关闭切口　逐层缝合深筋膜、皮下组织及皮肤。

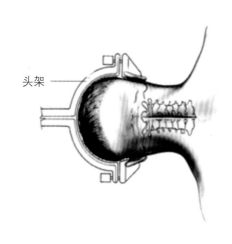

图 7-3　颈椎后正中入路患者体位

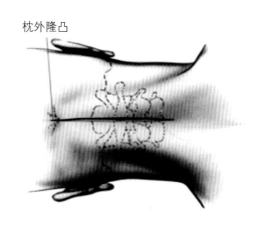

图 7-4　以患椎为中心，沿颈部后正中线做直切口

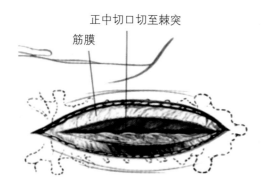

图 7-5　切开项韧带，一直剥离至棘突

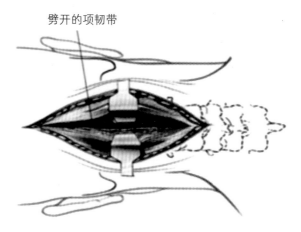

图 7-6　切开项韧带直至 $C_2$ 棘突

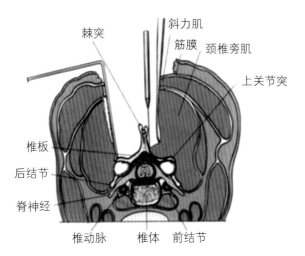

图 7-7　根据需要可以行颈椎后路单侧或双侧剥离

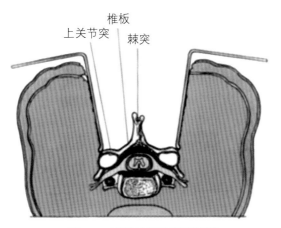

图 7-8　颈椎后路的双侧显露

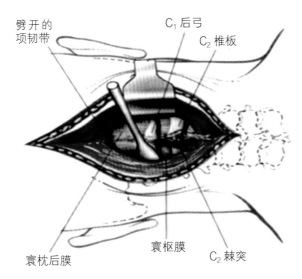

图 7-9　剥离 $C_1$ 和 $C_2$ 后方椎旁肌肉，一直向上剥离至枕骨基底部

## 四、上颈椎侧方入路

### （一）手术适应证

侧方入路偶尔充当后方入路无法行 $C_1$、$C_2$ 椎体融合时的补充。

### （二）手术过程

#### 1. 体位

上颈椎侧方入路要求患者取侧卧位，伤侧在上。患者头部置于头圈上固定，必要时进行牵引以获得更为稳定的体位。可直接将头部固定在 Mayfield 头架上，稳定头部，方便对头部倾斜角度的调整，头颈部悬空可避免颈部、颜面部受压，降低静脉回流的影响而减少术中出血。

#### 2. 麻醉

常规采用插管全麻，插管可以经口或经鼻。

#### 3. 步骤

（1）术区准备　常规碘伏消毒，铺单。

（2）切口　沿胸锁乳突肌前缘做切口，皮肤切口也可在胸锁乳突肌表面。向上延伸至乳突部，然后弧形向后横跨颅底 6~8 cm，向下延至环状软骨平面即可（图 7-10）。

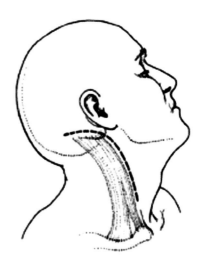

图 7-10　切口位于胸锁乳突肌表面或前缘，向上延伸至乳突

（3）显露 切开皮肤后，分离颈阔肌与浅筋膜，可以见到耳大神经穿胸锁乳突肌后缘并在其浅表斜行向上，颈外浅静脉伴行。分别予以结扎，在乳突附着点切断胸锁乳突肌的止点，在颅骨底部切断部分头夹肌的止点。然后把肌肉向下分离，牵向后方，直到显露副神经为止，副神经常在位于乳突尖下缘3~4 cm处进入胸锁乳突肌的深面，注意保护该神经避免牵拉损伤。此时寰椎横突能触及，通常位于乳突尖的前下方1 cm处。枢椎横突较寰椎横突短小，不容易扪及，并且容易与位于稍后下方的 $C_2$、$C_3$ 小关节相混淆（图7-11）。

沿寰椎横突尖斜行向下并平行于副神经切开深筋膜后，附着于寰椎横突尖之肥厚的肩胛提肌与细小的颈夹肌能清晰可见（图7-12）。分辨出这两块肌肉并从附着点切断，但要谨记椎动脉就位于这两块肌肉的下方，切断这两块肌肉后即可见到椎动脉。分离剩下的位于寰枢椎横突之间肌肉纤维。

切断枢椎横突尖的其他肌肉附着，此时可触及寰椎后弓的侧面和部分枢椎椎板。用刮勺或小的骨膜剥离器分离附着于枢椎椎板及寰椎后弓下

缘的肌肉。分离寰椎后弓上缘的肌肉，骨膜下进行分离，以免损伤椎动脉。将分离的肌肉牵开至接近后中线处，直至完全显露寰椎和枢椎的一侧椎弓（椎板）部分，椎动脉也可暴露于术野中（图7-13）。

用高速磨钻磨除一侧的寰椎后弓及枢椎椎板。寰椎后弓可磨除至椎动脉沟的内侧，甚至将椎动脉沟开放；磨除枢椎椎板时，一直打磨到距离横突孔数毫米的侧方，仅保留部分椎弓根和 $C_2$~$C_3$ 的侧块关节。如果想获得更进一步的显露，可以将寰椎和枢椎的横突孔开放，将椎动脉游离后向前牵开保护，然后再切除更多的寰枢椎骨质。

（4）关闭切口 用2-0可吸收缝线缝合肌肉，其余组织按常规缝合。

## ■ 五、枕颈交界部改良前外侧咽后入路

### （一）适应证

适用于偏离中线的骨折及上颈椎骨折合并椎动脉损伤。

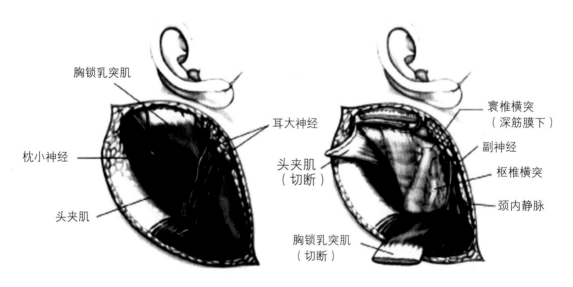

图7-11 切开胸锁乳突肌和部分头夹肌后，可以触及部分寰椎和枢椎的横突

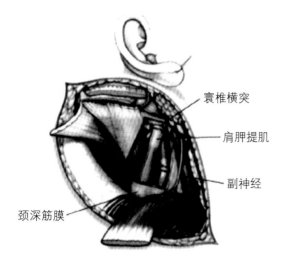

图 7-12　切开深筋膜，显露寰椎的横突及周围结构

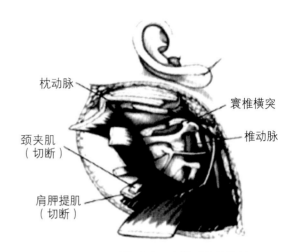

图 7-13　显露椎动脉和寰椎后方骨结构

## （二）手术过程

### 1. 麻醉

经鼻气管插管麻醉，如果患者的肺功能不良或病变本身不允许经鼻气管插管，可以选择气管切开插管麻醉。

### 2. 体位

患者头部向术者对侧旋转 30° 并轻微后仰。如果术前存在颈椎失稳，可于术中维持颅骨牵引或者使用 Halo 架维持牵引和固定头位，术中应使用诱发电位持续监测神经功能。

### 3. 步骤

（1）术区准备　常规碘伏消毒，铺单。

（2）切口　切口呈倒 L 形，始于中线，沿下颌骨体下方 2 cm 弧形向后方，至下颌角后向上弯曲朝向乳突尖，再沿胸锁乳突肌转折向下，止于锁骨上方（图 7-14）。

（3）显露　切开颈阔肌，肌皮瓣向下内侧翻开。翻转后的肌皮瓣缝合固定，维持牵开和术野显露，避免损伤面神经的下颌缘支（图 7-15）。

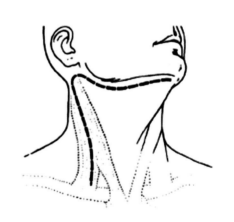

图 7-14　切口呈倒 L 形

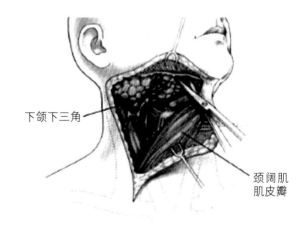

图 7-15　单极切开颈阔肌后，肌皮瓣向下内侧翻转牵开

切开下颌下三角的前内缘的筋膜后,可显露二腹肌前腹和后内侧的下颌下腺(图7-16)。

面静脉结扎牵开后,下颌下腺的活动度增大,向上牵开即可。辨别出的是位于二腹肌前腹深层的下颌舌骨肌,而下颌下导管恰位于下颌舌骨肌和二腹肌前腹交叉处下颌舌骨肌的下方(图7-17)。

牵开下颌下腺后即可显露二腹肌的前、后腹。切除覆盖二腹肌前腹的筋膜,可见二腹肌前后腹之间由白色的二腹肌腱连接,舌下神经自外侧围绕茎突舌骨肌下表面,自深面穿过茎突舌骨肌和二腹肌后腹下方,进入下颌下三角(图7-18)。

沿舌下神经向外侧游离,颈外动脉位于舌下神经的深层(图7-19),颈外动脉的内侧为椎前间隙,可于此间隙内触及头长肌,向内即可显露中线结构。再向上方切除少量软组织后,即可显露寰椎前结节。

(4)关闭切口 逐层缝合深筋膜,皮下组织及皮肤。

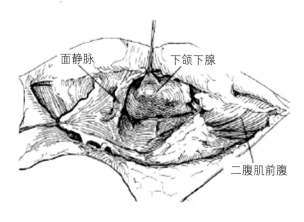

图7-16 自术野的前内端切开下颌下三角表面的筋膜,可显露深部的二腹肌前腹下颌下腺恰位于此肌的后内侧

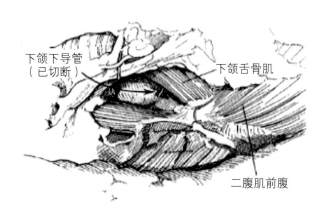

图7-17 下颌下腺周围有支配该腺的下颌下动静脉和下颌下导管,该导管位于下颌舌骨肌和二腹肌前腹交叉处下颌舌骨肌的下方

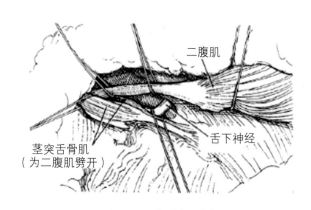

图7-18 舌下神经走行

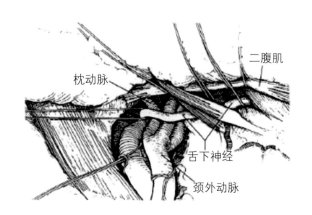

图7-19 游离舌下神经,显露内侧的椎前间隙

(李彬彬 黄晓川 郭林新)

## ▉ 参考文献

［1］贾连顺, 陈雄生. 颈椎损伤分类与治疗 [J]. 中国脊柱脊髓杂志, 1997, 10(5):237-239.

［2］谭明生, 张光铂. 上颈椎外科学 [M]. 北京：人民卫生出版社, 2010.

［3］万学红, 卢雪峰. 诊断学 [M]. 北京：人民卫生出版社, 2013.

［4］Schneider RC, Crosby EC, Russo RH, et al. Traumatic spinal cord syndromes and their management[J]. Clin Neurosurg, 1972, 20(4):424-429.

［5］Kirshblum SC, Memmo P, Kim N, et al. Comparsion of the revised 2000 American Spinal Injury classification standards with the 1996 guidelines[J]. Am J Phys Med Rehabil, 2002, 81(7): 502-505.

［6］谭明生, 董亮. 对上颈椎损伤治疗原则的探讨 [J]. 中国脊柱脊髓杂志, 2013, 9(5):387-388.

［7］李家顺, 贾连顺. 脊椎外科学 [M]. 上海：上海科学技术出版社, 2004.

［8］徐军. 颈椎牵引技术的应用与进展 [J]. 中华理疗杂志, 2000, 9(5):55-57.

［9］高延征, 邢帅, 高坤, 等. 颈前咽后入路病灶清除联合后路枕颈融合固定术治疗上颈椎结核 [J]. 中国脊柱脊髓杂志, 2015, 6(7):637-642.

［10］钟沃权, 姜亮, 孙宇, 等. 单纯前路与前后联合入路矫形手术治疗重度颈椎后凸畸形 [J]. 中国脊柱脊髓杂志, 2012, 22(3):235-240.

［11］胡勇, 徐荣明, 赵红勇, 等. 寰椎骨折合并不连续下颈椎骨折脱位的外科治疗 [J]. 中国脊柱脊髓杂志, 2012, 22(9):806-811.

［12］尹庆水, 夏虹, 权日, 等. 经口咽下颌骨劈开入路处理上颈椎或上、下颈椎腹侧病变 [J]. 中国脊柱脊髓杂志, 2008, 18(1):41-44.

［13］王克平, 张富强, 周海宇, 等. 经口咽下颌骨劈开入路异形钛笼内固定重建术治疗中上颈椎肿瘤 [J]. 中国脊柱脊髓杂志, 2014, 24(11):1044-1046.

［14］李智斐, 钟远鸣, 张家立, 等. 颈椎动态 MRI 对脊髓型颈椎病手术入路选择的意义 [J]. 中国脊柱脊髓杂志, 2009, 19(11):832-835.

［15］金明熙, 谢林, 李小川, 等. 经口咽入路行上位颈椎手术 [J]. 中国脊柱脊髓杂志, 2001, 11(1):12-15.

# 第八章
# 上颈椎治疗的并发症

随着上颈椎手术在临床的广泛开展，以及各种手术内固定器械的应用，由于手术本身的高风险性、技术和条件的参差不齐以及基础理论知识的不扎实等原因，造成颈椎外科手术并发症出现增多的趋势。目前临床上把枕颈部手术并发症归纳为几大方面：脊髓损伤、血管损伤、神经根损伤、硬脊膜损伤、内固定器械使用有关的并发症、术后全身并发症、术后切口感染、术后蛛网膜炎等。临床上也根据手术入路的不同，即前路和后路手术产生的并发症进行分类。本章节将就上述几大方面并发症的病因、预防与处理进行简要的介绍。

## ■ 一、脊髓损伤

### （一）发生原因

1. 椎板外局部注射麻醉药或肾上腺素盐水时针头过深，进针点偏差，经椎板间刺入椎管内，误伤脊髓，如合并药物注入，可引起脊髓麻痹、呼吸心脏骤停等。

2. 减压时，操作粗暴，发生器械误伤，尤其患者已经存在椎管狭窄情况下，采用咬骨钳轻率进入椎管咬除椎板，极易导致脊髓损伤。

3. 应用磨钻时，如不冷却，可因局部过热，烫伤脊髓。

4. 磨钻把持不稳或下磨太深，也可损伤脊髓。用骨刀凿骨时，如颈项部未垫实，可因椎体前后瞬间移动幅度过长，挤压脊髓致伤。

5. 用刮匙或椎板咬骨钳切除椎体后缘时，如刃口太厚或骨赘向后突出，至与脊髓之间无空隙时，易挫伤脊髓神经。

6. 器械的刺激损伤，手术器械对脊髓的直接压迫、间接震动等都可以加重脊髓水肿。

7. 椎板下过钢丝，钢丝弧度不当或操作粗暴也可损伤脊髓。

8. 椎弓根螺钉误入椎管。

9. 椎管内出血时，盲目钳夹止血或用棉片、明胶海绵填塞压迫止血。

10. 冲洗椎管时，直接对着硬脊膜喷水，因喷出的水有一定压力，可致脊髓损伤。

11. 减压后椎管内静脉丛出血，如用普通电凝止血，可灼伤脊髓。

12. 植骨时，骨块过短或骨槽上下端后缘未修平整，植入的骨块可能进入椎管内，造成脊髓急性压迫。

13. 后凸的骨赘过大，减压时仅切除了中央部分，两边未能切除，此时在两边形成锐角，当脊髓向中央减压处膨出时，相对于骨赘锐角处的脊髓受压加重，继发脊髓损伤。

14. 术后引流不畅，局部形成大血肿。

15. 陈旧性颈椎骨折减压后再灌注损伤。脊髓长期处于受压状态，血供差，经充分减压后短时间内血供恢复，可加剧脊髓水肿。

### （二）临床表现

如术中有体感诱发电位监测，可出现脊髓损伤异常电位改变。术后患者可出现脊髓损伤表现，如运动、感觉及大小便功能障碍，而原有脊髓损伤加重是前路手术常见并发症之一，有时属于不可逆性损伤，对患者的影响甚为严重。如为脊髓震荡伤，一般可以自行恢复或部分恢复。术后血肿压迫者脊髓损伤症状呈逐渐加重趋向。

### （三）预防措施

1. 脊髓损伤是最严重的并发症之一，思想上要高度重视。减压及内固定等手术操作时应万无一失，要准、稳、熟练，不能图快，更不能失手。

2. 椎板外注射时进针不要太深，边进边回抽，针尖顶住椎板即可。

3. 术中止血应彻底，宁可放慢手术速度，也要在术野清晰的情况下进行下一步操作。

4. 对存在椎管狭窄的患者，减压时先用高速磨钻将椎骨磨薄，再用刮匙慢慢刮除骨面。

5. 术中使用 C 臂 X 线机进行透视，避免螺钉进入椎管。

6. 如有条件，术中可采用脊髓诱发电位监测。

7. 撑开复位要适当，防止过撑。

8. 吸引管头端一定要柔软，轻轻滑动吸引。

9. 冲水时水柱不要对着硬脊膜囊，应冲在别处后让水缓慢流入骨槽内。

10. 椎管内静脉丛出血可用双极电凝止血，但电流量要小，刚好凝闭裂口即可，也可采用明胶海绵或可吸收止血纱布轻轻填入骨槽内，加等渗盐水棉片轻轻压迫片刻后去除棉片。

11. 用高速磨钻时，一定要用双手握稳，禁用单手持钻，要边磨边局部冷却。近椎体后缘皮质处，可用钻石钻头打磨，因钻石钻头颗粒小，磨得浅，可一直磨到后纵韧带前面。

12. 术前摆体位时，颈部一定要垫实，凿骨时不要太用力，避免凿皮质骨因所需力量较大，对脊髓的冲击震荡也较大，截骨时可选用超声骨刀，减少因冲击震荡引起的脊髓损伤，植骨块要合适。术前对患者进行食管、气管推移训练。

13. 如脊髓前方骨赘过大，可先行后路减压，再行前路手术使脊髓有缓冲空间，骨赘两侧一定要切干净，防止继发性脊髓压迫。

14. 在脊柱没有做稳定性手术前，任何使脊柱过度活动的动作都可能加重脊髓损伤，如翻身、过床等，必须保持脊柱轴线稳定。

### （四）处理方法

1. 若术中体感诱发电位出现异常改变，则必须停止手术，待异常波形恢复正常后再行操作。即便如此，如非脊髓震荡伤，许多时候亦难改变脊髓损伤的现实。

2. 术后常规予地塞米松、甘露醇、高压氧以及营养神经药物。

3. 对于严重的脊髓损伤，一旦发现，立即治疗，应用甲基强的松龙（methylprednisolone，MPS）大剂量冲击治疗。

4. 复查 MRI 如证实为血肿压迫所致者，立刻手术解除血肿。

## ■ 二、神经根损伤

上颈椎手术时，神经根损伤的主要原因是手术中操作失误等，有些是直接损伤神经根，有些是间接损伤神经根。直接损伤是手术中由于解剖或手术入路选择问题导致对于某些神经成分的直接损伤；间接损伤主要是破坏对神经根的血液供应，间接造成神经功能的丧失。有些神经根损伤是持续的，有些是短暂的，一旦发生完全性神经根损伤，神经功能恢复的可能性极小。

### （一）发生原因

1. 用环锯减压时，如有偏差，可误伤神经根。

2. 后路颈椎侧块螺钉钢板的应用导致神经根损伤的概率较高，主要与螺钉的长度、进针的方向、手术者技术的熟练程度有关。

3. 神经根管内出血时，盲目钳夹止血或用棉片、明胶海绵填塞压迫止血。

4. 术中引流不畅，局部形成大血肿。

5. 用刮匙在处理钩椎关节时，未保护好椎间孔处，可导致神经根损伤。

6. 冲洗神经根管时，直接对着根管喷水，因喷出的水有一定压力，可致神经根损伤。

7. 行神经根减压时，操作粗暴，发生器械误伤，尤其在患者已经存在根管狭窄的情况下，采用咬骨钳轻率进入根管，极易导致神经根损伤。

8. 在寰枢椎跨关节螺钉固定时，$C_2$ 神经根损伤多为术中牵拉软组织所致。

9. Heller 等还报道 2 例与医源性椎间孔狭窄有关的脊神经根损伤，螺钉置入后，侧块受应力变形致术后椎间孔较术前明显狭窄。

10. 神经根管减压后根管静脉丛出血，如用普通电凝止血则易灼伤神经根。

### （二）临床表现

脊神经根损伤的临床表现为术后患侧剧烈的根性疼痛和神经功能受损症状，有时可出现神经根分布区域感觉障碍，肢体出现部分运动障碍。

### （三）预防措施

1. 对神经根管明显狭小或解剖变异者应考虑到手术的困难性，并在术前制订相应的对策。

2. 特殊器械的准备。术前必须选择损伤较小的器械，尤其是 1 mm 厚的椎板咬骨钳，可以大大降低脊神经根损伤的发生率。

3. 视野清楚。术中对脊神经根部之出血尽量用冰盐水湿敷及适当的明胶海绵压迫止血，使视野清楚，切勿任意钳夹，更不宜使用电凝止血。

4. 在蛛网膜下腔内操作时更需小心，根据手术需要，切开硬膜囊性齿状韧带、切断或行粘连松解术时，应细心保护神经，切勿牵拉或挤压，以防引起误伤。

5. 操作要轻柔，在去除致压物时要尽可能采用"无接触技术"，避免器械损伤神经根。

6. 冲水时水柱不要对着神经根，应冲在别处后让水缓慢流入骨槽内。

7. 手术中始终沿着神经走行方向分离或与之平行分离，尽量不要直接牵拉神经根。手术中尽量扩大骨性成分的显露，也可避免对神经根的过分牵拉。

8. 行后路颈椎侧块螺钉钢板内固定时，进钉方向向侧方成角不容易损伤椎动脉，向上成角可以避免损伤神经根，但是无论向哪一方向成角，角度、长度都要合适。

9. 术中使用 C 臂 X 线机进行透视，避免螺钉进入根管。

### （四）处理方法

诊断需依赖 CT 或 MRI 检查，发现螺钉致伤时需要手术更换致压螺钉，无明显质压物时对症处理，必要时行手术减压。体感诱发电位（SEPs）监测能在术中提供神经根损伤的征兆。研究表明，术中适当使用地塞米松或甲基强的松龙，术后应用脱水药物和高压氧治疗都可以减少神经损伤。

## 三、硬脊膜损伤

上颈椎手术中最常见的并发症是侵犯硬脊膜，引起硬脊膜撕裂。随着一些复杂手术器械的使用以及不同手术入路的采用，特别是为了修复损伤严重的椎体，手术中经常需要将硬脊膜拉向一边，手术者一些较小的失误即可导致硬脊膜的损伤，出现脑脊液漏。硬脊膜撕裂导致的脑脊液漏可引起以下几种后果：①导致伤口崩裂，可能出现感染和蛛网膜炎；②假性脑脊膜膨出的形成有时其中有神经成分，可能引起难治性的疼痛，但很少有神经损害症状；③如果脑脊液漏没有及时正确处理，可能会导致顽固性头痛。

### （一）发生原因

主要原因是硬膜和其前方的组织有粘连，而手术操作不谨慎。

1. 在切除椎体后缘增生的骨赘时，粗暴操作造成粘连的硬脊膜撕裂。

2. 增生或骨化的后纵韧带与硬膜粘连，在分离粘连或强行切除时造成硬脊膜损伤。

3. 采用 Kerrson 钳减压时因夹住硬脊膜或硬

脊膜上的粘连带，导致硬脊膜撕裂。

4. 环锯误入椎管，穿破硬脊膜并可伤及脊髓。

5. 椎板下过钢丝时刺破硬脊膜，取出椎板下钢丝时，钢丝断端不整齐，撕裂硬脊膜。

6. 螺钉误入椎管直接导致硬脊膜受损。

7. 在严重的后纵韧带骨化处，硬脊膜常常也骨化或阙如，而蛛网膜完整存在，这种情况下容易出现迟发性脑脊液漏。

8. 在暴露椎间隙或切除深部黄韧带时引起误伤，其裂口一般较小。

9. 在硬膜囊切开前行定点缝合固定时，如牵拉力过大、缝线及缝针过粗等亦可引起硬膜损伤。

10. 硬膜囊长时间受压引起部分缺损或菲薄者，难以避免硬膜会有破裂。

## （二）临床表现

术中可见清亮脑脊液溢出。术后有持续性脑脊液漏，可有低颅压表现，也可形成硬膜囊肿。因此，一般来说，如术后患者出现伤口流出清澈的液体、明显的皮下积液、站立位时出现逐渐加重的头痛、有感染的典型症状和体征，则可以诊断为脑脊液漏。

## （三）预防措施

1. 直视下操作，注意松解粘连带，术中不要强行分离粘连的硬脊膜。手术时先分离没有粘连的部分，将周围都分离清楚后再分离粘连的组织。对粘连非常严重的患者，也可以首先沿椎管周围的骨性结构分离，可以切除部分骨性结构，因为在骨性结构和硬膜之间一般界限清楚，沿骨性结构逐渐向瘢痕分离。如果将瘢痕两侧都分离清楚了，最后再处理中间的瘢痕就相对容易。

2. 用 Kerrion 钳减压时避免夹住硬脊膜。

3. 在咬除脊柱的韧带时不要使用锐利的器械。放入器械时的角度、力量要合适，绝对避免粗暴操作。

4. 在透视下观察环锯的深度，防止环锯误入椎管。

5. 手术中要使用钻头时，钻头始终要从中线向外侧方向，防止钻头脱落时直接损伤硬脊膜。

6. 在任何情况下，手术中应该始终采用一些措施来保护硬脊膜，如在表面覆盖薄的棉片，但不要填塞，轻轻覆盖即可，防止对脊髓产生压迫。

7. 在直视下分离并切除或切开黄韧带时，将尖刀片之刀尖小心地刺入一定深度（一般不超过 3 mm）后，再由内向外切开或挑开。

8. 对于硬脊膜阙如或骨化的病例在施术时应力争保持蛛网膜的完整，并在蛛网膜表面敷以明胶海绵或椎旁组织加以保护。

9. 对椎管稍宽者，尽量用棉片置于硬脊膜与椎板之间，然后再行切骨，此操作最为安全。

## （四）处理方法

1. 伤口较小时可先将外流的脑脊液洗净然后用硬脑脊膜补片或明胶海绵覆盖，关闭切口时肌肉分层严密缝合，加压包扎，伤口内不放负压引流。

2. 如颈部局部有皮下积液，可穿刺抽尽液体后局部加压，裂口可被渐渐生长的肉芽组织封闭。

3. 早期修复。许多背侧的脑脊液漏因手术医师操作不慎产生，特别当用线锯穿过椎板下方对椎管或椎间孔减压时，非常容易造成硬脊膜的损伤。此外，放置钩或椎弓根螺钉时，老年患者特别容易发生硬脊膜损伤，这种损伤不容易被发现。大多数硬脊膜破裂在直视下清晰可见，可直接修复。修复的第一步是扩大破裂硬脊膜周围的范围，以便破裂处能被完全看见，并且可以在直视下进行修复。如发现有多处硬脊膜破裂，则应该将破裂处完全暴露，并逐一修复。修复时一般用 6-0 血管缝线，针距 3 mm，边距 2 mm，缝合后如果硬脊膜仍有漏出，则进行第二步，即使用纤维蛋白胶或者明胶海绵覆盖，几分钟后这些小的漏出处可以黏合。如撕裂口较大，可试用深筋膜、肌瓣修补，以及硬膜内脂肪块堵塞等。

4. 如果术后出现持续脑脊液渗漏，可应用腰部蛛网膜下腔脑脊液分流以降低脑脊液压，有助于控制脑脊液漏，一般用 3~4 天，最多不超过 7 天。腰部蛛网膜下腔引流可能并发新问题，如水电解质紊乱、低颅压、神经根激惹、脑疝、感染、脑脊膜炎加重甚至死亡。控制脑脊液引流量在 240 mL 以下甚至更低，能及时终止切口内脑脊液漏，无脑疝发生。此期间患者卧硬床，同时给予抗生素预防感染。如无效，则需手术治疗。

5. 出现脑脊液漏不宜缝合时，在嵌入植骨块前，将硬脊膜外液体吸尽后，于裂口表面覆盖两层可吸收止血纱布，再喷纤维蛋白胶，最后将骨块嵌入。纤维蛋白胶对于脑脊液漏既可以用来预防，也可以用于治疗。适当地使用这种蛋白胶不仅可以在硬脊膜及周围立即形成一种屏障，而且在组织愈合过程中可以起到抗炎的作用，最后还可以在该处形成一种坚硬的纤维蛋白瘢痕，覆盖在硬脊膜的外侧密封伤口。对于一些手术前就判断不可能达到完全理想修复的硬膜损伤患者，手术中应用这种密封剂可以起到增强修复的作用，减少恶性脑脊液漏的产生。总之，纤维蛋白胶能提供脊柱手术中生物组织密封作用，防止脑脊液漏的发生。许多研究中心报道过这种物质的有效作用，但在显微镜手术修复硬脊膜时是否有用，目前还没有得到证明。应用纤维蛋白胶是一种有效的方法，但无论如何不能代替足够的硬脊膜修复。

6. 为了避免感染，一般在伤口内放置引流管，可以直接放到蛛网膜下，患者平卧 72~96 h，如果伤口干燥可以拔除引流管，如果仍然有渗液，继续留置引流管。一般来说，引流管留置时间最长可达 1 周，而且应该预防性使用抗生素，防止伤口感染。总之，对于脑脊液漏处理的最好办法是手术医师通过熟练的手术技巧和采用不同的手术缝合方法对硬脊膜损坏处进行修复，使用纤维蛋白胶加以辅助，必要时留置引流，对一些严重损伤的患者可以考虑二期手术治疗。手术医师应该尽量避免因为手术操作导致的医源性脑脊液漏，以预防为主。

## 四、血管损伤

上颈椎手术中损伤血管者国内外均有报道，以椎动脉损伤最为常见，尽管发生率较低，但其失血量大，而且速度快，随时有生命危险。因此，手术操作时必须小心。

### （一）发生原因

1. 颈前路侧方减压锐性剥离颈长肌时，若尖刀、骨膜剥离器或薄型神经剥离子等误入上下两个横突间，则易伤及椎动脉。

2. 寰椎后弓剥离或切除时如果对于血管位置和可能的变异没有充分的认识，对寰椎后弓向两侧剥离时，如果超过 1.5~2 cm 安全范围，则有可能伤及椎动脉。

3. 寰枢椎螺钉内固定时损伤。在美国神经外科医师协会进行的一项调查中，1 318 例行 2 492 枚寰枢椎螺钉内固定术的患者中，31 例（4.2%）出现明确的椎动脉损伤，23 例（1.7%）怀疑椎动脉损伤。上述 54 例中只有 2 例出现神经损伤症状，另有 1 例由于双侧椎动脉损伤而死亡。

4. 经小关节突后路减压手术时损伤动脉。

5. 切除横突孔前壁时，需先行松解，否则有可能因椎动脉与横突孔前壁骨质粘连而误伤。

6. 任何切骨器械一旦偏向侧方，超过颈长肌界限时，就有可能误伤椎动脉。

7. 由于肿瘤或感染因素使颈椎侧部骨质异常软化，当前路减压术中试图侧方减压时，更易发生椎动脉损伤。

8. 椎动脉解剖轴心异常或扭曲、局部放疗导致椎动脉外膜瘢痕化、术中失去颈椎中区的骨性标志。

### （二）临床表现

术中可见减压部位出血凶猛，呈喷射状，患者血压、脉搏可受影响。如经填塞止血等控制急性出血后，放开加压止血再次重复上述表现者，即为椎动脉损伤。Bose 报道了 1 例椎动脉损伤后进行性四肢麻痹，提示硬膜外血肿，手术证实为椎动脉－硬膜外静脉丛瘘，结扎引流后，四肢麻痹消失。临床报道寰枢椎跨关节螺钉损伤椎动脉的可能性为 4.1%~8.2%，因椎动脉损伤致脊髓功能受损的可能性为 0.2%，死亡率为 0.1%。

### （三）预防措施

1. 术前准备充分，熟悉和研究椎动脉的走行和周围解剖关系，了解椎动脉的状态和代偿情况等。

2. 注意因手术体位不当引起椎动脉医源性损害的可能性，避免头颈部过度旋转或过伸。

3. 一侧椎动脉疑有损伤时，对侧不宜再进行手术操作，防止出现双侧椎动脉损伤。

4. 内固定完成后怀疑有椎动脉损伤时，不要贸然取出螺钉，防止出现难以控制的大出血。

5. 术前通过 CT 或 MRI 检查明确椎动脉与颈椎侧块的关系。

6. 在颈椎前路手术中，双侧颈长肌和钩椎关节内侧可作为任何手术解剖和分离的内侧和外侧标志。

7. 出现椎静脉损伤控制出血后，不能继续向外侧分离。

8. 内固定时熟悉椎动脉的走行及投影，螺钉方向应避开椎动脉，进针点解剖定位要准确。

9. 手术过程中麻醉师应该密切观察患者浅表的动脉搏动，防止过度牵拉造成继发性血管损伤。

10. 在分离寰椎后弓时，切勿向两侧分离超过 1.5 cm，儿童不可超过 1.0 cm。

### （四）处理方法

医源性椎动脉损伤的处理原则包括：局部控制出血，防止椎基底动脉急性缺血，防止脑血管栓塞等。

1. 发生医源性椎动脉撕裂损伤后，应立即采用局部填塞、压迫等控制出血，之后停止手术或改变手术方案。螺钉孔内出血时，立即将螺钉拧

入。快速补充血容量，同时将患者头部恢复到中立位，以免对侧椎动脉的血供受到影响。

2. 在指压等暂时控制出血后，可以采用大量明胶海绵、骨蜡、棉片等局部加压填塞，用量要大且应为固体，这样可以避免血管内栓塞形成，应避免使用小块骨蜡或颗粒物。填塞后在填塞物处边吸引边观察出血情况。单纯填塞治疗后，患者可能会有出现迟发性脑血管栓塞、再出血，以及形成局部动静脉瘘等并发症的危险，有条件者在局部填塞控制出血后进一步处理椎动脉。

3. 一侧椎动脉损伤后，如果对侧椎动脉也存在血流不足，则患者就极为危险，因此必须考虑到椎动脉的解剖因素和对侧椎动脉代偿功能，应充分考虑到椎动脉结扎的危险性。如果术前通过血管造影已确认双侧椎动脉的直径，若术侧椎动脉直径小于或等于对侧，则可以结扎。椎动脉结扎应同时结扎损伤处的远、近端，单纯近端椎动脉结扎较易出现再出血以及局部动脉瘤形成。临床上椎动脉结扎方法有两种：一种是非直视下在损伤部经椎动脉的深面通过缝线后结扎，但有损伤位于椎动脉后方脊神经根的危险；另一种则需在损伤血管的上下各一平面咬除横突孔的前环骨质，充分暴露椎动脉，在直视下进行血管结扎。

4. 能够直接修复椎动脉是最理想的结果，其并发症较少，但要在良好术野暴露的前提下进行。术中如果能顺利暴露损伤部上下各一平面，则应尝试进行椎动脉直接修复。在此过程中应注意补充丢失的血容量，保持血流动力学的稳定。

5. 对于局部椎动脉损伤非常严重，难以采用直接修复方法者，可采用椎动脉重建手术。适应证：严重双侧椎动脉病变引起的椎基底动脉供血不足；有颈动脉或椎基底动脉供血不足症状；壁外病变引起椎动脉压迫或激惹而导致椎基底动脉供血不足；椎动脉瘤、动静脉瘘、自发性夹层分离和开放损伤。方法：椎动脉内膜剥离术；椎动脉移位术；椎动脉搭桥术；临近小血管重建椎动脉；静脉移植。

6. 血管内栓塞，治疗同椎动脉结扎一样。采用血管内栓塞治疗椎动脉医源性损伤应充分考虑到对侧椎动脉的代偿情况。此方法也可用于椎动脉损伤后期并发症，如椎动脉损伤性动静脉瘘的处理，效果较好。

## 五、内固定器械松动、疲劳、断裂以及移位

### （一）发生原因

1. 进针点或方向不准确而反复调整、改道，使孔道过大，攻丝后骨螺纹消失，拧入螺钉后发生螺钉松动、螺钉脱出等。

2. 上下位螺钉排列不齐，钢板安放困难，强行安放钢板易造成螺钉弯曲、螺钉松动或破坏螺纹、螺母旋入困难，最终导致内固定不确切。

3. 内固定装置没有牢固锁紧可导致内固定松动、脱出。

4. 侧块钛合金板的弯度与颈椎的曲度不符，固定时板未紧贴关节突导致内固定松动、脱出。

5. 植骨未融合，假关节形成，应力集中于内固定材料上导致内固定物疲劳断裂。

6. 螺钉太短强度不够或螺钉太长穿透侧后方皮质，均可出现内固定位置不良。

7. 术后外固定效果不佳，制动强度或时间不够导致内固定松动脱出、疲劳断裂。

8. 螺钉进入植骨块界面或进入椎间隙引起内固定松动。

9. 骨质疏松。

10. 局部感染或结核病灶未能控制导致内固定松动。

11. 螺钉固定角度不正确，角度太大，偏向齿状突后侧，造成入钉部骨质破裂或使骨折部分离，造成内固定位置不良。

12. 骨质有破坏，螺钉位于破坏骨质内，如脊柱结核导致内固定松动。

13. 早期过量活动等可以造成应力集中在内置物上引起置入物疲劳断裂。

### （二）临床表现

一般没有明显的临床症状。术后可出现脊柱不稳及畸形或植入物退到皮下可直接触及。X线摄片见螺钉与周围骨质之间有透亮带、螺钉脱出等可以明确诊断。

### （三）预防措施

1. 侧块螺钉固定时，术前要明确关节突的厚度及其与椎动脉、椎间孔的关系，侧块过薄时螺钉应穿过对侧皮质。

2. 术中椎弓根螺钉或侧块螺钉的置入尽量一次成功。

3. 预弯内固定装置，使其符合人体颈椎生理曲线，侧块钛板一定要与关节突表面贴紧。

4. 术后应严格制动，辅助外固定支具，持续3个月。

5. 确保螺钉位于正常骨质内，固定前以定位针探查螺钉孔下位置是否正确，必要时X线片检查协助确定。选择合适长度的螺钉。

6. 尽量选用目前设计科学、生物力学性能良好的新型脊柱内固定置入物，并按设计要求完成内固定。

7. 术后早期避免活动量太大。

8. 对于严重骨质疏松患者应慎用内固定。

9. 应明确齿状突前路螺钉直接内固定的适应证。

### （四）处理方法

限制活动。植骨未融合者，延长外固定时间，若仍不融合，可考虑取出内固定，重新内固定植骨；植骨融合者，根据具体情况决定是否手术取出内固定。内固定松动后，其作用即丧失，一般应及时取出。

## 六、假关节形成

假关节形成是植骨不融合的结果。寰枢椎后路植骨融合术后假关节形成发生率较颈前路者低。

### （一）发生原因

1. 采用人工骨或异体骨植骨，存在免疫反应。

2. 植骨床准备不佳。

3. 固定不确实，局部有异常活动。

4. 全身因素对植骨融合具有较大的影响，与骨融合相关的全身性因素主要包括：吸烟、骨质疏松、营养不良、围手术期长期使用非甾体类抗炎药或化疗药治疗。Down's 综合征患者行上颈椎植骨融合后不融合的概率较高。

5. 术后并发感染将导致植骨不融合的发生率增高。

6. 颈部制动不确实。实验及临床研究均显示，局部机械力学性能的稳定性是植骨融合必需的生物力学环境。如颈椎后路术后植骨不稳定，植骨块与植骨床及植骨块与植骨块之间出现过度的活动，则会影响骨组织的爬行替代，降低骨融合率。

### （二）临床表现

假关节形成后，局部出现异常活动及不稳，轻者导致机械性颈痛，重者由于软骨－骨性骨赘的形成，造成脊髓和（或）神经根的再次受压，从而出现相应的神经症状。如何准确诊断假关节的形成还没有很好的方法，目前使用最多的是屈伸动力位平片检测，过伸过屈位植骨块和椎体之间可见透明线存在，预融合的相邻椎体之间无连续的骨小梁桥接。假关节形成：①有时可见骨吸收现象；②术后 12 个月在屈伸动力位 X 线片上椎体与植骨界面间位移大于 2 mm；③屈伸的侧位片上显示其较前超过 5°；④植入物折断等。

### （三）预防措施

1. 准确地剥离椎板和侧块及放置充分的自体移植骨可以提高融合率。

2. 良好的植骨技术，制造良好的植骨床，并有足够的植骨块。小关节及椎板表面的软骨及骨皮质要去除，露出软骨下渗血的松质骨骨面。

3. 内固定要确实可靠，术后应定期随访，如发现有内固定松动现象，则加用可靠的外固定。术后 3 个月内要适当制动颈部。

### （四）处理方法

如证实有假关节形成，应重新手术。根据具体情况行前路植骨内固定或后路侧块固定术。

## 七、上颈椎失稳

上颈椎后路手术并发颈椎不稳者较为常见。

### （一）发生原因

1. 切骨过多，局部切骨过多可以致颈椎失稳。一般而言，颈椎椎板切除过多，可明显影响颈椎稳定性，如无内固定或外固定不可靠，术后可能出现颈椎不稳。

2. 肌肉组织破坏。骨膜下剥离椎旁肌时，脊神经后支被切断使肌肉失去支配，椎旁肌肉由于长时间牵拉压迫失去正常的生理功能，从而使颈椎后结构的张力带作用减弱，导致颈椎后凸及不稳。

3. 内固定物失效或植骨块滑脱及不愈合等可引起内固定装置松动，出现不稳。

### （二）预防与处理

对于此种并发症强调预防为主的原则，包括术中尽量保护椎旁肌，在彻底减压的同时尽量多保留骨性结构，尤其是小关节。治疗上视不稳定程度与所引起的后果决定是观察、非手术疗法（辅以外固定与制动）还是手术疗法。

## 八、颈椎后凸畸形

### （一）发生原因

1. 颈椎后路减压术后后凸畸形主要见于广泛切骨减压而未行植骨融合术者。临床资料表明，当 50% 以上小关节被切除时，脊柱的稳定性将明显降低，并易导致颈椎的成角畸形，其畸形程度与切除范围大小成正比。

2. 植骨块愈合不良，植骨块高度不够，植骨块植入深度不够，髂骨的皮质部未承受轴向载荷等。

3. 针对寰枢关节脱位、颅底畸形、椎体及附件肿瘤的患者，主要采用枕颈部后路手术矫正。枕颈部后路手术过程中除了扩大枕骨大孔外，有时还必须切除部分椎板。骨骼未发育成熟的患者采用后路手术，术后发生不稳和畸形的概率较高。

4. 枢椎棘突为颈后肌主要附着点，切除后易致颈椎生理前曲变小或消失，严重时可发生后凸畸形。

### （二）临床表现

轻者无脊髓神经压迫症状，严重者可有脊髓神经压迫症状。

### （三）预防措施

1. 植骨后使用内固定可防止高度丢失。
2. 要牵开椎间隙后植骨。
3. 术后早期辅助外固定，注意定期检查，观测植骨融合情况。
4. 临床上往往通过适当的牵引来维持颈椎稳定，达到防止脊柱畸形的目的。
5. 尽可能保留后方棘上、棘间韧带及小关节囊的完整。

### （四）处理方法

无脊髓神经压迫症状者可不予处理，注意定期随访。畸形较轻者，可采用石膏或支架保护。

若畸形较为严重且有脊神经压迫症状，根据具体情况行畸形矫正及植骨融合手术。在手术之前进行颅骨牵引时，要注意牵引重量适当，防止过度牵引引起脊髓或神经损伤。

## 九、邻近节段退变

### （一）发生原因

1. 寰枢椎融合后脊柱节段活动度重新分配。融合节段内刚度增加，活动幅度明显下降或消失，融合节段的活动度转移到剩余的运动节段，导致颈椎融合术后邻近节段活动度增大，其累积效应将不可避免地促使邻近节段退变的发生及加重。

2. 邻近节段关节突代偿性负荷加大。脊柱融合术后邻近节段活动度增大，可表现为椎间关节活动度增大，使关节突上应力集中，负荷增大。

3. 植骨块过长。病椎椎间隙嵌入植骨块时两端过紧，使相邻的椎间隙受挤压，颈椎间盘突出。

4. 颈椎前路内固定因素。有报道前路钢板固定并融合者，经 5~9 年随访，邻近节段 X 线片检查发生退行性改变者达 60%。

### （二）临床表现

邻近节段退变的病理改变主要是颈椎病样改变，如椎体前后方骨赘形成、椎间隙变窄、椎体滑移等，亦可发生椎间盘突出、黄韧带肥厚及钙化，甚至椎管狭窄。邻近节段退变可以发生于融合平面的上、下节段。

### （三）预防措施

1. 加强项肌功能锻炼，提高肌肉的强度以保护脊柱。
2. 减少融合部位的活动。
3. 避免植骨块过长，牵开椎间隙后将骨块修至能轻轻打入的长度即可。

## （四）处理方法

出现邻近节段退变后，应按照病理学改变予以处理。

总之，在使用上颈椎内固定器械时，想要既减少并发症的发生又达到稳定的固定目的主要还是取决于手术医师对医疗器械组成和不同使用技术的了解，如单独的金属线、线棒结合或钉板系统等。手术医师首先必须对患者的病情有详细的了解，确定手术最终要达到的目的，选择合适的手术方法。只有对手术节段的局部解剖结构非常了解，才能正确地选择使用哪种固定系统。Gallie、Brooks、Jenkins 等技术用于上颈椎后方结构较完整的患者，这些手术后的主要并发症是分离过程不仔细，损伤血管或神经，最常见的是穿钢丝时方法不当对脊髓造成直接压迫，出现相应的症状或体征。手术医师在穿钢丝时应特别注意。椎弓根钉固定已经开展20余年，但临床上仍会由于操作不当产生并发症。椎弓根钉可以损伤硬脑膜、脊髓、神经根、大血管等，螺钉也可以引起椎弓根骨折，内固定物松动、脱落、断钉等。合适地放置椎弓根螺钉对于防止固定的丢失、损伤相关的解剖结构等非常重要。螺钉应该穿过椎弓根，在其内外侧都不能提供理想的固定，位置变化会引起硬脊膜撕裂和（或）神经根损害，引起神经孔的改变和神经根损伤，因此，手术过程中应该有准确的定位。如螺钉太长，会损伤前方大血管，太短又容易拔出。较大的螺钉抗拔出力较大，但是螺钉直径太大的话，会对椎弓根造成破坏，导致穿孔或爆裂。在使用不同的内固定器械时，植骨是不可或缺的，牢固的骨性融合是使用脊柱后路器械防止并发症发生的前提。

## ■ 十、术后全身并发症

上颈椎术后引起的全身并发症主要以全身感染和电解质紊乱为主，其中以低钠血症出现较多。

## （一）感染

上颈椎手术，特别是经口咽入路的手术，术后感染发生率较高，尤其在早期，曾有高达31.6%的报道，如不切开软腭，则感染率可降低一半。

### 1. 发生原因

（1）全身因素　与感染有关的全身性因素包括营养不良、肥胖、糖尿病、激素治疗、免疫抑制、年龄过大以及术前住院时间过长等。术前住院时间大于2周的患者较术前住院仅1天的患者感染率明显增高。

（2）局部因素　如颌颈部毛囊炎，以男性患者为多见，大多在下颌处，术前如不注意检查，可因胡须遮挡而被忽视，以致手术时才被发现，从而为局部感染提供了致病菌来源。

（3）手术因素　包括术前准备不彻底，手术皮肤消毒时范围不够及遗漏等。手术后的局部污染，例如进食、饮水等亦直接相关。另外，手术时间越长，发生术后感染的概率越大。

（4）其他原因　包括身体其他部位存在炎性病灶，未遵守手术无菌技术要求，误伤食管造成食管瘘，透视时术野污染等。

### 2. 临床表现

发热，无疼痛，有轻微不适和全身症状；化验检查血沉明显升高，血常规示白细胞升高、中性粒细胞升高；后期可形成脓肿、窦道；也可长期呈低毒性感染表现。

### 3. 预防与处理

术前、术中、术后常规应用抗生素，高敏体质患者延长术后抗生素应用时间；选用组织相容性良好的钛合金内固定材料；术后保持引流通畅，避免积血。手术入路周围应无潜在感染源，如疖、疹或皮肤破损等。手术器械应采用高压灭菌，防止术野污染或器械污染。改善患者的营养状况，手术室要达到骨科无菌手术的要求。一旦诊断感染，应取出内固定，局部病灶清创、引流，应用抗生素。

## （二）低钠血症

### 1. 发生原因

此类并发症常见于颈椎创伤患者，国内外报道发生率相差较大，为45%~100%。目前对于发生低钠血症的原因尚不清楚，在脊髓损伤的患者中，其发生率与脊髓损伤的程度呈正相关。对于老年患者和脊髓损伤严重患者，由于早期对此并发症了解不足，一旦发生中度以上的低钠血症，病情相当顽固，难以纠正且每日血清钠浓度的变化非常大。因此，颈椎创伤和接受颈椎手术的老年患者均应视为发生术后低钠的高危人群。

### 2. 临床表现

一般多发于情况较差的老年患者，颈椎创伤合并脊髓损伤者。表现为精神萎靡不振、四肢无力、呼吸困难等，甚至昏迷。

### 3. 预防与处理

对颈椎创伤的患者术前、术后均应每日检测电解质变化情况，及早发现，及时治疗。对低钠的患者除严格按照公式计算出的量补钠外，由于颈椎创伤低钠患者尿量较多且尿钠高，补钠时还应严格限制每日液体入量避免血液稀释，造成临床上判断失误，同时减少由于液体排泄过多而导致机体过度排钠。尽量减少甘露醇等脱水药物的使用，同时应用清蛋白，维持胶体渗透压，提高血钠浓度。有时应用高渗盐水可发生脑水肿或重度低钠，可发生昏迷、休克等症状，加之颈椎创伤导致呼吸肌无力、不能主动咳痰，患者易发生呼吸停止、窒息等严重并发症，此时应及时行气管切开以利于护理、保持呼吸道通畅。

## 十一、术后切口感染

### （一）发生原因

1. 颈后部脂肪多较厚，且切口较深，若缝合时不严密关闭，易发生感染。

2. 发际处的毛囊炎，手术前如不注意检查则不易发现。当已安排好于次日施术并对患者行皮肤消毒准备时方才发现，此时可能因为怕影响原定计划，面对局部仅行一般对症处理，之后仍按原计划施术，从而易发生切口感染。

3. 敷料未及时更换。术后患者长时间仰卧，局部潮湿及透气不良，加之切口渗血等，都为细菌繁殖提供了有利条件。如果未能及时更换敷料，则易招致感染。

4. 血肿对细菌繁殖极为有利，应予以充分引流，以防其成为细菌繁殖的培养基。如一旦感染，除加大抗生素用量外，应拆除一至数针缝线予以引流，并根据局部情况决定是否需要取出内固定物或植骨块等。

5. 当血糖控制不好时，手术后非常容易感染。除糖尿病外，心血管系统疾病、肾脏疾病等均是术后感染的易发因素。

6. 营养不良、肥胖症以及其他原因导致的机体抵抗力低下者，如化疗患者或AIDS患者等，都容易发生手术后感染。吸烟也是引起术后感染的原因之一。

7. 患者术前住院时间影响伤口愈合。据报道，手术前1日入院的患者手术后感染率为1.1%；住院1周后手术的患者伤口感染率加倍。而住院2周的患者会感染较多的医院内菌丛。因此，选择合适的手术时机与降低伤口感染率有关。

8. 手术切口与伤口感染的关系也比较密切。同时进行前后路手术的感染概率比单纯前路手术或单纯后路手术大。手术过程中使用一些附加物，如止血剂、消毒剂、移植骨及替代物等，都有可能对手术后的伤口愈合造成影响，导致感染的发生。

9. 手术室内的接种菌与手术后伤口感染也有关。

10. 所有的手术伤口都为细菌的生长和繁殖创造了一种潜在的环境。如果伤口软组织处理不好，会引起组织坏死，有利于细菌生长。切口缝合太紧会造成切口周围血液供应不足，也是伤口内细菌繁殖增加的主要原因之一。手术切口内止血不良，伤口出血也是伤口感染的重要原因。

## （二）临床表现

一般来说，伤口感染时易出现红、肿、热、痛等症状，深部感染时还会出现相应的神经症状以及部分特殊体征。

## （三）预防措施和处理方法

1. 术前、术中和术后合理使用抗生素是防止术后感染的有效手段。

2. 术中严格无菌操作，关闭切口前常规反复使用无菌盐水冲洗切口深部，分层紧密缝合。

3. 术后常规引流 24~48 h，渗血多者可使用止血药。

4. 若有大的血肿形成则需手术探查止血，并清除 积血。

5. 表浅的感染经抗生素治疗和伤口局部处理后多能痊愈，如有流脓并有发热等全身症状，应按脓肿处理。

6. 一旦炎症波及骨质则应按骨髓炎治疗。

7. 手术室的处理包括严格的消毒、通风等。进入手术室的人员也应该进行严格控制，手术人员的头发要保持清洁，衣帽应该严格消毒，这些都是减少手术过程中手术环境菌落的必要手段。

8. 选择合适的手术时机与降低伤口感染率有关。

9. 糖尿病患者及低蛋白血症患者在术前、术后应将相应指标控制在正常范围内。

总之，对于手术后伤口感染应该及早地做出诊断并进行治疗。尽量在感染未扩散的情况下明确诊断，并采取合理的治疗措施，以便达到最好的疗效。 患者手术后出现感染时首先会有一些症状，在血常规检查中也可以得到一定的反映。一旦感染发生，应及时采取措施，控制感染的发展。尤其对于使用内固定器械的患者，如果出现伤口感染，更应该准确诊断，必要时需要再次手术治疗，清除感染病灶，防止感染的扩散和迁延。

# ■ 十二、术后蛛网膜炎

## （一）发生原因

是产生于脊髓周围蛛网膜和神经根的一种炎性病理改变，最容易发生于腰椎手术后，但在上颈椎手术后伤口感染者中同样可以出现。由于炎症导致软脊膜逐渐增厚，严重时引起脑脊液流动堵塞。发生的原因不同，但结果都是蛛网膜的炎性改变。目前认为是不同原因引起的慢性症状，患者感觉肩部持续疼痛，如果进一步发展成为软脊膜炎，会出现一系列相应的症状和体征。

上颈椎手术后出现蛛网膜炎的主要原因是手术过程中操作不当或手术过于复杂。发生蛛网膜炎的共同机制是鞘内的物质必须首先暴露于某些物质和因素之中，然后炎症反应才开始出现，在软脊膜中形成瘢痕并粘连一些神经成分，出现症状。上颈椎手术时分离组织比较困难，特别是对于二次手术的患者，因为瘢痕粘连，分离时更容易出现硬脊膜撕裂，导致鞘内脊髓暴露于伤口中，术后容易出现感染，发生蛛网膜炎。

## （二）临床表现

蛛网膜炎导致软组织增生，使薄的软脊膜增厚并纤维化，引起相应的病理变化，但是在显微镜下见到的炎症反应并不是特别严重。蛛网膜炎患者并没有统一的临床表现，容易与其他病情混淆。多数患者有肩背痛的表现，程度不一。但是随着现代影像技术的发展，对于蛛网膜炎的诊断相对较为容易，最好是在患者发病状态时进行检查。目前，CT 脊髓造影是诊断蛛网膜炎的首选方法，较其他影像学检查方法有更为明显的优势。

## （三）预防措施和处理方法

总的来说，对于蛛网膜炎的治疗没有很好的方法，最好的办法是预防其发生。在手术时，手术医师轻巧的操作、仔细的解剖、认真的止血等都会直接减少对软脊膜的刺激并防止手术后血肿形成，从而减少粘连的发生。治疗的主要目的是控制症状的发展。

1. 非手术治疗。传统的方法是使用非类固醇抗炎药物。短期使用肌肉松弛药可以减轻疼痛，使用苯二氮䓬类药物时要注意防止成瘾，对于一些顽固性疼痛可以用膜稳定剂，如苯妥英钠、卡马西平等。现在，也有人使用经皮电神经刺激治疗，但效果没有得到有力的证明。

2. 手术治疗。传统观点认为蛛网膜炎是一种没有办法治疗的顽固性疾病。有些医师对一些患者进行手术治疗，结果并没有减轻疼痛的症状，反而有所加重。有文献建议手术治疗，但多数学者不赞同。

3. 由于对蛛网膜炎的治疗没有确切的方法，因此，临床上不断出现一些新的方法。近年来，围绕预防蛛网膜炎的发生出现了不少生物材料，包括Urokinse、Depo-Medrol等，但结果存在争论。

总之，上颈椎手术后发生粘连性蛛网膜炎的主要原因是医师的手术操作不当，发病后的治疗结果并不是很理想，因此最重要的是预防其发生。一方面选择合适的患者，另一方面手术医师在操作时尽量减少对蛛网膜及神经成分的直接接触或损伤。

（李彬彬　黄晓川　许卫红）

## ▮ 参考文献

［1］余鹏，汤逊，徐永清，等．颈椎前路手术的早期并发症及其预防和处理［J］．中国矫形外科杂志，2012，10(6):874-876.

［2］刘鹏，曾肖宾，柳峰，等．脊柱手术中硬脊膜损伤及术后脑脊液漏的处理［J］．中国修复重建外科杂志，2008，22(6):715-718.

［3］赵军，权正学，欧云生，等．颈前路手术早期并发症的防治［J］．中国修复重建外科杂志，2008，8(5):901-904.

［4］陈超，王岩，张雪松，等．颈椎后纵韧带骨化症的手术并发症分析［J］．中国脊柱脊髓杂志，2010，20(3):192-196.

［5］陈智，黄轩，李凤宁，等．颈椎前路术后吞咽困难的相关因素分析［J］．中国脊柱脊髓杂志，2012，22(11):979-983.

［6］方旭，赵文志，郑连杰．颈椎前路手术的并发症及其处理［J］．中国脊柱脊髓杂志，2007，17(8):567-570.

［7］韦峰，刘忠军，刘晓光，等．上颈椎原发肿瘤全脊椎切除术的术中及术后并发症［J］．中国脊柱脊髓杂志，2014(3):227-233.

［8］袁文，王新伟，贾连顺．颈椎病手术治疗的相关问题探讨［J］．中国脊柱脊髓杂志，2006，16(5):325-329.

［9］谭明生，张光铂．上颈椎外科学［M］．北京：人民卫生出版社，2010.

# 第九章
# 寰椎骨折脱位

## 第一节 枕骨髁骨折

枕骨髁骨折（occipital condyle fracture，OCF）是一种较为少见的损伤，自 1817 年 Bell 首次报道至今，随着影像学技术的发展，尤其是 CT 三维重建的应用，枕骨髁骨折的报道逐渐增多，但由于早期临床表现不明显、X 线检查困难等原因，临床常被忽视。

### 一、流行病学和损伤机制

枕骨髁骨折通常是高冲击钝性损伤所致，占外伤入院患者的 0.1%~0.4%。其中机动车事故是最常见的原因（55%），高处坠落伤占 34%，头部被袭击占 9%。高达 56% 的伤者合并外伤性颅脑损伤（traumatic brain injury，TBI），20%~31% 的伤者合并其他颈椎损伤。

### 二、解剖特点

枕骨髁是枕骨外部枕骨大孔前外侧成对的骨性突起，与前方的枕骨基底部、后方的枕骨颞鳞部共同围成枕骨大孔。

横断面上枕骨髁表现为椭圆形或蚕豆形，凸面向下与寰椎的上凹面组成关节，在冠状面枕骨髁自外上向内下倾斜；正中矢状面成人枕骨髁向内下倾斜角度为 25°~28°。Pearson 分析发现枕骨髁长度及周长与面积之间存在明显相关性，椭圆形枕骨髁周长最大，手术操作成功率较高。

枕骨髁与寰椎侧块形成寰枕关节，该关节为双轴性椭圆关节，两侧关节同时活动，可使头做俯仰和侧屈运动。寰枕前膜是前纵韧带的最上部分，联结枕骨大孔前缘与寰椎前弓上缘之间。寰枕后膜位于枕骨大孔前缘与寰椎后弓上缘之间。以上韧带的损伤可导致寰枕关节的不稳定性。另外，由齿状突向外上方延至枕髁内侧的翼状韧带在外力作用下可引起枕骨髁的撕脱性骨折。

枕骨髁毗邻重要的结构包括上方的舌下神经、内侧的脑干、后外侧的椎动脉及 $C_1$ 神经根、上外侧的导静脉及乙状窦、枕骨髁腹侧的咽后软组织，手术应避免损伤上述结构。

### 三、分型

临床上应用最广泛的枕骨髁骨折分类系统是 1988 年的 Anderson 和 Montesano 分型，根据创伤机制和骨折后形态学变化将枕骨髁骨折分为 3 型：Ⅰ型为碰撞型骨折，是枕骨髁粉碎型骨折伴微小碎骨片移位；Ⅱ型为枕骨髁裂纹骨折，骨折线可延伸至枕骨斜坡，是枕骨基底伴枕骨髁的大块状骨折，可累及一侧或两侧枕骨髁；Ⅲ型为枕骨髁撕脱骨折，是位于翼韧带附近的骨折类型，碎骨片自枕骨髁下内侧面向枕骨大孔方向移位。Ⅰ型及Ⅱ型的顶盖膜和双侧翼韧带完好无损，故认为此型为稳定性骨折；Ⅲ型枕骨髁发生撕脱骨折后患侧翼韧带损伤或松弛，健侧翼韧带和顶盖膜被拉紧而致翼韧带部分或全部撕裂,该型为潜在不稳定型。

1997年Tuli根据X线平片和CT观察骨片有无移位以及MRI检查评价是否存在韧带损伤,判断头颈交界区损伤的稳定程度,为枕骨髁骨折的处理和治疗又提出了一种新的分类方法,将枕骨髁骨折分为Ⅰ型无移位型和Ⅱ型移位型,Ⅱ型又被分为Ⅱa型(只有骨折而无韧带损伤)和Ⅱb型(骨折伴韧带损伤)。Ⅰ型和Ⅱa型是稳定性骨折,而Ⅱb型为非稳定性损伤(图9-1)。

## ■ 四、辅助检查

### (一)X线平片

传统X线对于评价头颈交界区的损伤很困难,尤其是可能看不到枕骨髁骨折或对其征象认识不足。枕骨髁在头颅正侧位像上均显示不清,据文献记载,只有20%的病例能在颅底骨折标准平片上看到骨折,但并不能看清枕骨髁。颈椎前后位上颌骨与枕骨重叠,侧位像枕骨髁与乳突重叠,因此枕骨髁骨折在X线平片上很难做出准确

诊断,但是颈椎侧位上颈段颈前软组织肿胀,可对枕骨髁骨折做出提示。另外寰枢椎的开口位可用于显示寰枕、寰枢间的解剖关系。

### (二)CT表现

CT检查是诊断枕骨髁骨折的首选且准确的诊断手段,对于头颈联合损伤的患者除常规CT观察有无颅内损伤以外,还应做环枕区的薄层CT检查,一般采用1~2 mm层厚,自颅底至C₂下缘,利用骨窗和软组织窗仔细观察环枕结构。直接冠状扫描不适于颅颈交界区损伤患者,特别是具有潜在或已证实的上颈椎骨折或不稳定型损伤的患者。最佳的显示方法是采用螺旋扫描薄层三维重建,将采集的数据进行冠状、矢状重建,以明确骨折的范围和类型,创伤后10~12周的CT复查也很必要,用以观察骨折的愈合情况。

### (三)MRI表现

枕骨髁骨折MRI检查的重要价值在于评价头颈交界区的软组织特别是韧带结构的损伤,可作为CT的重要补充。MRI图像在评价韧带结构尤其是顶盖膜和环横韧带方面的应用已很成熟并

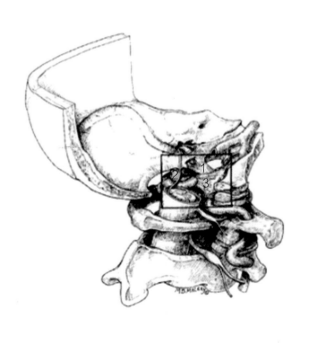

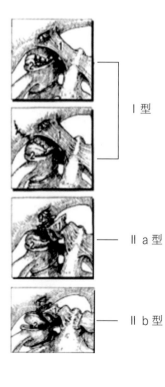

图9-1 枕骨髁骨折Tuli分型

图中1为翼状韧带,2为枕骨髁。Ⅰ型骨折无移位型,Ⅱa型骨折不伴韧带损伤,Ⅱb型骨折伴韧带损伤

在逐渐提高，MRI 不仅可见到韧带不全或完全撕裂的直接征象，而且可见骨折区域脊髓内水肿的间接征象。另外，MRI 在评价脑组织、脊髓、神经和血管等结构的损伤方面也很有价值。

## 五、诊断

由于临床上枕骨髁骨折缺乏典型的症状和体征，所以影像学检查对枕骨髁骨折的诊断非常重要，但因颅面骨的重叠，对于多发伤患者，常规头颅和颈椎 X 线平片很难发现异常，CT 可作为诊断枕骨髁骨折的首选方法。

## 六、治疗

绝大多数 OCF 病例可采取保守治疗。根据 Tuli 分型指导临床治疗，Ⅰ 型及 Ⅱ a 型采取硬颈围固定 6~12 周，Ⅱ b 型需用 Halo 架外固定。少数文献报道对于伴神经症状的不稳定枕骨髁骨折，手术切除移位碎块后，患者神经症状得到改善。夏磊等更新指南提出，几乎所有枕骨髁骨折均能保守治疗，对枕骨髁骨折伴有枕寰损伤的患者可采取 Halo 架固定或枕颈融合术。

（黄柏生　蔡弢艺　刘庆军）

## 参考文献

［1］Tuli S, Tator CH, Fehlings MG, et al. Occipital condyle fractures[J]. Neurosurgery, 1997, 41 (2):368–376.

［2］Gonzalez LF, Klopfenstein JD, Crawford NR, et al. Use of dual transarticular screws to fixate simultaneous occipitoatlantal and atlantoaxial dislocations[J]. J Neurosurg Spine, 2005, 3(4):318–323.

［3］Uribe JS, Ramos E, Vale F. Feasibility of occipital condyle screw placement for occipitocervical fixation: a cadaveric study and description of a novel technique[J]. Spinal Disord Tech, 2008, 21(8):540–546.

［4］Duan S, Lv S, Ye F, et al. Imaging anatomy and variation of vertebral artery and bone structure at craniocervical junction[J]. Eur Spine J, 2009, 18(8):1102–1108.

［5］Muthukumar N, Swaminathan R, Venkatesh G, et al. A morphometric analysis of the foramen magnum region as it relates to the transcondylar approach[J]. Acta Neurochir(Wien), 2005, 147(8): 889–895.

［6］Utheim NC, Josefsen R, Nakstad PH, et al. Occipital condyle fracture and lower cranial nerve palsy after blunt head trauma – a literature review and case report[J]. J Trauma Manag Outcomes, 2015, 9(1):2.

［7］Ozer MA, Celik S, Govsa F, et al. Anatomical determinationof a safe entry point for occipital condyle screw using threedimensional landmarks[J]. Eur Spine J, 2011, 20(9):1510–1517.

［8］王林森, 蔡琳. 枕骨髁骨折的研究与进展 [J]. 国际医学放射学杂志, 2002, 25(2):111–113.

［9］Huang DW, Tai SH, Hung YC, et al. A rare occipital condyle fracture in a patient with a minor head injury[J]. Kaohsiung J Med Sci, 2009, 25(6):342–346.

［10］Mueller FJ, Fuechtmeier B, Kinner B, et al. occipital condyle fractures. prospective follow-up of 31 cases within 5 years at a level 1 trauma centre[J]. Eur Spine J, 2012, 21(2):289–294.

［11］Maddox JJ, Rodriguez-Feo JA-rd, Maddox GE, et al. Nonoperative treatment of occipital condyle fractures: an outcomes review of 32 fractures[J]. Spine (Phila Pa 1976), 2012, 37(16):E964–E968.

［12］Abat F, Soria L, Garcia-Casas O, et al. Occipital condyle fracture: clinical case and a review of the literature[J]. Rev Esp Cir Ortop Traumatol, 2012, 56(1):67–71.

［13］Domenicucci M, Mancarella C, Dugoni ED, et al. Post-traumatic Collet-Sicard syndrome: personal observation and review of the pertinent literature with clinical, radiologic and anatomic considerations[J]. Eur Spine J, 2015, 24(4):663–670.

［14］Tomaszewski R, Wiktor L. Occipital Condyle Fractures in Adolescents[J]. Ortop Traumatol Rehabil, 2015, 17(3):219–227.

［15］Riascos R, Bonfante E, Cotes C, et al. Imaging of Atlanto-Occipital and Atlantoaxial Traumatic Injuries: What the Radiologist Needs to Know[J]. Radiographics, 2015, 35(7):2121–2134.

［16］Waseem M, Upadhyay R, Al-Husayni H, et al. Occipital condyle fracture in a patient with neck pain[J]. Int J Emerg Med, 2014, 7(1):5.

［17］Rue M, Jecko V, Dautheribes M, et al. Delayed hypoglossal nerve palsy following unnoticed occipital condyle fracture[J]. Neurochirurgie, 2013, 59(6):221–223.

［18］Joaquim AF, Ghizoni E, Tedeschi H, et al. Upper cervical injuries–a rational approach to guide surgical management[J]. J Spinal Cord Med, 2014, 37(2):139–151.

［19］Kruger A, Oberkircher L, Frangen T, et al. Fractures of the occipital condyle clinical spectrum and course in eight patients[J]. J Craniovertebr Junction Spine, 2013, 4(2):49–55.

［20］Ahmadian A, Dakwar E, Vale FL, et al. Occipitocervical fusion via occipital condylar fixation: a clinical case series[J]. J Spinal Disord Tech, 2014, 27(4):232–236.

［21］Dinc C, Turkoglu ME, Tuncer C, et al. Occipital condyle fractures: a case report[J]. Ulus Travma Acil Cerrahi Derg, 2014, 20(3):224–226.

# 第二节　枕寰关节脱位

枕寰关节脱位（atlanto-occipital dislocation, AOD）是一种罕见的、极不稳定的颅颈交界区损伤，由于具有强大的韧带支持，该损伤也可定义为急性外伤性枕骨寰椎间骨韧带不稳。

## 一、流行病学及损伤机制

枕寰关节脱位由 Blackwood 在 1908 年首先报道，占致命性脊髓损伤的 15%~20%。公认的脱位占全部急性颈椎损伤的 0.67%~1.0%，而根据 Bucholz 和 Burkhead 报道，在致命性机动车事故受害者中发生率为 8%。该损伤在儿童中更为常见，由于该年龄段韧带松弛，枕骨髁与寰椎关节面不匹配。

车祸和高处坠落伤是枕寰关节脱位的主要致伤原因。若头面部遭受突然打击，而颈部和躯干依惯性继续向前，则可能在枕骨和寰椎连接处造成剪切作用，导致枕寰关节脱位。枕寰关节前脱位由 Kissinger 和 Malgaigne 在尸检标本中首先描述，发生机制是交通事故中常见的枕寰过伸和枕寰分离，常并发的颏下裂伤、下颌骨骨折、咽喉壁裂伤证实了这一损伤机制。

## 二、解剖特点

枕骨大孔两侧各有一枕骨髁，其表面隆凸与寰椎侧块的上下关节面互相咬合，构成枕寰关节。枕寰关节借助于枕寰前、后膜及关节囊、韧带加强其稳定性。Werne 等通过解剖证实覆膜和翼状韧带是维持枕寰关节稳定的主要因素，若去掉二者则枕部就可能相对寰椎向前脱位。

## 三、分型

1986 年 Traynelis 根据枕部相对与寰椎的移动方向，将枕寰关节脱位分为 3 型：Ⅰ 型为枕骨相对寰椎向前移位，Ⅱ 型为枕骨与寰椎纵向分离，Ⅲ 型为枕骨相对寰椎向后移位。

## 四、辅助检查

### （一）X 线平片

颈椎开口位和正位片上，枕寰关节受到下颌骨和牙齿的遮挡，颈椎侧位片上枕寰关节与 X 线投射平面平行，所以都无法直接观察。在 X 线片上观察枕寰关节移位有 3 种间接方法。

1. 评估斜坡和齿状突之间的关系

斜坡是一个骨性平台，它始于背鞍，终于底穴（枕骨大孔前缘），斜坡中点到齿状突及底穴到齿状突的垂直距离小于 5 mm。

2. 齿状突 - 颅底关系（BDI）

在头颅处于中立位时，齿突的尖端和枕骨大孔前缘成垂直关系，成人齿状突尖端和颅底之间的正常距离是 4~5 mm，若此间距增宽则有临床意义,在伸屈侧位片上,该距离的水平位移是10 mm,如成人超过10 mm或儿童超过12 mm,则认为颈颅部不稳或脱位(图9-2)。

### 3. Powers 指数

测量枕骨大孔前缘与$C_1$后弓之间的距离和枕骨大孔后缘与$C_1$前弓之间的距离。若二者的比率大于1,则可以做出枕寰前脱位的影像学诊断,若比率小于1,且排除枕寰后脱位、齿突或$C_1$环骨折、枕骨大孔先天性异常,则属正常(图9-3)。

如X线无法测算BDI及Power指数,目前多在矢状位三维重建像下测算。

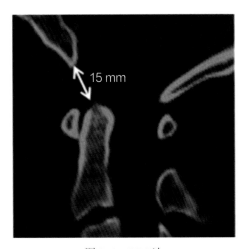

图9-2 BDI法

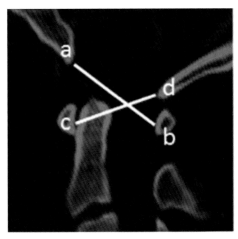

图9-3 Power 指数

## (二)CT 表现

临床或X线怀疑有AOD的患者建议行CT检查。CT能更精确地确定枕寰关节的关系,关节面矢状位重建较容易发现关节移位或骨折分离损伤(图9-4)。枕寰关节的移动空间一般不超过2 mm。

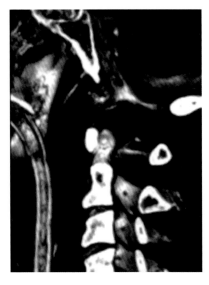

图9-4 矢状位SCT三维重建示枕寰关节分离

## (三)MRI 表现

对于CT扫描不明显,仍怀疑上颈椎损伤者,可行MRI检查。MRI对诊断神经损伤和枕颈关节的排列很有价值,能够对韧带和椎旁组织显像,如枕寰后膜、翼状韧带、齿状突尖韧带和交叉韧带等(图9-5)。根据韧带损伤程度,Bellabarba等将AOD分为3期。Ⅰ期为稳定期,为极少或没有移位的损伤,充分保留韧带完整性,包括单纯翼状韧带撕脱或部分韧带损伤或扭伤;Ⅱ期损伤为双侧枕寰关节轻微移位,可部分或全部自行复位,牵引试验证实韧带完整性丢失,BDI和BAI(颅底到齿状突后轴线的距离)均未超出正常值2 mm;Ⅲ期损伤的BDI和BAI均超出正常值上限2 mm以上。同时,Horn提出使用CT及MRI分型的方法:Ⅰ级损伤,CT结果正常而MRI结果中度异常;Ⅱ级损伤,CT有1个以上异常结果或MRI提示枕寰韧带、枕寰后膜、翼状韧带或交叉韧带明显异常。

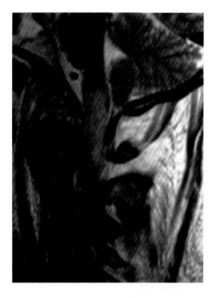

图 9-5 MRI 见高位脊髓水肿 BDI 增大

## 五、诊断

枕寰关节脱位早期诊断比较困难,一部分患者在意外中死亡,一部分伴有头部外伤或意识不清,所以对所有严重外伤的患者,都应该考虑枕寰关节损伤的可能,直至完整评估将其排除。意识清醒的患者可能主诉枕下、枕部或头部疼痛,也有可能有抬不起头部的主观感觉。但是该病最重要的诊断方法还是影像学诊断。

## 六、治疗

### (一)保守治疗

AOD 多发生于交通事故,所以对于 AOD 损伤、严重外伤或伴有脑外伤的患者,急救过程中要首先注意使用硬颈围对伤者的颈椎进行制动。

入院后在保证患者生命体征平稳后,首先应该对枕寰关节进行复位。谭明生等认为,对于 Ⅰ 型前移位者,可在患者背后放置毯子,允许头后仰;Ⅲ 型后脱位者,可在枕后放置一圆形枕垫使头向前复位。Ⅱ 型纵向移位者可用 Halo 架给予颅骨一个向下的压力予复位。复位后及时复查 X 线、CT 及 MRI 了解枕寰关节情况。若位置良好则可以继续予 Halo 架固定直至骨性融合,亦可

采取枕颈融合术。夏虹等在 2015 CAOS 指南中提出该类患者不应该进行牵引,约 10% 患者出现神经损伤加重,同时,单纯采用外固定架固定患者约 58% 出现神经损害加重或枕颈不稳,所以,首先推荐枕颈固定融合。

### (二)手术治疗

#### 1. 手术适应证及禁忌证

后路枕颈融合术是目前稳定枕寰脱位的有效方法。

(1)适应证 枕寰关节脱位复位后严重关节不稳,外固定无法达到固定效果;具有严重神经受压,需减压解除压迫。

(2)禁忌证 枢椎椎板或棘突解剖结构不完整或损伤,无法进行植骨者。

#### 2. 手术方法

(1)应用钢板与钉棒系统 患者取俯卧位,于颅骨牵引下手术。一般为 5 cm×3 cm 左右。采用后正中切口,从枕骨粗隆上 2 cm 至 C₂ 棘突,根据手术计划如果有必要可以显露至 C₃。按顺序显露 C₂~C₃ 棘突和椎板、寰椎后弓,最后显露枕部。C₂~C₃ 棘突显露后沿棘突一侧,切开项韧带、筋膜和颈后肌群附着部,以手指探查确定椎板后再以骨膜剥离子沿棘突和椎板做骨膜下剥离,干纱条填充止血。将枢椎椎板上缘附着肌止点切断剥离,骨膜下剥离寰椎后弓,向两侧不超过 1.5 cm。然后在骨膜外或者骨膜下切开枕肌,直接达枕骨大孔后缘,沿骨膜外紧贴骨膜切开枕肌并向两侧剥离,各 2 cm,下方达枕骨大孔上缘。最后显露枕骨粗隆,至此完全显露枕骨、寰椎后弓、C₂~C₃ 棘突和椎板。确定 C₂ 和 C₃ 进针点(椎弓根钉进针方式详见寰枢关节脱位),若无法置入椎弓根钉可采取侧块螺钉,方法为用磨钻在进针点的皮质上钻孔后,钻至 12 mm 深,探针测深,根据深度选择合适长度的万向头螺钉拧入(在 C₃~C₆ 侧块钻孔时,必须向外倾斜 25°~35°、向头侧倾 15°,约平行于小关节面;在 C₂ 钻孔时,

向内侧倾 10°~25°，向上倾斜 25°，以免损伤椎动脉）。其余侧块重复上步骤，准备预弯棒与枕骨钢板，将棒置入螺钉的连接头中锁定，保证颈椎的顺列是直的或头部轻度屈曲。多数学者建议选择合适的枕颈融合角度，将枕颈固定角度控制在 Oc-C$_2$ 角度（McGregor 法：a 线为硬腭后上缘与枕鳞皮质外缘最低点连线，即 McGregor线；c 线为枢椎下终板线）于 15° 左右、POCA（posterior occipital-cervical angle，即枕外隆突与枕骨大孔之间扁平区域的切线与 C$_3$、C$_4$ 关节

突后缘连线的成角）于 109° 左右、颌眉角处于 ±10° 范围内；对于枕颈融合节段的范围，应在充分保证枕颈部稳定性的前提下，选择融合至 C$_2$（图 9-6）。钢板紧贴枕骨，在颅骨外板钻孔，拧入合适型号的枕骨螺钉。进行植骨融合，目前采用新鲜自体髂骨进行植骨的融合率最高。枕骨至少两个椎体组成坚强内固定系统。术后处理：佩戴头颈支具 8~12 周，直至骨性融合，枕颈融合术后案例见图 9-7。

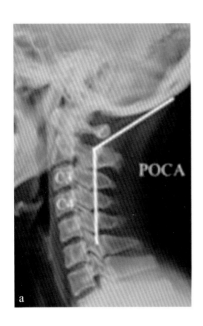
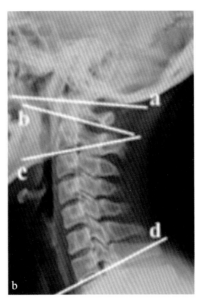

图 9-6　a. POCA 夹角，b. McGregor 法测 Oc-C$_2$ 角度为 ac 夹角

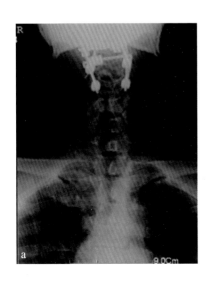
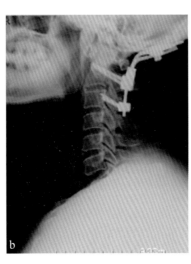

图 9-7　枕颈融合术后 X 线表现（棒—钢板系统）

（2）Wertheim 和 Bohiman 的枕颈融合术

暴露方法同前，暴露枕骨至 $C_3$ 部分结构。用高速磨钻在枕外隆凸稍下方中线处，经过枕外嵴钻一个横孔，准备用钢丝将植骨块固定到颅骨上。如果枕外隆凸阙如，须在枕骨大孔边缘钻孔。在 $C_2$ 棘突基底部钻第 2 个孔，在枕外凸点下的横孔中穿入一根 20 号钢丝，自身缠绕一圈，将植骨块固定在颅骨上。通过 $C_1$ 后弓深方和 $C_2$ 棘突基底的钻孔再各穿一根 20 号钢丝，分别沿后弓和棘突下部缠绕一圈。取髂骨，用磨钻打磨后，在植骨块相应部位钻孔，穿入钢丝，按压植骨块使其骨松质面与枕骨和 $C_1$~$C_2$ 后侧部分相接触。将通过枕骨基底部的钢丝游离端拧紧，再拧紧通过 $C_1$ 后弓下方的钢丝和通过 $C_2$ 棘突基底部的钢丝，牢固固定植骨块。术后需用头环牵引或牵引后再应用头环支具，直至 12~16 周骨性融合。

（黄柏生　蔡弢艺　刘庆军）

## ■ 参考文献

［1］Smith KM, Yoganandan N, Pintar FA, et al. Atlantooccipital dislocation in motor vehicle side impact, derivation of the mechanism of injury, and implications for early diagnosis[J]. J Craniovertebr Junction Spine, 2010, 1(2):113–117.

［2］Wu TL, Jia JY, Chen WC, et al. Nontraumatic posterior atlantooccipital dislocation associated with atlantoaxial instability[J]. Eur Spine J, 2015, 24 Suppl 4:S619–S622.

［3］Mendenhall SK, Sivaganesan A, Mistry A, et al. Traumatic atlantooccipital dislocation: comprehensive assessment of mortality, neurologic improvement, and patient-reported outcomes at a Level 1 trauma center over 15 years[J]. Spine J, 2015, 15(11):2385–2395.

［4］周海涛，王超，闫明，等 . 创伤性寰枕关节脱位的诊断 [J]. 中国脊柱脊髓杂志 , 2004, 14(1):12–15.

［5］Mueller FJ, Kinner B, Rosskopf M, et al. Incidence and outcome of atlanto-occipital dissociation at a level 1 trauma centre: a prospective study of five cases within 5 years[J]. Eur Spine J, 2013, 22(1):65–71.

［6］Desai R, Kinon M D, Loriaux D B, et al. Traumatic atlanto-occipital dissociation presenting as locked-in syndrome[J]. J Clin Neurosci, 2015, 22(12):1985–1987.

［7］Corcoran B, Linscott LL, Leach JL, et al. Application of Normative Occipital Condyle-C1 Interval Measurements to Detect Atlanto-Occipital Injury in Children[J]. AJNR Am J Neuroradiol, 2016, 37(5):958–962.

［8］Ehlinger M, Charles YP, Adam P, et al. Survivor of a traumatic atlanto-occipital dislocation[J]. Orthop Traumatol Surg Res, 2011, 97(3):335–340.

［9］Skala-Rosenbaum J, Dzupa V, Krbec M. Combined traumatic atlantooccipital and atlantoaxial articulation instability: a case report with survival[J]. Eur Spine J, 2014, 23 Suppl 2:242–247.

［10］Astur N, Sawyer JR, Klimo P Jr, et al. Traumatic atlanto-occipital dislocation in children[J]. J Am Acad Orthop Surg, 2014, 22(5):274–282.

［11］Klimo P Jr, Astur N, Gabrick K, et al. Occipitocervical fusion using a contoured rod and wire construct in children: a reappraisal of a vintage technique[J]. J Neurosurg Pediatr, 2013, 11(2):160–169.

［12］Chaudhary N, Wang B H, Gurr K, R, et al. A rare case of atlantooccipital dissociation in the context of occipitalization of the atlas, with a 2-year follow-up: case report.[J]. J Neurosurg Spine, 2013, 18(2):189–193.

［13］Gire JD, Roberto RF, Bobinski M, et al. The utility and accuracy of computed tomography in the diagnosis of occipitocervical dissociation[J]. Spine J, 2013, 13(5):510–519.

［14］Theodore N, Aarabi B, Dhall S S, et al. The diagnosis and management of traumatic atlanto-occipital dislocation injuries.[J]. Neurosurgery, 2013, 72 Suppl 2(2):114–126.

# 第三节　寰椎横韧带损伤

寰椎横韧带是寰枢椎稳定成分中最基本、最重要的韧带，它限制齿状突的过度活动，阻止寰椎向前脱位。横韧带损伤可导致寰齿关节、寰椎与枢椎间不稳，继而发生寰椎脱位，严重者可伤及延髓，导致严重的后果。

## 一、流行病学和损伤机制

横韧带损伤往往伴有寰枢椎的骨折脱位，单纯横韧带损伤较为罕见，其发病情况未见报道。横韧带致密、坚固、无弹性，可伸展度很小，当承受外力时它常突然断裂，原有强度及功能难以恢复。寰椎横韧带损伤主要由外伤引起，原因有交通事故伤、高处坠落伤、重物砸伤、跌倒、体育运动伤、骑马意外伤等。其损伤机制大多为枕顶部遭受暴力及头部过度屈曲。头部过度屈曲时，头部的动能主要集中在横韧带上，齿状突恰在其中央部，形成一种"切割"外力，造成横韧带断裂。另一种损伤机制见于寰椎爆裂性骨折（Jefferson骨折），即垂直暴力作用，使寰椎侧块和椎弓骨折段分离移位造成横韧带撕裂。

## 二、解剖学特点

寰椎横韧带是上颈椎最大、最厚、最坚固的韧带，它附着于寰椎侧块内结节上，将枢椎齿状突固定于寰椎前弓的内面，并与之构成寰齿后关节。横韧带的中间部比较宽阔，其宽度为7~8 mm，在两侧侧块的附着部宽度变小，横韧带的长度在20 mm左右，厚度为2~3 mm。其中央部将枢椎齿状突的大部分覆盖，并分别向上、下方发出纵行纤维束，分别止于枕骨大孔前缘及枢椎椎体后面而呈十字形，称为寰椎十字韧带。寰椎横韧带是维持寰枢椎稳定性的最主要结构，其他韧带仅起辅助作用。

## 三、分型

Dickman等根据横韧带及骨性结构的损伤程度及范围将横韧带损伤分为两种类型。Ⅰ型为韧带本身断裂，分为两个亚型，ⅠA型为韧带断裂，ⅠB型为附着部断裂。Ⅱ型为韧带附着部骨性结构断裂，也分为两个亚型，ⅡA型为寰椎侧块粉碎性骨折，ⅡB型为不伴有侧块的骨折（图9-8）。

## 四、辅助检查

### （一）X线平片

普通X线片上无法显示横韧带，只能间接通过骨折成角或移位来评估横韧带的完整性，其中以寰齿间距（ADI，即从寰椎前弓后缘中点至齿状突前缘的距离）最为常用。在成人，ADI一般不超过3 mm，并且伸屈位时无改变。侧位片上ADI增宽提示横韧带断裂或功能不全，表明寰枢椎不稳。正常成人的ADI虽然大多在3 mm以下，但仍有少数处于3~4 mm之间，因此当成人ADI≥4 mm时可诊断寰枢椎不稳，而ADI≥3 mm时应高度怀疑寰枢椎不稳，但尚需结合临床其他检查方可确诊。此外，椎体前缘软组织影增宽对于诊断也有一定价值。开口位中当寰椎两侧侧块向外分离移位距离之和大于或等于6.9 mm时被认为有韧带断裂而致不稳。Dickman等认为，儿童ADI可扩大为5 mm，且其范围相差悬殊。临床上多以ADI超过4 mm或4.5 mm作为诊断儿童寰枢椎不稳的标准（图9-9）。

Powers比率为枕骨大孔前缘（B）和$C_1$后弓之间的距离/枕骨大孔后缘（C）和$C_1$前弓之间的距离。比值大于1，可以判定枕寰前脱位；小于1，需要鉴别排除枕寰后脱位、齿状突或$C_1$环骨折、枕骨大孔先天性异常后，才可以判定正常（图9-10）。

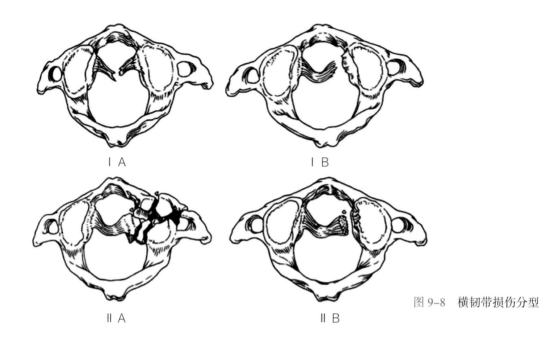

ⅠA　　　　　　　　　　　ⅠB

ⅡA　　　　　　　　　　　ⅡB

图 9-8　横韧带损伤分型

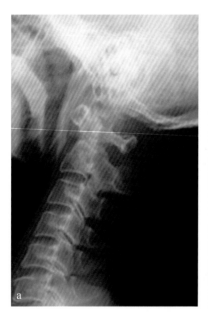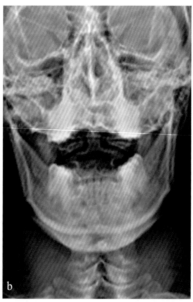

图 9-9　a. 侧位片显示 AO 间距明显增宽，提示横韧带部分撕裂；b. 开口位片显示左右寰齿间距不等，提示横韧带损伤

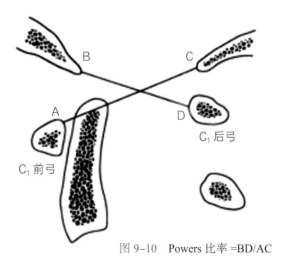

图 9-10　Powers 比率 =BD/AC

（二）CT 扫描

高分辨率 CT 扫描可显示横韧带所在位置，其中部位于齿状突后面部分在 CT 上显示高密度影，而在内结节附着处密度相对较低，有时 CT 扫描还可显示横韧带在寰椎侧块附着处的撕脱骨折（图 9-11）。

## （三）MRI

MRI 检查可直接显示寰椎横韧带及其损伤部位，因而具有明确的诊断学价值。横韧带在 MR 图像上呈低信号，在轴位像上其前方的齿状突关节和后方的脑脊液的高信号与其形成鲜明对照。横韧带断裂时断裂处呈高信号影，其解剖连续性缺失。如损伤处有血肿则表现为高信号影（图 9-12）。

## 五、诊断

创伤性寰椎横韧带断裂是一种十分严重、危险的损伤，其后果之严重远远超出由炎症等其他原因所引起的寰枢椎不稳。此类患者常可因延髓生命中枢受到波及而在伤后死于受伤现场，即使送往医院就诊也容易被漏诊，有时直至尸检时才被发现。诊断横韧带损伤需根据病史、临床表现和影像学资料进行综合诊断。

横韧带损伤的临床表现主要取决于韧带损伤后寰椎前脱位的程度以及是否造成脊髓压迫；轻者可仅表现为局部症状，重者则由于脊髓损伤而发生瘫痪甚至死亡。局部症状主要是枕部疼痛、颈部僵硬及活动受限，自觉枕颈部无力及不稳，同时伴有头痛、头晕及视物模糊、吞咽困难等。脊髓压迫症状可有下肢或上肢放射性麻木、疼痛或跛行，严重者可瘫痪，甚至因呼吸困难导致死亡。

## 六、治疗

治疗方法主要取决于寰椎横韧带损伤的程度，包括非手术治疗和手术治疗。

### （一）非手术治疗

非手术治疗包括牵引、支具、颈围、石膏等。Dickman 等认为，对于 I 型损伤，非手术治疗不能使已断裂的横韧带愈合，因此无法使寰枢椎的稳定性得到恢复，所以一旦诊断明确应早期手术治疗。手术目的在于矫正脱位，解除脊髓压迫并恢复寰枢椎稳定。II 型损伤可先用严格的颈椎外固定支具治疗，经合理持续 Halo 支具制动 12~16 周后仍有骨不连或连续不稳的患者则需手术治疗。但是无论接受多么严格的保守治疗，仍有部分患者不能恢复寰枢椎的稳定，进而需通过手术治疗。

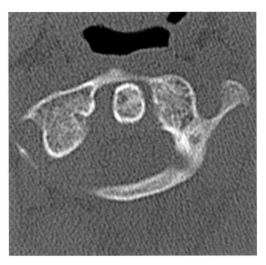

图 9-11　左右寰齿间距不等，提示横韧带损伤图

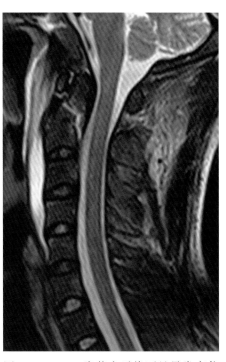

图 9-12　T2WI 齿状突后缘可见异常高信号，提示韧带损伤

## （二）手术治疗

对于Ⅰ型横韧带损伤、伴有寰枢椎骨折、保守治疗失败的Ⅱ型损伤者，建议通过手术治疗。经典的方法主要为Gallie法和Brooks法及其改良技术。但是随着技术的发展，各种新的手术方式也纷纷出现，如$C_1$~$C_2$侧块螺钉、$C_1$~$C_2$关节突螺钉等，而目前经后路椎弓根内固定成为治疗横韧带损伤的主流术式。具体手术方式详见寰枢椎脱位章节。

## ■ 七、预后

单纯寰椎横韧带损伤预后的关键在于早期发现，多数及时发现者经过积极的治疗可以获得满意的疗效。部分未及时治疗的患者后期可能出现寰枢关节不稳甚至神经症状。

（吴松松　陈志文　郝定均）

## ■ 参考文献

［1］夏虹,钟世镇,赵卫东,等.寰椎横韧带的形态特点及其生物力学特性研究 [J].中国临床解剖学杂志,2003, 7(3):2386-2387.

［2］田纪伟,夏天.寰椎横韧带损伤的诊断与治疗 [J].中国脊柱脊髓杂志, 2013, 23(5):393-395.

［3］贾连顺,袁文.颈椎外科学 [M].北京:人民卫生出版社, 2014:153-157.

［4］胥少汀,葛宝丰,徐印坎.实用骨科学 [M].北京:人民军医出版社, 2015：689-691.

［5］谭明生.上颈椎外科学 [M].北京:人民军医出版社, 2010:349-350.

［6］刘景发,尹庆水.临床颈椎外科学 [M].北京:人民军医出版社, 2005:84-87.

［7］Dickman CA, Greene KA, Sonntag VK. Injuries involving the transverse atlantal ligament: classification and treatment guidelines based upon experience with 39 injuries[J]. Neurosurgery, 1996, 38(1):44-50.

［8］Mesfar W, Moglo K. Effect of the transverse ligament rupture on the biomechanics of the cervical spine under a compressive loading[J]. Clin Biomech (Bristol, Avon), 2013, 28(8):846-852.

［9］Perez-Orribo L, Snyder LA, Kalb S, et al. Comparison of CT versus MRI measurements of transverse atl antal ligament integrity in craniovertebral junction injuries. Part 1: A clinical study[J]. Neuroradiology, 2010, 52(3):215-223.

［10］Huang DG, He LM, Hao DJ, et al, Atlas fractures with a Dickman's type I transverse ligament injury[J]. Spine J, 2016, 16(9):e623-e625.

# 第四节　寰枢关节脱位

创伤性寰枢关节脱位（atlantoaxial dislocation，AAD）是指创伤造成的寰椎与枢椎骨关节面失去正常的对合关系和稳定性，并发生关节功能障碍和（或）神经压迫的临床解剖改变。

## ■ 一、流行病学和损伤机制

创伤性寰枢关节脱位约占急性颈椎损伤的1%~2%，多由高速创伤造成，可分为合并骨折的寰枢关节脱位和单纯寰椎脱位。前者在临床上以合并齿状突基底部骨折最为常见。当暴力使头前屈（多见于青壮年）或伸展（多见于老年）时，可致齿状突基底部骨折，使其连同寰椎向前或向后移位，同时垂直暴力导致椎弓及侧块骨折分离发生脱位。单纯寰椎脱位在理论上根据暴力的方向可能出现各个方向的移位，包括突然屈曲导致横韧带断裂时出现的寰椎前脱位；突然撞击颏下或过度后伸出现的寰椎后脱位，如果此暴力下出现翼状韧带、齿突间韧带、副韧带损伤，可见分离型寰椎脱位。

## ■ 二、解剖特点

寰枢关节由左右寰椎下关节面与枢椎上关节面组成。该关节稳定性依赖于周围韧带。向前的稳定性主要依靠横韧带，其次是成对的翼状韧带，其余作用较小的有齿突尖韧带、十字韧带和副韧带及关节囊韧带。后向稳定性依赖于寰椎前弓与齿突的机械接触。Fielding 等研究表明，如果横韧带断裂，再次施以相同暴力，剩余韧带不足以防止寰枢椎进一步脱位。

寰枢关节面较平坦，囊大而松弛，关节之间无椎间盘。这种结构特点使寰枢关节可完成较大范围的轴向旋转、某种程度的屈伸及小范围的侧屈，也正是这种灵巧的结构使寰枢关节成为脊柱中活动度最大但也最不稳定的部分。

## 三、分型

### （一）TOI 分型

该分型属于临床分型，由中日友好医院在 2007 年提出，根据受伤时间、影像学及复位情况等分为 3 型。

#### 1. 牵引复位型（traction reduction type）

简称 T 型，又分为两个亚型。若患者受伤时间小于 3 周，为新鲜创伤所致的脱位，牵引后复位良好，通过保守治疗恢复寰枢椎功能的属于 $T_1$ 型；若受伤时间大于 3 周，为伴横韧带断裂的陈旧性脱位，该脱位牵引复位后具有再脱位倾向的属 $T_2$ 型。

#### 2. 手术复位型（operation reduction type）

简称 O 型，如陈旧性创伤、手术失败的患者，严格牵引 1~2 周无法复位，影像学上无关节破坏或骨性融合，ADI ≥ 5 mm、SAC ≤ 13 mm 或侧块分离大于 7 mm，经手术治疗能复位者。

#### 3. 不可复位型（irreducible type）

简称 I 型，影像学上寰枢关节突关节已骨性融合，手术无法满意复位者。

### （二）Stauffer ES 分型

Ⅰ型，寰椎前脱位伴横韧带断裂；Ⅱ型，寰椎前半脱位伴齿状突骨折；Ⅲ型，寰椎后脱位，滑向齿突后方；Ⅳ型，寰椎旋转半脱位。

### （三）尹庆水的临床动态分型

尹庆水等对广州军区总医院收治的 123 例寰枢椎脱位患者行牵引复位，根据复位情况将脱位分为 3 型。

#### 1. 可复型

经牵引等保守治疗能复位的称可复型寰枢椎脱位，又分为易复型和缓复型。①易复型：入院后行单纯颅骨牵引或单纯颌枕带牵引后能复位者。②缓复型：经上述牵引方法处理后不能复位，而经头颈双向牵引 1~2 周能复位者。

#### 2. 难复型

经头颈双向牵引 1~2 周不能复位者。对于难复型寰枢椎脱位，宜先行经口咽前路松解术，术后双向牵引，复位后酌情行后路寰枢椎固定或减压枕颈固定。

#### 3. 不可复型

经口咽前路瘢痕松解后，毫无松动迹象，再行双向牵引不能复位者；经头颈双向牵引毫无松动迹象，且螺旋 CT 三维重建显示 $C_1$~$C_2$ 之间有骨性连接者均为不可复型寰枢椎脱位。此型宜行前后路分期或一期减压，枕颈固定融合术。

## 四、辅助检查

### （一）X 线平片

X 线对关节间隙不等宽、齿状突前移、脱位诊断效果较好，但对细微骨折显示不佳。颈椎动力位片能显示寰枢椎稳定性，但是临床上患者常难以配合。颈椎开口位片可以测量齿突边缘与两侧块内侧缘的间隙，正常情况下齿突居中，两侧对称，若不对称可能存在脱位。颈椎侧位片上主要通过寰齿间隙、寰枢椎管储备间隙、寰枢椎不稳定指数进行诊断。

寰齿前间隙成人大于 3 mm 或儿童大于 4 mm

说明有前脱位或者半脱位。

寰枢椎管储备间隙（space available of the spinal cord，SAC）指侧位片上齿突后缘与寰椎后弓前缘的距离。若成人 SAC 在 14 mm 以下则出现脊髓压迫症状，SAC 在 15~17 mm 之间存在受压可能，SAC 在 18 mm 以上不产生脊髓症状，但临床建议进一步行 MRI 检查明确脊髓情况。

寰枢椎不稳定指数（instability index，II），计算公式为（a–b）/a×100%，a 和 b 分别指过伸、过屈侧位上 SAC 的数值。Watanabe 认为，该数值大于 30% 提示脊髓压迫症状，大于 40% 时有手术指征（图 9–13）。

## （二）CT 表现

CT 能较好显示齿突、侧块、寰椎骨折，便于了解骨块移位情况，同时，对于发育畸形的空间解剖细节可以较好呈现。近年来，三维 SCT 显示脱位情况效果更佳。

## （三）MRI 表现

MRI 对于发育畸形所致的寰枢椎脱位的诊断率最高，能显示寰枢椎周围韧带及脊髓损伤的情况，但是其对细微骨折、旋转脱位等诊断率低。

## （四）CTA、MRA、DSA

寰枢关节脱位患者椎动脉可能受到损伤，行CTA、MRA、DSA 可明确双侧椎动脉情况，对手术治疗具有重要意义。

## ■ 五、诊断

寰枢关节脱位的典型临床表现是斜颈，单侧关节脱位时，头部离开患侧向对侧倾斜，出现颈部疼痛、僵直，对侧胸锁乳突肌痉挛。但是临床上患者更多表现为颈后及枕下疼痛，颈部活动受限，也有可能伴有脊髓损伤症状。对于其诊断标准，学者们意见不一，多数人认同的寰枢椎脱位的诊断要点包括：①患者均有不同程度的颈枕部疼痛；②影像学测量 ADI ≤ 5 mm，SAC ≤ 14 mm 或侧块分离大于 6.9 mm；③脊髓功能障碍。

## ■ 六、治疗

寰枢关节脱位的治疗策略根据患者的病因、病程、脱位程度、症状及影像学而不同，常需要先对症处理，总的治疗原则就是复位、解除或预防神经压迫，重建上颈椎的稳定性。因为寰枢椎融合术后上颈椎旋转功能受限，所以我们首先考虑进行保守治疗，但是必须严格把握适应证和临床分型。

## （一）保守治疗

仅适用于能通过手法或者牵引得到满意复位的 $T_1$ 型寰枢关节脱位，且患者无神经症状及寰枢关节不稳。采用手法或者牵引复位 1~2 周，更换支具或头颈胸石膏固定 2~3 个月。$T_1$ 型患者复位后有再脱位趋势及 $T_2$ 型者可以使用 Halo 架固定（图 9–14），亦可维持牵引直到寰枢椎骨性融合。

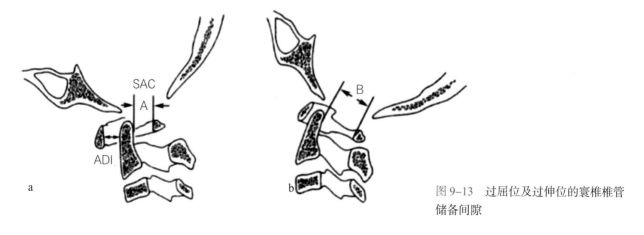

图 9–13　过屈位及过伸位的寰椎椎管储备间隙

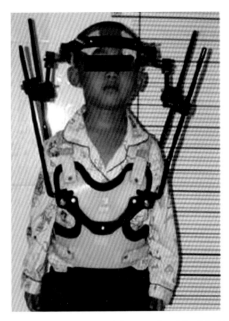

图 9-14　寰枢关节脱位 Halo 架固定后外观

## （二）手术治疗

适用证：① T₂ 型、O 型及 I 型伴有脊髓神经功能损伤的患者，ADI ≥ 5 mm 和（或）SAC ≤ 13 mm；②虽无脊髓神经功能障碍，但是伴有持续性颈枕疼痛及交感神经症状影响生活者；③保守治疗时发现 ADI 增大。

手术治疗方式简单分为复位、减压、固定、融合。寰枢椎脱位即寰椎和枢椎发生相对移位，使椎管内面积减少，脊髓受压，所以应首先进行复位，恢复正常关节间隙，解除脊髓压迫，但对于结核或肿瘤等压迫脊髓者，需切除受压物进行减压。减压后即进行融合固定，重建上颈椎稳定性，目前最常用的是采用椎弓根螺钉固定＋植骨融合技术。

## （三）手术方法

### 1. 后路手术

包括 C₁~C₂ 椎弓根钉固定术和侧块螺钉固定术；后路经 C₁~C₂ 侧块关节螺钉固定融合手术（Magerl 手术）；钢丝和椎板夹等后路寰枢椎固定手术，包括 Gallie 后路钢丝手术、Brook-

jenkins 后路钢丝手术、Sonntay 后路钢丝手术、椎板夹手术；枕颈固定融合术。

（1）C₁~C₂ 椎弓根钉固定术　适应证：具有置钉条件的 T₂ 型和 O 型寰枢椎脱位。

禁忌证：①寰椎侧块爆裂骨折禁用寰椎椎弓螺钉和寰椎侧块螺钉。②进钉点处和椎动脉沟处寰椎后弓高度 <4.0 mm 禁用寰椎椎弓根螺钉。③枢椎椎体爆裂骨折禁用枢椎椎弓根螺钉和枢椎侧块螺钉。④枢椎的横突孔处的椎弓高度和宽度 <5.0 mm 禁用枢椎椎弓根螺钉固定，<4.0 mm 禁用侧块和椎弓根螺钉固定。⑤难复性寰枢椎脱位，脊髓受压症状、体征明显，宜行经口咽前路减压钢板固定，但也可经口咽前路减压复位或行后路寰枢椎椎弓根螺钉固定。

手术步骤：①气管插管全身麻醉后，在颅骨牵引下取俯卧位，将头端抬高 20°~25°，使寰枕关节处于屈曲位。②自枕骨粗隆至 C₃ 棘突后正中切口。切开皮下与项韧带。骨膜下剥离显露 C₁~C₃ 椎板与 C₁~C₂、C₂~C₃ 两侧侧块关节。切断枢椎椎板与侧块交界处上、下缘之黄韧带，该交界线为椎管至外侧壁，也是枢椎峡部的内侧边界。③寰枢椎弓根螺钉的进钉点：对于寰椎后弓厚度 >4.5 mm 的患者，寰椎后弓旁开中线 20 mm 与后弓下缘上 2~3 mm 的交点处，即进针点。对于寰椎后弓厚度 <4 mm 者或儿童患者，可采用寰椎后弓显露法安全置钉（图 9-15）。④用神经剥离子分离和探测 C₁ 的侧块内侧缘和后弓下方侧块的背侧，确定这两个骨性结构后，在进钉点用磨钻磨去少许皮质，用手锥（限深）由此钻入，手锥方向为保持内倾 10°~15°，头倾角度 5°~10°，深度 26~30 mm，放置定位杆，C 臂机透视，证实进针位置和方向正确后，丝攻，选择长度适当的螺钉拧入。王欢等选择椎弓根上壁，即椎动脉沟底、下壁和内侧壁最外侧的部分的后弓最狭窄的部分为进针点。⑤显露枢椎峡部的上面与内侧面（椎管外侧壁），选择 C₂ 上关节下方 5~6 mm 与峡部内侧面的外侧 5~6 mm 的交

点为进钉点。进钉方向为内倾 20°~25°，头倾角度 20°~25°，深度 26~30 mm。⑥根据寰枢椎侧块的位置和 $C_1$~$C_2$ 脱位的情况，预弯并连接钛钢棒，复位固定寰枢椎。⑦植骨融合（图 9-16）。

术后处理：术后 3~5 天可佩戴颈托下床活动，佩戴时间为 3 个月（图 9-17）。

（2）$C_1$~$C_2$ 侧块螺钉固定术　适用证：侧块完整的 $T_2$ 型脱位及已通过前路松解或牵引复位的 O 型脱位。

手术方法：①选择枕颈后正中入路，显露寰椎后弓和枢椎椎板，沿寰椎后弓下缘骨膜分离至后弓根部，将静脉丛和 $C_2$ 背侧神经根牵向下方，显露寰椎侧块下后方中点并作为进钉点。②用高速磨钻标记，平行于寰椎后弓平面，由后向前钻一导孔，进针方向为侧位透视下手锥对准寰椎前结节，并向中线内倾 5°~15° 钻孔，扩孔直径 3.5 mm，选择长度 25 mm 左右的螺钉。③以枢椎侧块中点为进钉点，向头端倾斜 25°~30°，内倾 25°~30°。④透视见进针角度和位置良好后，拧入长度适合的螺钉。⑤植骨融合。

手术相关并发症：①术中神经损伤。此部位是脊髓生命中枢对应的部位，术中操作不当，包

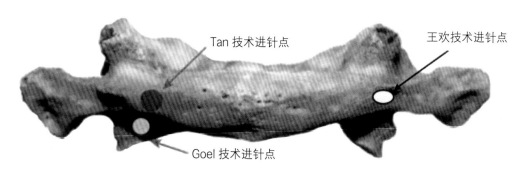

图 9-15　Tan 技术、王欢技术、Goel 技术进针点

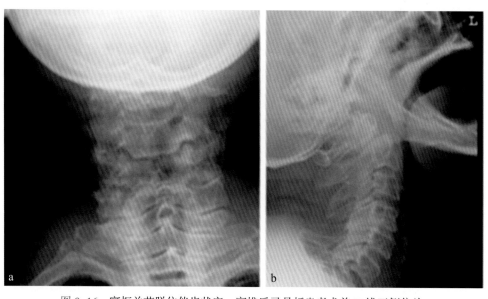

图 9-16　寰枢关节脱位伴齿状突、寰椎后弓骨折患者术前 X 线正侧位片

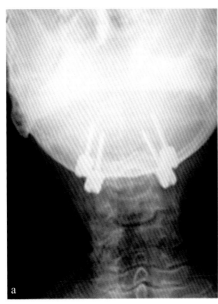
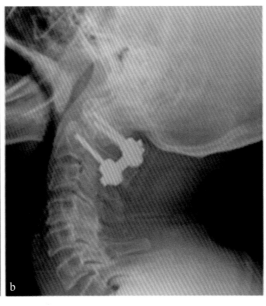

图 9-17 $C_1 \sim C_2$ 椎弓根钉内固定术后 X 线正侧位片

括术中复位牵拉、进钉点及进钉角度选择不当等均可损伤脊髓，造成截瘫甚至死亡。因此，术中操作小心谨慎，充分显露术野，随时监测脊髓功能是预防神经损伤的关键。②术中椎动脉损伤。术前要了解患者局部的解剖特点，确定有无解剖变异，术野不宜过大，椎弓根钉进钉点及进钉方向的选择要准确，不能盲目进钉。③术后血肿。术中如果止血不彻底、引流管放置不当导致相应的脊髓神经症状，需要紧急探查清除，若处理及时则预后较好，否则预后不佳。预防措施包括术中止血要彻底、安放引流管并保持通畅以及使用止血药物等。④植骨不融合。主要是由于局部固定不稳定，植骨受区骨面打磨不理想，植骨与受区贴合不紧密。另外，取骨条件差亦可导致植骨不融合。⑤螺钉松动。常见原因主要有螺钉偏外，关节突外缘皮质破裂，致使固定不牢固；进钉点选择不准确，多次反复钻孔，致钉孔扩大；在骨折的侧块上行螺钉固定；严重骨质疏松；过早进行颈部功能锻炼。

（3）后路经 $C_1 \sim C_2$ 侧块关节螺钉固定融合手术（Magerl 手术） 适用证：$T_2$ 型脱位及已通过前路松解或牵引复位的 O 型脱位；伴有后弓或椎板骨折的寰枢关节脱位。

手术方法：①全身麻醉，取得俯卧位，头抬高 20°~25°，使寰枕关节处于屈曲位。②取枕骨粗隆至 $C_3$ 棘突后正中线为切口。剥离 $C_1 \sim C_3$ 椎板两侧侧块，切断枢椎椎板与侧块交界处上下缘的黄韧带，该交界处为椎管的外侧壁。该边界向外 2~3 mm 与枢椎侧块下缘之上 2~3 mm 为螺钉进针点。③用巾钳夹持枢椎棘突轻轻推压（前脱位向前推，后脱位向后拉）以获得复位。④维持复位下磨钻打孔，进针方向为头向寰椎前结节内倾 0°~10°（图 9-18），用 2.5 mm 直径手锥钻孔，将 1.5 mm 克氏针穿入骨孔，透视位置良好后，拧入长度适合的螺钉（留意椎动脉走向，钉道经枢椎峡部、椎弓根，进入枢椎侧块，并经寰椎侧块后半部向头侧）。⑤左右各拧入 1 枚螺钉，若一侧无法置钉，可结合钢丝或椎板夹固定。⑥植骨融合。

并发症：主要包括螺钉偏离、螺钉断裂、螺钉穿出以及由此造成的颅神经损伤、椎动脉损伤等，其中椎动脉损伤是风险较大、相对较易发生的并发症之一。造成螺钉侵入枢椎椎动脉孔的主要因素有：①椎弓根的宽度。解剖测量发现，有些个体的椎弓宽度极为狭小，难以容纳 1 枚螺钉，或者允许的安全范围较小，螺钉稍有偏误，则侵

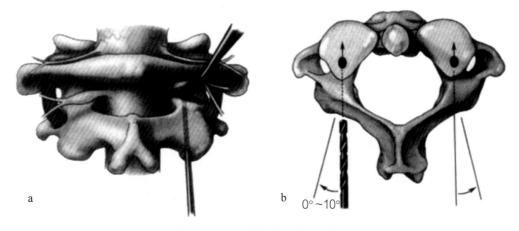

图 9-18　侧块关节螺钉进钉位置

入椎动脉孔内；②寰枢关节复位不良。手术前强调较完善的寰枢椎复位，如果复位欠佳，钉道容易进入椎动脉孔，造成椎动脉损伤；③术者对钉道方向的把握误差过大。因此，术前患者应该接受详细的 CT 扫描检查，包括斜行螺旋 CT 断层扫描，明确枢椎椎弓以及寰椎侧块的情况，排除因椎动脉异常或类风湿关节炎而造成对骨性结构的侵蚀；术中根据解剖标志以及透视结果反复确认方向，这对于选择实施本术式以及避免医源性椎动脉损伤是非常重要的。

（4）后路寰枢椎钢丝及椎板夹手术　详见第十章第一节。

（5）枕颈固定融合术　各种原因引起的陈旧性寰枢椎脱位伴脊髓压迫症患者，有时需要切除寰椎后弓减压或经口前路切除寰椎部分前弓、齿突减压，术后势必造成寰枢椎极不稳定，需要进行固定以提供植骨融合的环境。为最大限度地保留颈椎的活动范围，最理想的固定方法是进行寰枢椎短节段固定，然而，有些患者由于减压、骨折、骨组织病变、解剖异常等因素导致无法采用寰枢椎短节段固定，而必须进行枕颈固定融合。

手术方法：①气管插管全麻，置患者于俯卧位，维持头颅牵引。②常规枕颈后正中切口，显露枕骨背部，寰椎后弓，枢椎椎板、侧块。③根据脊髓后方受压范围决定后方减压范围，必要时酌情咬除 0.5~1.0 cm 半弧形枕骨，以扩大枕骨大

孔，切除宽约 1.5 cm 的寰椎后弓或部分枢椎椎板，予以后方减压。④显露枢椎椎弓根，以枢椎下关节突中点内上各 1~2 mm 为进针参考点，直视枢椎椎弓根的情况下钻孔（向头侧 30°~35°，向内侧 20°~25°）。⑤必要时为增加固定强度，可适当于下方增加至 $C_3$ 甚至 $C_4$ 侧块螺钉（以侧块中点内下各 2 mm 为进针参考点，向头侧约 45°，向外侧约 28°）。⑥依次旋入枢椎椎弓根螺钉（或包括 $C_3$、$C_4$ 侧块螺钉），调整好枕颈轴线，颅骨钻孔旋入螺钉固定，安装铁棒，并安装横连接杆。⑦取髂骨块修剪成适合大小和形状移植于枕颈部。⑧术毕拆除颅骨牵引，伤口负压引流 48 h，酌情应用地塞米松和甘露醇脱水，离床者需带颈托保护。颈围制动 3 个月，定期复查照片，了解内固定及关节融合情况。

**2. 前路手术**

包括齿状突切除术；前路寰枢椎钢板固定融合术（TARP）；经颈侧方入路行脊髓腹侧减压；前路松解后路复位内固定术；⑤前路经椎体寰椎侧块螺钉固定术。

（1）齿状突切除术　适应证：Ⅰ型寰枢关节脱位，前路松解后路固定无法获得满意复位者。

手术步骤：①术前 1 周进行口咽部检查，若发现疾病需先进行治疗；漱口、口腔雾化 1 周；术前 1 天行气管切开、颅骨牵引。②全身麻醉（气管切开插管），留置胃管。取仰卧位，头高足低，

头略后仰，三点头架固定，仔细保护眼睛，无菌辅料遮盖面部和颈部，术前应用碘溶液清洁口腔和咽喉部，用纱布将鼻咽部塞满，放置血液在喉咙部聚集。③悬雍垂反折并临时固定，在咽后壁触及寰椎前结节，经咽部插入脊柱穿刺针，通过 C 臂机器透视侧位来定位。在显微镜下在后咽部正中做纵向切口，近悬雍垂时切口绕向一侧，软腭牵向两侧。在这个部位存在四层薄组织：咽黏膜、咽括约肌、口咽筋膜和前纵韧带。正中部位出血相对较少，必要时可电凝止血。④采用骨膜剥离子沿寰椎前弓骨膜下进行分离，将骨表面的软组织剥离至枢椎侧块。组织瓣可以用长固定缝线进行牵开。用磨钻磨除寰椎前弓中段，宽 1.2~2.0 cm（注意宽度，避免损伤寰枢椎椎体侧块和两侧椎动脉），切除前弓与齿状突间的脂肪和纤维组织，显露齿状突，小心磨除。⑤若切除后，后纵韧带因钙化等原因无法回弹，证明减压不彻底，可切除前纵韧带进行减压。⑥齿状突切除后寰枢关节稳定性被破坏，需要后路行 $C_1$~$C_2$ 固定融合或术后配合头颈胸石膏或者支具固定 3 个月。

（2）前路寰枢椎钢板固定融合术（TARP）

适应证：①先天性齿突发育畸形、颅底凹陷、Arnold Chiari 畸形、类风湿关节炎齿状突陈旧性骨折、寰椎横韧带断裂瘢痕形成等各种疾患引起的难复性寰枢椎前脱位，延脊髓的致压物来自前方，后方手术入路无法获得脊髓充分的减压。②术前经正规的头颈双向牵引 3~5 天不能获得复位的难复性寰枢椎脱位，脊髓压迫症状没有缓解。③各种难复性寰枢椎脱位在经口松解减压后寰枢椎之间已有松动迹象，但尚未获得充分复位者。④已行前后路寰枢固定或枕颈固定手术但失败，颈髓仍然受压，神经症状没有改善或加重者。

手术步骤：首先进行显露和减压。经鼻气管插管全麻，仰卧位，维持头颅牵引，口腔常规消洁处理后，碘伏彻底消毒面部、口腔及咽部，Codman 口腔撑开器显露口咽部，沿中线纵向切开咽后壁 4~6 cm，分开头长肌和颈长肌并向两侧牵开，显露寰枢椎前部结构和 $C_1$~$C_2$ 关节，清除周围的瘢痕组织或切除已畸形愈合的骨痂，并切除侧块关节囊、瘢痕组织，用高速磨钻磨去寰枢外侧关节软骨。予以充分松解减压后，此时寰椎已有松动迹象。

其次进行复位和固定（图 9-19、图 9-20）。复位分两步完成：寰枢椎复位器钳柄加压后，前端撑开，将钢板连同寰椎一起向上提位，从而使脱位的寰椎向上撑开；旋转寰枢椎复位器顶端的旋钮就可以从前向后旋拧推进钢板，直至将寰椎向后复位。图中上方的螺钉为将 TARP 固定于寰椎的 2 枚螺钉，下方的螺钉为通过 TARP 滑槽固定于枢椎的临时复位钉。

于 $C_1$ 安上合适大小的钢板，在钢板上方两侧的螺钉孔沿寰椎侧块的长轴方向钻孔、攻丝后用合适长度的螺钉拧紧。用 2 枚螺钉将钢板固定在寰椎两侧的侧块上，使寰椎和钢板成为一个整体。

在枢椎体前面通过钢板中下部的滑槽临时固定 1 枚复位螺钉，螺钉根部保留 2~3 mm，使枢椎和临时复位螺钉成为另一个整体。

维持头颅牵引，用复位器远端的上臂向上持住钢板上方横梁，下臂向下持住枢椎上通过钢板滑槽的临时复位钉，撑开复位器远端的上臂和下臂就可以将临时复位螺钉和钢板分开（临时复位螺钉可通过钢板的滑槽向下滑动），这样两个整体就分开了，从而达到将向前下脱位的寰椎向上

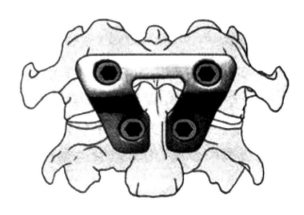

图 9-19　TARP 钢板

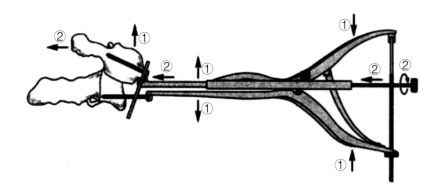

图 9-20  寰枢椎脱位复位过程

撑开的目的。

旋转寰枢椎复位器上端的旋钮即可从前向后旋拧推进钢板，直至将寰椎向后复位。

经 G 型臂 X 线透视机证实达理想复位后，用另外 2 枚经口逆向椎弓根螺钉或关节突螺钉将钢板固定于枢椎并锁紧，然后去除枢椎前面的临时复位螺钉。这样，通过 4 枚螺钉的作用就能够用钢板将寰椎和枢椎固定于复位状态。由于寰椎 2 枚螺钉偏斜向外侧，枢椎 2 枚螺钉偏斜向外下侧，与钢板之间具有整体角度效应，这种整体角度固定更增加了固定效果。

第三进行植骨。取自体髂骨块或颗粒从钢板窗内填充移植于 $C_1 \sim C_2$ 的两侧关节间隙。

最后关闭切口。用椎旁的肌肉覆盖钢板，仔细用无损伤缝合线分两层缝合咽部肌层和口腔黏膜层。

（3）经颈侧方入路行脊髓腹侧减压  术前观察寰枢关节的横截面 CT 影像，如枢椎齿状突偏向一侧，手术入路即选在该侧仰卧位，头向对侧倾，切口以乳突为中心，由其后方 6~8 cm 起，经过乳突，沿胸锁乳突肌前缘到达该肌的中部。将胸锁乳突肌和头夹肌由乳突附着处横断，向下翻转。在乳突前下方 1 cm 处可触及 $C_1$ 横突（若为寰椎枕骨化畸形，可寻找 $C_2$ 横突）。将附着在 $C_1$ 横突上的肩胛提肌和深筋膜剥下，显露出横突。用咬骨钳打开横突孔，游离出椎动脉，向后牵开，显露出 $C_1$ 侧块。用高速磨钻磨去 $C_1$ 侧块的后半部分，即可以显露出枢椎齿状突和枢椎

体。用磨钻磨去齿状突或枢椎椎体后上角（针对齿突不连病例），将紧邻硬膜的最后一层皮质骨用刮勺刮除，直至受压的硬膜膨起。对于术前没有做过融合术或融合失败的病例，在减压术 2 周后再做枕颈融合术。

（4）前路松解后路复位内固定术  适应证：O 型寰枢椎脱位，ADI ≥ 8 mm 或 SAC ≤ 10 mm，寰枢关节无骨性融合。

禁忌证：T 型，可后路手术复位无须前后联合；I 型，寰枢关节已骨性融合，前后联合复位效果差。

手术步骤：①术前准备，术前 1 周进行口腔护理，术前气管切开，建立口咽外气道，留置胃管等。②前路松解。全麻，取仰卧位，用口腔撑开器显露咽后壁。正中切口显露寰枢椎前面，中线旁开 15~20 mm 方位，切除寰枢椎之间的瘢痕、肌肉、韧带和关节囊等阻碍复位的软组织，必要时切除寰椎前弓。③缝合咽部切口，将患者平稳翻身取俯卧位，颅骨固定架固定于轻度屈曲位，后正中切口，沿后弓下后方，紧贴骨膜显露寰枢后弓至旁开中线 20 mm 的范围。④选择寰椎后结节旁开 20 mm 与后弓的后下元的交点为进钉点。进钉点应进行个体化调整，对于后弓厚度 ≤ 4 mm 的患者，可显露后弓，用神经剥离子把椎动脉向上方牵开，用磨钻或咬骨钳咬去后弓骨皮质，将旁开中线 20 mm 与后弓上下两面之中点的交点为进钉点。⑤寰椎椎弓根螺钉进钉角度：保持内倾 10°~15°，头倾角度 5°~10° 方向磨钻

打孔，置定位杆于椎弓根孔内，C臂机透视，证实进针位置和方向正确后，置入螺钉。⑥伴有寰枕关节破坏或枕颈融合患者可选择枕颈融合固定融合术。⑦枢椎进针方法同前。⑧复位固定，根据透视寰枢椎脱位大小，预弯钢板或棒，再上螺帽提拉复位。⑨减压，切除寰枢椎后弓和（或）枕骨大孔后缘减压。⑩植骨融合。

术后处理：加强术后呼吸道护理，保持咽后壁切口洁净、干燥，维持鼻饲管1周以上至切口愈合剂患者自行做吞咽动作。应用广谱抗生素、糜蛋白酶和地塞米松雾化，每日两次，持续至切口愈合。卧床3~5天，颈旁放置沙袋制动，轴位翻身，四肢锻炼。3~5天后可佩戴支具下地行走。对于前路松解方法，王冰等提出使用内窥镜辅助前路松解，减少创伤和感染风险。

（5）前路经椎体寰椎侧块螺钉固定术 适用证：寰枢椎行后路融合术失败者；因创伤、肿瘤致寰枢椎后部骨性结构破坏者；寰枢椎过伸复位，屈曲位脱位不稳定者；脊髓压迫来自寰枢椎前方。

手术方法：采用前外侧咽后手术入路，进针点有两种选择。Lu等提出的进针点为枢椎前弓下缘与枢椎椎体侧缘交界上方4mm处，钉道沿外偏5°~23°、后偏15°~26°方向经寰枢外侧关节中部进入寰椎侧块外上角至寰椎侧块上关节面骨皮质下。王超等提出的进针点为枢椎体底部中点旁2mm处。钉道沿外倾10°~32°、后倾0°~32°方向经寰枢外侧关节进入寰椎侧块至寰椎侧块上关节面骨皮质下停止。

（吴松松　黄柏生　陈志文）

## 参考文献

[1] Goel A, Figueiredo A, Maheshwari S, et al. Atlantoaxial manual realignment in a patient with traumatic atlantoaxial joint disruption[J]. J Clin Neurosci, 2010, 17(5):672-673.

[2] Salunke P, Sahoo SK, Deepak AN, et al. Comprehensive drilling of the C1-2 facets to achieve direct posterior reduction in irreducible atlantoaxial dislocation[J]. J Neurosurg Spine, 2015, 23(3):294-302.

[3] Srivastava SK, Aggarwal RA, Nemade PS, et al. Singlestage anterior release and posterior instrumented fusion for irreducible atlantoaxial dislocation with basilar invagination[J]. Spine, 2016, 16(1):1-9.

[4] Wang B, Lü G, Deng Y, et al. Anterior endoscopically assisted transcervical reconstruction of the upper cervical spine[J]. EurSpine J, 2011, 20(9):1526-1532.

[5] Salunke P, Sahoo SK, Savardekar A, et al. Factors influencing feasibility of direct posterior reduction in irreducible traumatic atlantoaxial dislocation secondary to isolated odontoid fracture[J]. Br J Neurosurg, 2015, 29(4):513-519.

[6] 郝定均, 贺宝荣, 雷伟, 等. Cervifix 在陈旧性寰枢椎脱位并高位颈髓压迫症中的应用 [J]. 中国矫形外科杂志, 2004, 12(18):1365-1368.

[7] 尹庆水, 刘景发, 夏虹, 等. 寰枢椎脱位的临床分型、外科治疗和疗效评定 [J]. 中国脊柱脊髓杂志, 2003, 13(1):38-41.

[8] Tan M, Jiang X, Yi P, et al. Revision surgery of irreducible atlantoaxial dislocation: a retrospective study of 16 cases[J]. Eur Spine J, 2011, 20(12):2187-2194.

[9] 王超, 党耕町. 前路经枢椎体寰椎侧块螺钉固定术 [J]. 中华骨科杂志, 1999(8):457-459.

[10] 闫明, 王超, 周海涛, 等. 对经颈侧方入路行脊髓腹侧减压治疗寰枢关节前脱位的评价 [J]. 中国脊柱脊髓杂志, 2005, 15(8):471-474.

[11] 马泓, 王冰, 吕国华. 内镜辅助经颈前路松解后路内固定治疗难复性寰枢关节脱位远期疗效分析 [J]. 中国骨与关节杂志, 2016, 5(5):344-348.

[12] 王欢, 金国鑫, 李雷, 等. 3点分离定位法寰椎椎弓根置钉技术的临床研究 [A]. 中国中西医结合学会脊柱医学专业委员会第六届学术年会论文集 [C]. 2013.

[13] 林斌, 邓雄伟, 刘晖, 等. 儿童寰枢椎后路椎弓根螺钉固定的解剖与影像学研究 [J]. 中国临床解剖学杂志, 2008, 26(4):359-362.

# 第五节　寰枢椎半脱位

创伤性寰枢关节半脱位是指寰枢两侧块中有一侧发生脱位，而另一侧没有发生脱位，寰齿前间隙为 2~3 mm，不超过 5 mm。

## 一、流行病学和损伤机制

寰枢关节半脱位多发于儿童，损伤机制与寰枢关节脱位相似。创伤性寰枢关节半脱位多由于头部遭受打击或撞击伤、运动伤和交通事故导致，通常损伤的暴力不大，有时轻度的扭转外力即可发生半脱位。寰枢关节半脱位包括旋转性寰枢关节半脱位这一特殊分型，若寰枢关节长时间不能恢复正常的解剖对位，导致韧带、关节囊在异常位置上发生挛缩就会形成旋转脱位及固定。Levine 和 Edward 指出，寰枢关节旋转性脱位很少发生于成年人，且发病机制与儿童不同，儿童发生寰枢关节半脱位多与病毒性疾病相关，成人多与交通事故相关，常并发单侧或双侧块部分骨折、旋转性寰枢关节半脱位。

## 二、分型

Fielding 分型　由 Fielding 在 1977 年提出"旋转固定"，并根据 X 线创立此分型，该分型包括寰枢关节脱位及半脱位（图 9-21）。

Ⅰ型，寰椎无移位，寰齿间隙 <3 mm，横韧带完整。

Ⅱ型，旋转固定伴有寰椎向前移位 3~5 mm，横韧带不完整，以寰椎完好的一侧关节为轴，另一侧块向前移动。

Ⅲ型，寰椎向前移位 >5 mm，横韧带及翼状韧带损伤，两侧块均向前半脱位。

Ⅳ型，寰椎后脱位，常伴齿状突损伤。

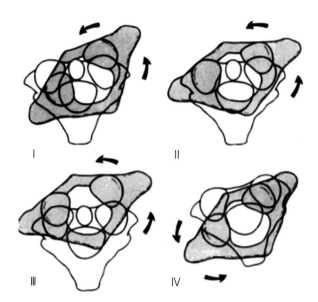

图 9-21　Fielding 分型
Ⅰ型，无前移位，以齿突为中心的旋转固定；Ⅱ型，前移位 3~5 mm，以一侧侧块为中心的旋转固定；Ⅲ型，前移大于 5 mm；Ⅳ型，后移位的旋转固定

## 三、辅助检查

### （一）X 线平片

临床上若常规颈椎开口位、动力位片无法判断寰枢关节半脱位，可采取颈椎左右旋转 15° 开口位片或颈椎侧屈 15° 开口位片等特殊体位，有助于帮助诊断。

### （二）CT 表现

SCT 三维重建可清楚显示寰枢关节间隙及侧块位移情况，已逐渐成为评估寰枢关节损伤的首选。

### （三）MRI 表现

如果怀疑横韧带、翼状韧带损伤或患者出现神经症状，必须行 MRI 检查。短时反转序列

（STIR）能抑制组织中的脂肪信号，减少运动伪影，使韧带在急性期水肿、出血、断裂的高信号更加突出，在诊断韧带急性期损伤中具有优势。

## ■ 四、诊断

寰枢关节半脱位的临床表现主要是特发性斜颈、颈部僵硬、头痛及活动受限，尤其以旋转功能受限最明显。斜颈特征为向一侧倾斜20°并轻微屈曲。X线片上见寰齿距离异常、齿突与两寰椎侧块距离不对称等。若X线片受体位限制，无法判断寰枢关节脱位情况或者为进一步明确移位情况，可以行SCT三维重建。对怀疑或确定横韧带、翼状韧带损伤或患者出现神经症状者，建议行MRI检查。

## ■ 五、治疗

寰枢关节半脱位的治疗策略同样受患者的病因、病程、脱位程度、症状及影像学等的影响。

### （一）保守治疗

对于急性期、Fielding Ⅰ型和Ⅱ型患者首先考虑牵引复位，采用枕颌带持续牵引1~2周后，更换头颈胸支具或头颈胸石膏继续固定2~3个月。若枕颌带牵引力量不足以复位，可更换颅骨牵引。

### （二）手术治疗

对于Fielding Ⅲ型和Ⅳ型脱位，复位后寰枢关节稳定性难以维持者，建议行手术。

#### 1. 后路手术

（1）寰枢椎经关节螺钉固定术　Magerl和Seeman描述经关节螺钉固定治疗齿状突骨折的方法。此方法不仅用于治疗创伤性寰枢椎脱位，而且还用来处理包括炎症、感染、肿瘤、先天畸形及手术造成的寰枢椎脱位。该技术的缺点是学习曲线陡峭，且存在置钉错误导致椎动脉损伤等严重并发症的风险。

（2）后路椎弓根（侧块）钉棒/板内固定术　1994年，Goel和Laheri首次提出后路寰椎侧块螺钉技术，寰椎侧块螺钉经寰椎后弓下缘与寰椎侧块后缘的移行处直接沿寰椎侧块矢状轴置入，主要优势是内固定之前不要求寰枢椎复合体解剖对位，可用于椎动脉解剖变异病例，较经寰枢椎关节突螺钉固定也更加稳定。近年来，寰枢椎椎弓根钉棒系统在临床获得广泛应用，其具有进钉角度小、可直视下进行、操作较Magerl螺钉技术简单等优点。由于进钉点位于后弓后缘表面，可采用枢椎侧块作为定位标志，因此无须显露寰椎后弓下方、枢椎峡部上方及寰枢侧块关节后方静脉丛，因而使寰枢椎侧块关节后方神经血管丛得以保留，避免了对枢椎神经根和静脉丛的分离和损伤；其钉道长度也较后路寰椎侧块螺钉技术的钉道长，螺钉与骨接触界面较后者大，具有可靠的三维稳定性，固定更加牢靠。

（3）后路钢丝固定技术　主要包括Gallie固定融合术和Brooks固定术。前者可提供良好的屈伸稳定性，但旋转稳定性非常有限，且术中要求钢丝通过椎板下，操作过程中有损伤硬脊膜囊或脊髓的可能，寰枢椎后部结构骨折需行寰枢椎后路减压以及存在明显骨质疏松的患者不能使用该方法。Brooks固定术是将两块独立的自体髂骨植骨块置于寰枢椎之间，较Gallie固定术能提供更好的旋转稳定性，屈伸稳定性相当，其不足之处在于钢缆需要从两侧通过寰枢椎椎板下，增加了损伤硬脊膜囊或脊髓的可能性。目前上述两种钢丝固定术已很少单独使用，通常与其他方法联合运用。

#### 2. 前路手术

（1）前路经寰枢关节突螺钉固定术　前路经寰枢关节螺钉内固定术中可直接观察寰枢椎的旋转与移位，螺钉由内向外的走行避免了穿入椎管、损伤脊髓的风险；前路减压与重建一次性完成，可减少手术次数，避免术中翻身造成脊髓损伤的可能。但需准确掌握螺钉进针点和进针角度，同时要求置钉前复位良好，如复位不佳则置钉困难。

（2）经口咽前路复位钢板固定技术　由于寰枢椎脱位常伴有寰枢椎间瘢痕或骨痂增生，即使予以足够松解，复位也仍有一定困难。尹庆水等发明经口寰枢椎复位内固定钢板（transoral atlantoaxial reduction plate，TARP）系统，该系统由中央设有开槽的蝶形钢板、固定在枢椎椎体上的临时复位螺钉以及特制的复位钳构成，三者配合使用即可实现寰椎的向上、向后复位。其螺钉孔配有万向锁定设计，枢椎螺钉可采用逆向椎弓根螺钉技术，从而获得与寰枢椎后路椎弓根钉棒系统大致相同的力学性能。与传统后路手术相比，TARP技术具有一个切口、一个体位、一次性完成手术的治疗优势，对于难复型寰枢椎脱位疗效显著。

（3）经口咽前路减压技术　传统经口齿状突磨除术，即"前减压"手术的目的在于解除局部骨质结构及变性韧带、纤维结构对延髓和高颈段脊髓的压迫。手术可对压迫脊髓甚至延髓的齿状突直接切除减压，但此类手术是在一个污染的环境下完成的，术中鼻窦、内耳道的分泌物会迁移至术区，手术风险较大，术后可能出现构音障碍，严重者需气管切开。同时，由于寰椎前弓或寰椎与枢椎间的固定轴被磨除，关节稳定性变差。

对于脱位严重的患者而言，椎管内空间相当狭小，若前路手术切除较大的致压物，尤其是在游离齿状突时，内侧韧带与硬脊膜相连可能造成脑脊液漏，甚至有脊髓损伤的风险。

（黄柏生　蔡弢艺　陈长青）

## ■ 参考文献

[1] Sardhara J, Behari S, Sindgikar P, et al. Evaluating Atlantoaxial Dislocation Based on Cartesian Coordinates: Proposing a New Definition and Its Impact on Assessment of Congenital Torticollis[J]. Neurosurgery, 2017, 12 (18):228–231.

[2] Kinon D, Nasser R, Nakhla J, et al. Atlantoaxial Rotatory Subluxation: A Review for the Pediatric Emergency Physicians[J]. Pediatr Emerg Care, 2016, 32 (10):710–716.

[3] Paus AC, Steen H, Røislien J, et al. High mortality rate in rheumatoid arthritis with subluxation of the cervical spine: a cohort study of operated and nonoperated patients[J]. Spine, 2008, 33 (21):2278–2283.

[4] Matsunaga S, Sakou T, Onishi T, et al. Prognosis of patients with upper cervical lesions caused by rheumatoid arthritis: comparison of occipitocervical fusion between c1 laminectomy and nonsurgical management[J]. Spine, 2003, 28(14):1581–1587.

[5] 杨子明. 寰枢关节是否存在半脱位及其相关问题 [J]. 中华外科杂志, 2006, 44(20):1369–1375.

# 第六节　寰椎骨折

## ■ 一、流行病学和损伤机制

寰椎骨折约占上颈椎损伤的26%，占颈椎损伤的5.5%~10.0%，占脊柱损伤的1.3%~2.0%。平均发病年龄为30岁。

Cooper于1823年首先描述寰椎骨折，而Jefferson于1920年首先全面描述寰椎爆裂骨折，他认为寰椎骨折机制是暴力由颅骨向颈椎轴向传

导所致，两侧块与前、后弓联结处相对薄弱，是常见的骨折部位。因此，以他的名字命名的Jefferson骨折又称寰椎前后弓骨折，由于头部受垂直暴力致使枕骨髁撞击寰椎侧块与前后弓交界处发生骨折。有学者认为，寰椎负荷后变形的过程强烈提示寰椎前弓和侧块交界处与后弓处存在扭力作用，出现骨折；颈椎后伸时寰椎后弓处产生矢状面的扭矩，使后弓相对于侧块在矢状面发

生弯曲，出现骨折；寰椎侧块承受压力后，沿冠状面发生旋转，在寰椎前弓固定时，旋转的侧块与前弓出现扭矩，两者在冠状面上发生弯曲，出现骨折。

儿童寰椎骨折比较少见，骨折多发生在未融合的骨和软骨结合处。儿童寰椎骨折常常是由于轴向应力导致，轴向应力从枕骨通过两个寰椎侧块传递至寰椎导致寰椎骨折，骨折线往往出现在儿童寰椎最薄弱的地方。对寰椎侧块的分力导致横韧带和翼状韧带断裂，从而出现寰枢椎失稳的危险。

## 二、解剖特点

寰椎侧块呈外厚内薄的楔形，这种楔形结构将作用在侧块上的垂直压力转化为水平向外应力，导致寰椎骨折和移位。

## 三、分型

寰椎骨折分型对于明确损伤机制和选择正确的治疗方法具有重要意义，但目前尚无统一的分型标准，以下介绍几种分型方法。

### 1. Jefferson 分型（图 9-22）

该分型最先由 Jefferson 提出，他将寰椎骨折分为 5 型。

### 2. Levine 分型（图 9-23）

Ⅰ型，寰椎后弓骨折，由过伸和纵向暴力作用于枕髁和枢椎棘突之间，两者相互挤压导致骨折；Ⅱ型，寰椎侧块骨折，多发生在寰椎关节面的前后部；Ⅲ型，寰椎前弓和后弓双骨折，包括典型的 Jefferson 骨折（寰椎前后弓四部分骨折），多系单纯垂直暴力作用的结果。

### 3. Landell 分型（图 9-24）

Ⅰ型，孤立的前弓或后弓骨折，骨折线不涉及侧块；Ⅱ型，前后弓双骨折，包括典型的 Jefferson 骨折；Ⅲ型，主要为侧块骨折，骨折线可延及前弓或后弓，但不是同时累及。

### 4. 横韧带损伤分型

横韧带完整性是影响寰椎骨折是否稳定的重要因素，故该分型意义重大。Dickman 等根据横韧带及骨性结构的损伤程度及范围将横韧带损伤分为两种类型：Ⅰ型，横韧带断裂，分为两个亚型，Ⅰa型为韧带中间部断裂，Ⅰb型为附着部断裂；Ⅱ型，寰椎侧块粉碎性骨折或寰椎侧块内结节撕脱性骨折，而横韧带本身无断裂。

在上述分型系统中，横韧带完整对 Jefferson 骨折的治疗选择有一定的指导意义，推荐对于横韧带完整的患者进行保守治疗，对于横韧带断裂

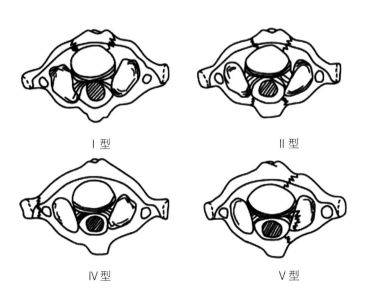

Ⅰ型　　Ⅱ型　　Ⅲ型

Ⅳ型　　Ⅴ型

图 9-22　Ⅰ型，寰椎后弓骨折；Ⅱ型，寰椎爆裂骨折；Ⅲ型，寰椎前弓骨折；Ⅳ型，横突骨折；Ⅴ型，寰椎粉碎性或侧块骨折

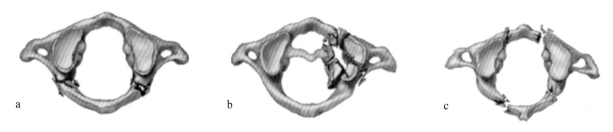

图 9-23　a. Ⅰ型，单纯后弓骨折；b. Ⅱ型，侧块粉碎性骨折；c. Ⅲ型，寰椎前后弓骨折

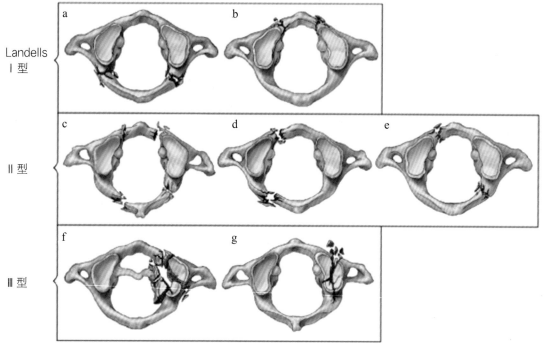

图 9-24　Landell 分型

图 a、b 分别为单纯寰椎后弓骨折骨折及寰椎前弓骨折，属于Ⅰ型；图 c~e 分别为寰椎爆裂性骨折（Jefferson 骨折），单侧半环骨折，前后弓不同侧骨折，属于Ⅱ型；图 f、g 分别为侧块粉碎性骨折及侧块线性骨折。c、f 为不稳定骨折，a、b、d、e、g 为稳定性骨折

的患者进行融合手术。Levine 分型结合了骨折形态和损伤机制，相对最为常用，对治疗方案的选择也有一定的指导意义。但是无论如何，目前的分类系统中，没有任何一个分型系统能够包括所有类型的寰椎骨折，也没有任何一个分型系统能为所有患者做出确切的治疗选择和预后判断。

## ■ 四、辅助检查

### （一）X 线检查

侧位片上寰齿前间隙（ADI）≤ 3.0 mm 为正常；张口正位片寰枢两侧块移位距离（LMD）≤ 6.9 mm 为正常（图 9-25），大于上述值则提示横韧带损伤。

### （二）CT 检查

CT 是寰椎骨折最重要的诊断方法，可在 CT 层面上明确骨折类型并指导治疗，同时若 CT 显示寰椎侧块内缘撕脱性骨折，提示横韧带撕裂；平行寰椎后弓的薄层 CT 扫描可诊断隐匿寰椎骨折（图 9-26）。

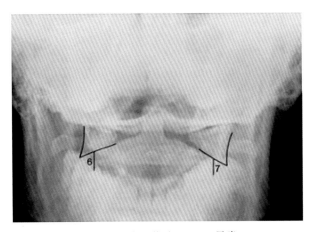

图 9-25 张口位片，LMD 异常

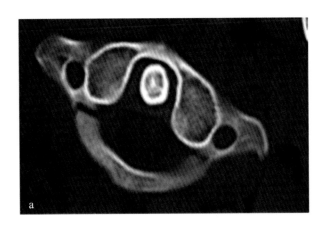

图 9-26 a. 单纯寰椎后弓骨折；b. 寰椎爆裂骨折，累及前后弓及侧块伴有横韧带损伤

（三）MRI 检查

MRI 可直接显示横韧带的损伤程度和部位，并早期观察到脊髓损伤的程度，为诊断和治疗提供依据（图 9-27）。

## 五、诊断

患者常表现为颈部疼痛、僵硬，双手托住头部，限制颈部活动。如第 2 颈神经（枕大神经）受累时，患者感觉枕部疼痛、颈肌痉挛、颈部活动受限；如侧块移位导致椎动脉损伤会导致脑缺血性意识障碍；若伴脊髓损伤，可有运动感觉丧失；损伤严重者可致瘫痪甚至立即死亡。临床诊断仍需结合影像学检查，CT 检查是诊断寰枢骨折的首选。

## 六、治疗

稳定的寰椎骨折推荐采取保守治疗，不稳定的寰椎骨折是否采取手术及采取何种手术方法尚存在一定的争议。寰椎骨折的治疗目的是尽量使寰椎骨折复位，达到骨性愈合，维持枕 - 寰 - 枢的稳定性，防止神经损伤及并发症的发生。所以寰椎骨折采用非手术或手术治疗取决于寰椎骨折的稳定性，而横韧带的完整是影响寰椎骨折稳定性的重要因素，故建议采用骨折分型结合横韧带损伤分型指导以下治疗方案。同时，郝定均等在 2015 年 CAOS 寰椎骨折指南提出，对于横韧带无断裂的寰椎骨折，均可保守治疗；对于横韧带断裂的不稳定性寰椎骨折可采取保守或手术治疗。

（一）保守治疗

1. 适应证

适用于横韧带完整的所有类型寰椎骨折。

2. 常见保守治疗方法

持续颈椎牵引、头颈胸石膏固定、头颈支具（费城颈围）、Halo 支架等。根据指南，对于稳定性寰椎骨折，包括后弓骨折及前弓单出骨折，可以直接使用硬颈围固定 10~12 周。对于不伴有横韧带损伤的不稳定性寰椎骨折，首先判断骨折是否移位，若骨折移位需要进行牵引复位，常用牵引方法为颅骨牵引或者 Halo 支架固定后牵引（Halo 支架除制动作用外，还具有牵引功能，通

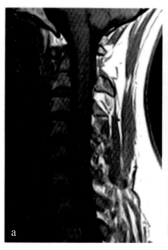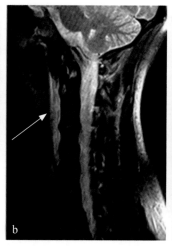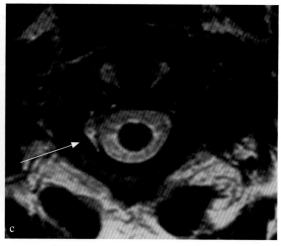

图 9-27　a、b 图分别为 MRI $T_1$ 及 $T_2$ 像矢状位，$T_2$ 可见寰椎椎前高信号影，提示寰椎骨折可能；c 图为 MRI 轴位，可见横韧带附着点高信号影，提示横韧带断裂

过轴向牵引在一定程度上可实现对 $C_1$ 侧块分离移位的复位，但很难维持持久稳定的复位，当患者直立负重后，常发生复位的丢失，甚至可能使最初的侧块脱位再次发生，导致寰椎骨不连或者畸形愈合），牵引时间为 3 周，重量为 2~5 kg，牵引结束后再使用硬颈围或 Halo 支架固定 8~10 周，直至骨性愈合；若骨折无移位可直接使用硬颈围或 Halo 支架固定 10~12 周。对伴有横韧带断裂的不稳定性骨折也可以行保守治疗，若骨折不愈合可再行融合手术或者直接手术复位固定。以下分享一例 Levine III 型患者保守治疗成功案例（图 9-28）。

所有保守治疗可能导致 $C_1$ 骨不连，难以保证维持 $C_0$~$C_2$ 的良好序列，导致晚期的 $C_1$~$C_2$ 畸形，残留慢性颈痛等并发症。保守治疗失败患者可再行寰枢融合术加强上颈椎稳定性。

## （二）手术治疗

手术治疗能够即刻矫正骨折脱位导致的畸形，解除脊髓和神经根的压迫，重建寰枢椎的稳定性，避免迟发性颈脊髓、神经损伤。对于不稳定性寰椎骨折、合并横韧带损伤或者其他骨折患者需要早期手术。传统的手术方式包括寰椎单椎节复位固定术、寰枢椎固定融合术和枕颈融合术。

## 1. 寰椎单椎节复位固定术

（1）适应证　寰椎前弓加后弓骨折，侧块劈裂骨折。

（2）前路单椎节复位固定术　首先常规进行术前牵引及口腔护理。患者取仰卧位，消毒铺巾，通过口腔撑开器显露口咽部，用丝线将悬雍垂悬吊拉向一侧。沿中线纵行切开咽后壁 3~4 cm，将头长肌、颈长肌向两侧牵开，显露寰椎前结节、两侧前弓、两侧侧块及骨折端。用刮匙和髓核钳清除骨折端周围血肿及肉芽组织。用高速磨钻处理寰椎前结节周围的骨皮质。选用 4 孔、长 45 mm 的重建钢板塑成向前凸起的弧形。进钉点位于两侧侧块前表面的中心点，前结节旁 4~5 mm，在钢板两侧的螺钉孔沿寰椎侧块的长轴方向钻孔，向后外侧偏斜 10°~15°，进针深度不超过后方的椎动脉沟，以免损伤后面的椎动脉。攻丝后选用 2 枚直径为 3.5 mm、长为 20 mm 的螺钉将钢板固定在寰椎两侧的侧块上，使分离侧块直接复位固定，拧紧螺钉使寰椎和钢板成为一个整体（图 9-29）。

针对寰椎骨折单节段内固定器械选择，除了传统解剖钢板外，尹庆水等自主研发 JERP 钢板，在不稳定性寰椎骨折上也有较广泛的运用（图 9-30）。

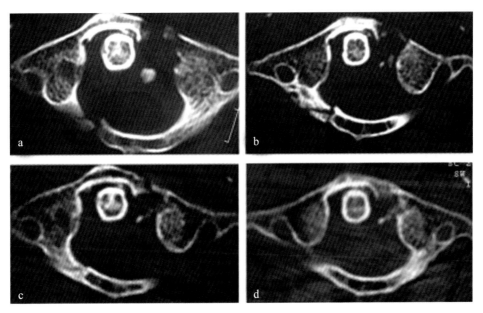

图 9-28　Levine Ⅲ 型患者行 Halo 支架固定术后愈合情况

a. 伤后骨折移位情况；b. 牵引 3 周后，骨折部分复位；c. 固定 12 周后，寰椎后弓已骨性愈合；d. 固定 24 周后，前后弓骨折均骨性愈合

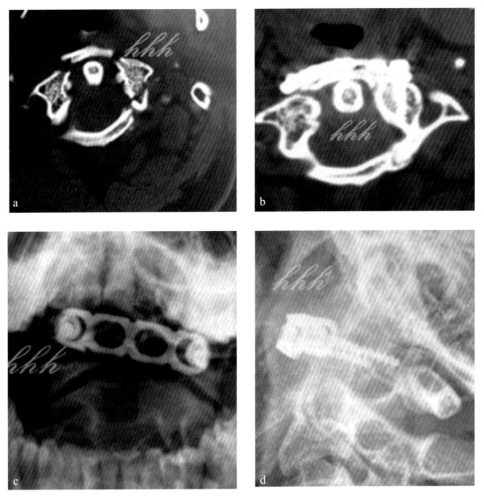

图 9-29　前路寰椎骨折复位固定术

a. 典型 Jefferson 骨折 CT 横断面；b. 前路钢板固定术后 CT 横断面；c、d. 术后开口位片及侧位片

（3）后路单椎节复位固定术　气管插管全身麻醉后，在颅骨牵引下取俯卧位，将头端抬高20°～25°，使寰枕关节处于屈曲位。自枕骨粗隆至C$_2$棘突做后正中切口。切开皮下与项韧带。骨膜下剥离显露寰椎椎板与寰椎两侧侧块关节。对于寰椎后弓厚度大于4.5 mm的患者，选择寰椎后弓旁开中线20 mm与后弓下缘上2~3 mm的交点作为进针点。用神经剥离子分离和探测C$_1$的侧块内侧缘和后弓下方侧块的背侧。确定这两个骨性结构后，在进钉点用磨钻磨去少许皮质，用手锥（限深）由此钻入，手锥方向为保持内倾10°~15°，头倾5°~10°，深度26~30 mm，选择长度适当的螺钉拧入，安装连接棒，然后通过双侧螺钉加压使分离的侧块有效复位（图9-31）。

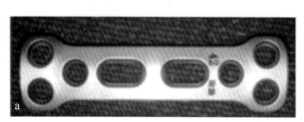

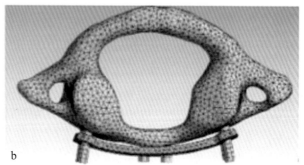

图9-30　JERP前路钢板示意图（引用自尹庆水）

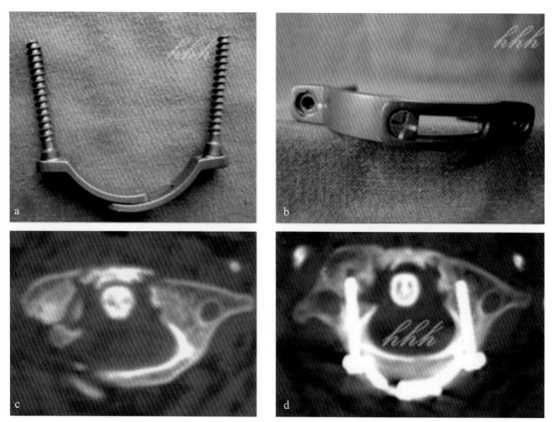

图9-31　a、b. 后路钢板的正侧面示意图；c. Levine Ⅲ型骨折术前CT横断面；d. 后路钢板固定术后CT横断面，骨折复位良好

（4）手术并发症　前路经口咽进行单节段固定，该手术区域毗邻椎动脉、脊髓及硬脊膜、咽升动脉等结构，在钝性分离咽后壁时，需保护好颈血管鞘及咽升动脉，避免造成血管损伤。经椎弓根后路单节段固定时，必须显露到侧块关节后方，周围存在丰富的静脉丛，容易引起术区广泛性出血，且止血困难，增加手术难度。虽然寰椎单节段固定有利于复位及骨折端加压，同时可最大限度保留枕 - 寰 - 枢关节的活动度，但是如果寰椎侧块骨折移位严重，术后容易并发创伤性关节炎，残留颈部疼痛。

### 2. 寰枢椎融合固定术

寰枢椎融合术是目前治疗寰椎骨折最常用的手术方式，指南建议颈椎制动不愈合或不宜行寰椎单椎节固定术的患者可采取寰枢椎融合固定术。寰枢椎固定融合的主要技术包括钢丝或钛缆固定技术、椎板夹技术、经关节螺钉固定技术、寰枢椎侧块螺钉技术（手术方法详见第十章第一节，典型病例见图9-32）。寰枢椎融合术主要适合：①寰椎骨折合并横韧带 I 型损伤；②寰椎骨折合并齿状突骨折或 Hangman 骨折；③寰椎骨折合并神经损伤；④潜在寰枢椎不稳的骨折。但是对寰椎骨折双侧块粉碎骨折无法置钉或伴有寰枕关节不稳的患者无法使用该手术方法。

寰枢椎融合固定术也存在不足：①造成 $C_1 \sim C_2$ 旋转功能丧失；②某些复杂骨折（如伴随寰椎后弓单、双侧骨折）无法实现坚强固定；③难以对寰椎骨折进行复位，因此往往导致寰椎固定在非正常的位置，影响 $C_0 \sim C_1$ 关节的功能。

### 3. 枕颈融合术

枕颈融合术虽然能够恢复 $C_0 \sim C_2$ 的序列，重建枕寰枢的稳定性，但是牺牲了颈椎大部分运动功能，严重影响患者生活质量，目前枕颈融合术仅建议对无法复位的陈旧性骨折、$C_1$ 侧块粉碎性骨折无法置钉、寰枕关节严重破坏的患者采用（手术方法详见第十章第一节）。

（黄柏生　蔡弢艺　郝定均）

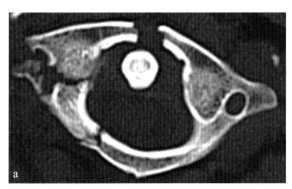
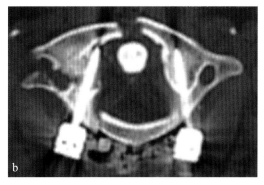
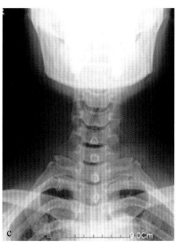
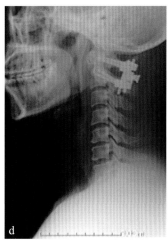

图 9-32　寰椎前后弓伴侧块骨折
a、b. CT 横断面术前、术后层面；c、d. 术后 X 线正位片、侧位片

## ■ 参考文献

［1］韩应超，李立钧，谭军．寰椎骨折的研究进展 [J]. 中国脊柱脊髓杂志，2013, 23(1):77-80.

［2］徐荣明，胡勇．对新鲜寰椎骨折的临床治疗选择 [J]. 中国脊柱脊髓杂志，2013, 23(5):395-397.

［3］拾坤，夏计划，姜效韦，等．Halo-vest 支具固定治疗寰椎骨折的疗效分析 [J]. 中国骨与关节损伤杂志，2016, 31(7):724-726.

［4］He XF, Hu Y, Ye PH, et al.The operative treatment of complex pilon fractures:A strategy of soft tissue control[J]. Indian J Orthop, 2013, 47(5):487-488.

［5］王建华，夏虹，吴增晖，等．经口咽前路复位钢板固定技术用于儿童寰枢椎内固定的 CT 解剖学研究 [J]. 中华创伤骨科杂志，2014, 16(9):788-791.

［6］蒋伟宇，马维虎，赵刘军，等．一期后路寰枢椎固定治疗不稳定寰椎爆裂性骨折 [J]. 中华骨科杂志，2015, 35(5):536-541.

［7］Cole PA, Michael Z, Philip JK, et al. Treatment of proximal Tibia Fractures Using the Less Invasive Stabilization System: Surgical Experience and Early Clinical Results In 77 Fractures[J]. Peter J Orthop Trauma, 2014, 18(2):528-535.

［8］夏虹，尹庆水，林宏衡，等．Jefferson 骨折复位钢板的设计改良及初步临床应用 [J]. 中华骨科杂志，2015, 35(5):527-535.

［9］Schroeder GD, Kepler CK, Koerner JD, et al. A Worldwide Analysis of the Reliability and Perceived Importance of an Injury to the Posterior Ligamentous Complex in AO Type A Fractures[J]. Global Spine J, 2015, 5(35):378-382.

［10］马向阳，杨进城，邱锋，等．不可复性寰枢椎脱位的临床分型及术式选择 [J]. 中华骨科杂志，2015, 35(5):474-480.

［11］Penera K, Manji K, Wedel M, et al. Ankle syndesmotic fixation using two screws:risk of injury to the perforating branch of the peroneal artery[J]. J Foot Ankle Surg, 2014, 53(5):534-538.

［12］Rasouli MR, Viola J, Maltenfort MG, et al. Hardware Removal Due to Infection after Open Reduction and Internal Fixation: Trends and Predictors[J]. Arch Bone Jt Surg, 2015, 3(3):184-192.

［13］Shallop B, Starks A, Greenbaum S, et al. Thromboembolism After Intramedullary Nailing for Metastatic Bone Lesions[J]. J Bone Joint Surg Am, 2015, 97(18):1503-1511.

［14］谭明生，麻昊宁，郝定均，等．寰枢椎脱位 TOI 外科分型临床应用的前瞻性多中心研究 [J]. 中华骨科杂志，2015,35(5):465-473.

［15］陈诚，顾庆国，王占超，等．后路板 - 棒内固定系统治疗不稳定性寰椎骨折的生物力学研究 [J]. 中国脊柱脊髓杂志，2015, 25(4): 349-354.

［16］Schroeder GD, Kepler CK, Kurd MF, et al. A Systematic Review of the Treatment of Geriatric Type Ⅱ Odontoid Fractures[J]. Neurosurgery, 2015, 77(Suppl 4):6-14.

［17］Shields E, Behrend C, Bair J, et al. Mortality and Financial Burden of Periprosthetic Fractures of the Femur[J]. Geriatr Orthop Surg Rehabil, 2014, 5(4):147-153.

# 第十章
# 枢椎骨折脱位

## 第一节　枢椎齿状突骨折

枢椎齿状突骨折是一种累及寰枢椎区域稳定性的严重损伤，由于局部解剖学上的特殊性，其不愈合率较高，由于损伤后不稳定因素持续存在，可能导致急性或迟发性颈脊髓压迫并危及生命。

### ■ 一、流行病学及损伤机制

齿状突骨折占所有枢椎骨折的 50%~60%，占所有急性颈椎骨折的 8%~15%。Anderson-D'Alonzo 分型中 II 型骨折最为常见，在所有齿状突骨折中占 37%~83%。约 34% 的齿状突骨折合并其他脊柱损伤，其他脊柱损伤中 85% 是颈椎损伤，20% 是寰椎损伤。20% 的齿状突骨折患者合并头部损伤和枢椎所有亚型的骨折。

齿状突骨折涉及多种不同的损伤机制。尸体标本研究显示，前、后水平方向的外力主要引起韧带结构的破坏，而水平剪切加轴向压缩暴力是造成齿状突骨折主要因素。造成齿状突骨折不同类型的载荷从大到小依次为：水平剪切加轴向压缩，与矢状面呈 45°的前、后方的打击，侧方打击。

进一步的生物力学研究证实，侧方或斜侧方载荷导致 Anderson–D'Alonzo II 型齿状突骨折，而过伸暴力导致 Anderson–D'Alonzo III 型齿状突骨折。林斌等对造成齿状突骨折应力的三维有限元模型分析显示，在齿状突矢状面上，前部载荷容易导致齿状突腰部发生断裂，形成 Anderson-

D'Alonzo II 型骨折，也可能导致齿状突基底部发生断裂，形成 Anderson-D'Alonzo III 型骨折；后部载荷更容易导致基底部断裂，形成 Anderson-D'Alonzo III 型骨折。

此外，齿状突骨折也可发生在屈曲型损伤产生向前移位时，在这个类似铡刀的机制中，完整的横韧带足以传递足够的能量，引起齿状突骨折和向前移位（图 10-1）。在多种暴力的联合作用中，扭转暴力的存在使齿状突易于发生骨折，其机制有以下 3 点。①在旋转时，翼状韧带处于极度牵张状态；②在旋转时，韧带和肌肉均处于紧张状态，小关节突关节咬合紧密，其他平面的损伤被减到最小；③受旋转暴力时，该部位所承受的载荷也最大。

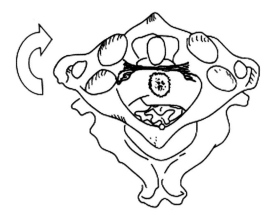

图 10-1　头部受到顺时针旋转暴力，横韧带会以右侧寰枢关节为支点向前切割齿状突引起齿状突骨折

总之，齿状突骨折的机制复杂，屈曲、伸展、侧屈以及旋转暴力都涉及其中，通过分析骨折类型、骨折移位及头面部附属伤之间的关系，常可推断出其损伤机制。

## ■ 二、解剖特点

多数人的齿状突呈锥形，位于枢椎体上方而略向后倾，与寰椎前弓和横韧带组成轴向旋转关节。齿状突及其附着韧带是连接枕骨 - 寰椎 - 枢椎的重要解剖结构，而齿状突作为寰枢椎复合体的骨性中轴，是维持局部稳定最为重要的结构，齿状突骨折将直接导致局部的解剖及生理功能破坏，形成寰枢椎不稳。

研究表明，齿状突和枢椎体来自不同的骨化中心，齿状突来自寰椎椎体，而枢椎椎体来自枢椎生骨节，幼年时在它们之间存在结合软骨，通常 3~6 岁时齿突和枢椎体融合，少数可晚至 11 岁。中国人齿状突高度为 4.7 ± 1.9 mm（10.9~21.7 mm），齿突基底部前后径为 10.5 ± 1.1 mm（8.6~12.9 mm），齿状突基底部横径为 8.3 ± 0.6 mm（7.7~12.0 mm），齿状突后倾角为 10.3° ± 3.5°（0°~22°）。齿状突基底部较细，骨皮质较薄，松质骨疏松，是齿状突的薄弱部位，易发生骨折。

## ■ 三、分型

齿状突骨折的分型对于明确损伤机制及治疗具有重要意义。目前分型方法有 Schatzker 分型、Althoff 分型及 Anderson-D'Alonzo 分型。其中 Anderson-D'Alonzo 分型最常用。

### 1. Schatzker 分型（1971）

齿状突骨折最早被分为齿状突基底部骨折和齿状突骨折两类，Schatzker 等根据骨折线位于翼状韧带上方或下方将齿状突骨折分为两型（图 10-2）。

### 2. Anderson-D'Alonzo 分型（1974）

目前，多采用 Anderson-D'Alonzo 分类，即根据骨折部位分成 3 型（图 10-3）。

Ⅰ型：齿状突尖端翼状韧带附着部的斜行骨折，约占 4%。

Ⅱ型：齿状突与枢椎椎体连接处的骨折，占 65%。

Ⅲ型：枢椎体部骨折，这一部分相当于胚胎时期前寰椎与尾侧体节融合处，占 31%。

其中Ⅱ型齿状突骨折又分有 3 个亚型，即Ⅱa 型齿状突骨折，齿状突基底部骨折，骨折端后下方有一较大的游离骨块，为不稳定骨折，单纯支具治疗容易发生骨不连；Ⅱb 型齿状突骨折，

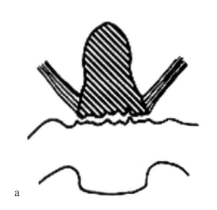
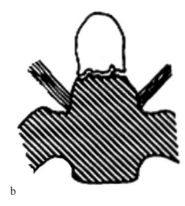

图 10-2 齿状突骨折 Schatzker 分型
a. Schatzker 分型Ⅰ型，骨折线位于翼状韧带下方；b. Schatzker 分型Ⅱ型，骨折线位于翼状韧带上方

单纯齿状突基底部骨折；Ⅱc型齿状突骨折，骨折线至少一侧位于翼状韧带的上方。

### 3. Althoff 分型（1979）

Althoff 等提出一种分类方式：A 型，骨折线经过齿状突颈部；B 型，骨折线经过 $C_2$ 椎体上部；C 型，骨折线经过 $C_2$ 椎体，并累及单侧 $C_2$ 上关节面的内侧；D 型，损伤累及 $C_2$ 双侧上关节突（图 10-4）。

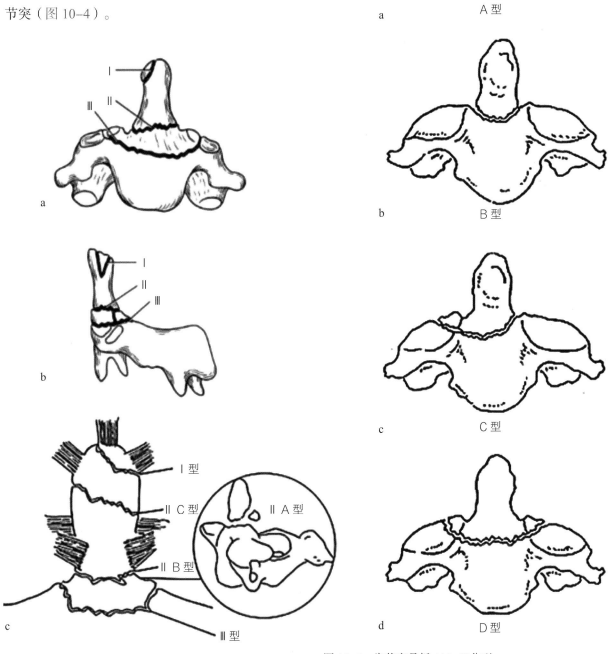

图 10-3　齿状突骨折 Anderson–D'Alonzo 分型
a. 分型正面观；b. 分型侧面观，c. Ⅱ型齿状突骨折亚型

图 10-4　齿状突骨折 Althoff 分型
a. Althoff 分型 A 型；b. Althoff 分型 B 型；c. Althoff 分型 C 型；d. Althoff 分型 D 型

## ■ 四、辅助检查

### （一）X线检查

影像学是诊断齿状突骨折的主要依据，除拍摄正常的颈椎正侧位及张口位片之外，如情况允许，还可在医师指导下拍摄过伸及过屈位X线片，一般可明确齿状突骨折类型、部位及是否合并脱位等（图10-5）。

### （二）CT检查

目前CT已经成为临床诊断及分型齿状突骨折的最有效方法。对临床上可疑的病例必须常规行CT检查，以明确诊断。CT检查可明确齿状突骨折部位、类型、骨折线是否累及椎动脉孔及是否存在游离齿状突（图10-6）。

### （三）MRI检查

磁共振检查可以明确齿状突骨折是否伴有横韧带损伤、脊髓损伤及后方韧带复合体损伤等（图10-7）。

## ■ 五、诊断

枕部和颈后疼痛是最常见的临床症状，并常有枕大神经分布区域的放射痛。颈部僵硬呈强迫体位，典型的体征是患者用手扶持头部以缓解疼痛。15%~33%的患者有神经系统症状，其中以不全瘫和神经痛最为常见。症状的轻重视骨折移位压迫脊髓的程度和部位而定，严重者可发生呼吸骤停，多见于老年人，常当场死亡。齿状突陈旧性骨折的临床表现较为隐匿，因外伤史有时不明显。

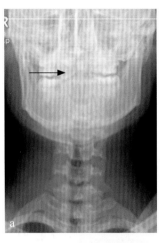
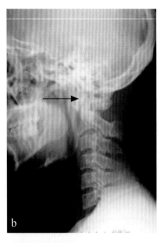
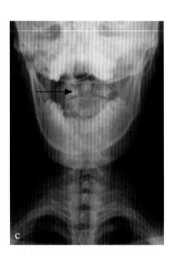
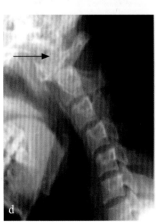
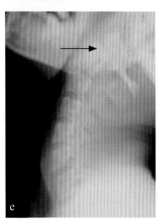

图10-5　齿状突骨折X线表现
a.颈椎正位片；b.颈椎侧位片；
c.颈椎张口位片显示齿状突骨折及其骨折类型；d、e.颈椎过屈、过伸位片显示合并寰枢关节不稳

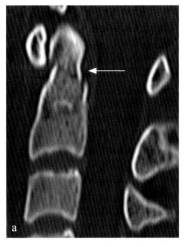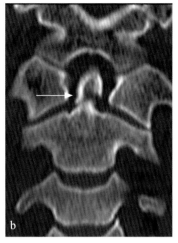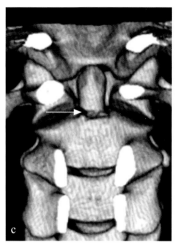

图 10-6 齿状突骨折 CT 表现

a、b. 显示骨折的类型、骨折线的走行及骨折线与齿状突的角度。c. 齿状突骨折三维重建

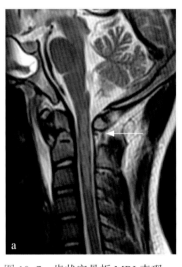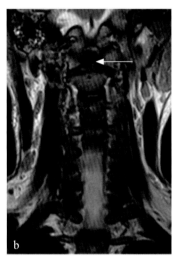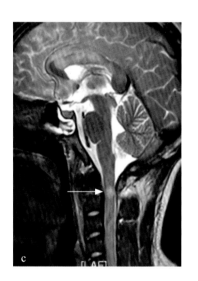

图 10-7 齿状突骨折 MRI 表现

a. 后方韧带复合体损伤；b. 齿状突骨折；c. 齿状突骨折并有脊髓信号改变

临床上齿状突骨折需依靠明确外伤史，枕颈部疼痛、压痛和旋转活动受限，伴或不伴四肢的感觉、运动障碍等临床表现以及影像学检查来确诊。

## ■ 六、治疗

齿状突骨折的治疗需要结合骨折的分型、寰枢椎的稳定性、是否合并脊髓损伤、是否合并横韧带损伤、是否陈旧性骨折及患者的全身状况综合考虑。

### （一）保守治疗

适应证：单纯 Anderson Ⅰ 型、Anderson Ⅲ 型，其他原因导致无法耐受手术治疗者以及儿童齿状突骨折。Anderson Ⅱ 型齿状突骨折保守治疗的不愈合率可高达 20%~78%，是否采取保守治疗需根据临床实际情况确定。

保守治疗的方法主要有颅骨牵引或枕颌带牵引（6~8 周）、头颈胸石膏外固定或 Halo-Vest 支架固定（10~12 周）等。保守治疗的缺陷在于牵引治疗时患者需长期卧床，并发症较多，以及行头颈胸石膏外固定、Halo-Vest 支架固定时部分患者难以忍受长期外固定带来的生活不便，且固定效果不确切、治疗周期较长，患者治疗的依从性较差，目前临床报道不愈合率较高（图 10-8）。

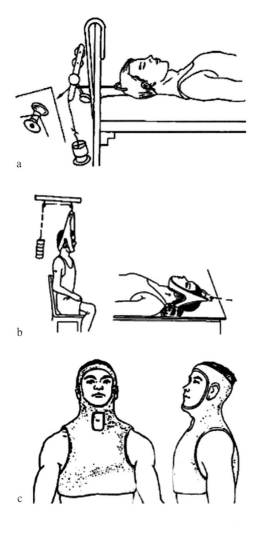

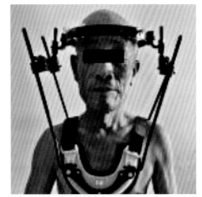

图 10-8　齿状突骨折保守治疗
a. 颅骨牵引示意图；b. 颌枕带牵引示意图；c. 头颈胸石膏示意图；d. Halo-Vest 支架示意图

## （二）手术治疗

对于 Anderson Ⅱ 型齿状突骨折、不稳定的 Anderson Ⅲ 型齿状突骨折、延误治疗大于 3 周的陈旧性 Anderson Ⅲ 型骨折、有神经症状的齿状突骨折、年龄大于 50 岁、非手术方法不能维持骨折稳定的患者采取手术治疗。

### 1. 前路手术

（1）齿状突中空螺钉内固定术　适应证：经齿状突腰部横行骨折（Anderson Ⅱ 型）及经齿状突基底部横行骨折（Anderson Ⅲ 型）。

禁忌证：① 病程 >3 个月的陈旧性齿状突骨折未愈合，特别是已形成假关节者；②横韧带断裂者，中空螺钉固定后也无法有效恢复寰枢椎的稳定性；③ Anderson Ⅱ C 型骨折或粉碎性骨折患者，中空螺钉会加大骨折断端的移位；④严重的骨质疏松患者；⑤ 合并不稳定的 Jefferson 骨折患者；⑥桶状胸、短颈、脊柱侧凸畸形、颈椎强直患者术中操作困难；⑦年龄较小及齿状突较小患者。

手术方法：采用气管插管全身麻醉。患者取仰卧位，双肩下垫软枕，颈下垫包海绵的木垫，头下垫头圈，使颈部呈自然向后伸位，颈部两侧可用沙袋固定，防止向两边歪斜。切口在胸锁乳突肌上部内侧，甲状软骨水平处横斜行向颈前中线，切口长 6~7 cm。切开皮肤、皮下组织，显露并横行切开颈阔肌，在其深面向上下潜行剥离，显露甲状腺上动脉和喉上神经并加以保护。在甲状腺前肌和胸锁乳突肌之间隙做钝性分离，将颈动脉鞘和胸锁乳突肌牵向外侧，甲状腺前肌和甲状腺及喉头向内侧牵开，显露椎前筋膜，剪开椎前筋膜即可暴露 $C_2$~$C_3$ 椎体及椎间盘。用小骨凿在 $C_3$ 椎体上缘向上凿一斜行凹槽，直视下将导针钻入 $C_2$ 下缘 1 cm，在透视下确认，后倾 15° 后透视下缓慢将导针钻至齿突尖。空心钻钻孔，测深，选择长度合适的空心钉拧入，螺钉拧入后再次透视确认螺钉位置良好，伤口放置引流管，逐层缝合皮下皮肤，术后常规使用抗生素，颈围保护 3 个月。

（2）改良通道下前路齿状突中空螺钉内固定术　适应证及禁忌证同前路齿状突中空螺钉内固定术。

林斌等率先通过通道进行齿状突螺钉内固定术，此方法的优点在于创伤小、出血少、患者恢复快；与经皮齿状突螺钉相比较，通道下具有直视下操作、操作方便、减少术中的放射暴露次数、缩短手术时间及副损伤少的优点。

手术方法：经鼻腔插管全麻，患者取仰卧位，颈过伸，下颌抬高，口腔张开，口中塞入绷带卷保持张口，床边 C 臂 X 线机透视复位满意后开始手术。在甲状软骨上缘右侧做一长 1.8~2.0 cm 的小切口，切开皮肤、皮下及颈阔肌后，

示指钝性将食管、气管推向左侧后逐步扩张置入工作通道，置入通道后可直视下看到椎前筋膜及双侧颈长肌，如果镜下仍有软组织，忌用电烙烧灼，可用钝性神经剥离子或拉钩将其从工作通道中推开，以防损伤食管及血管，工作通道建立后透视定位找到 $C_2$~$C_3$ 间隙，用小骨凿在 $C_3$ 椎体上缘向上凿一斜行凹槽，透视下将导针钻至 $C_2$ 椎体下缘后，再次透视确认，后倾 15° 后透视下缓慢将导针钻至齿突尖。空心钻钻孔，测深，选择长度合适的空心钉拧入，螺钉拧入后再次透视确认螺钉位置良好，撤除工作通道，伤口放置引流管，术后常规使用抗生素，颈围保护 3 个月（图 10-9）。

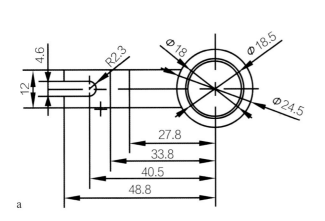

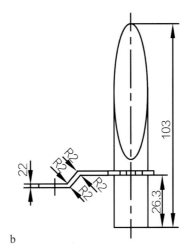

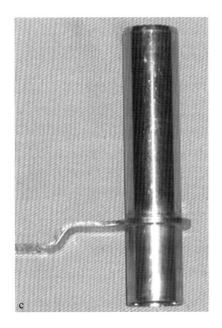

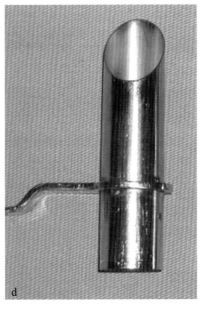

图 10-9　林斌改良微创通道的设计及使用

a~d. 通道的设计及实物；e~j. 通道在齿状突骨折手术中的使用；k、l. 经通道齿状突螺钉术后复查齿状突恢复良好

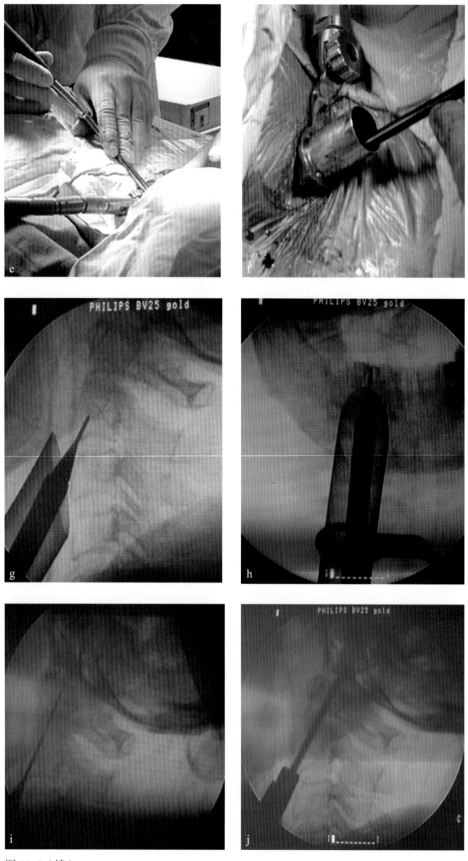

图 10-9（续）

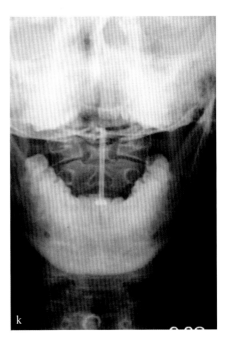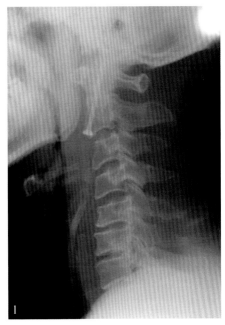

图 10-9（续）

林斌等通过 II 型齿状突骨折螺钉固定的三维有限元分析发现，为了提高骨折端的稳定性，固定螺钉尾部的位置应该尽量靠近齿状突上骨折段的前部，即螺钉轴线与齿状突轴线所呈的角度越小，骨折端越稳定。屈曲型骨折螺钉内固定术后受到后向前作用力时较后伸型骨折更容易发生移位；后伸型骨折螺钉内固定术后受到前向后作用力时较屈曲型骨折更容易发生移位。

（3）经皮前路齿状突螺钉内固定术　适应证及禁忌证同前路齿状突中空螺钉内固定术。

手术步骤：经鼻气管插管麻醉或局部神经阻滞麻醉，患者取仰卧位。颅骨钉牵引，肩部垫薄枕使头稍后伸。在 C 臂 X 线机监测下，通过牵引复位使齿状突处于解剖位，固定头部。在 $C_4 \sim C_5$ 水平右胸锁乳突肌内侧缘，用尖刀片切开皮肤 5 mm，用直止血钳钝性分离皮下及深部组织，直达 $C_4$、$C_5$ 椎体前外侧缘。在 C 臂 X 线机监测下，将连接 10 mm 针筒的中空穿刺针沿颈动脉内侧间隙插入，边插边回抽针筒，如未见回血，则去掉针筒。通过穿刺针内孔送入直径为 1.2 mm 的定位克氏针，退出穿刺针。沿定位克氏针送入中空扩大管，扩大管在颈动脉鞘内侧缘上下滑动，分离组织并逐渐深入，在 C 臂 X 线机监测下到达枢椎下缘，使其正位居中、侧位居齿突轴心线上。用电钻将定位克氏针打入齿状突，沿扩大管送入中空保护套管，退出扩大管。用外径 3 mm 的中空钻头扩大螺钉钉道后，在保护套管内将直径 3.5 mm 的中空松质骨加压螺钉通过定位克氏针打入齿状突。经正侧位 X 线透视或摄片确认螺钉位置良好后，退出定位克氏针及保护套管（图 10-10）。

手术优缺点：经皮前路齿状突螺钉内固定治疗相对于前路开放性手术治疗具有创伤小、恢复快、效果明显等优点，但手术操作难度大，术前需周密评估，术中需仔细操作。术中的反复透视增加医患辐射暴露量，术中也可能因为反复穿刺损伤穿刺点周围重要组织。

（4）前路经枢椎椎体寰椎侧块螺钉固定技术　适应证：陈旧性齿状突骨折合并寰枢椎脱位或是不稳，需前路复位固定融合的患者。

前路经枢椎椎体寰椎侧块螺钉内固定技术治疗寰枢关节不稳的手术治疗方法有不少病例报道。

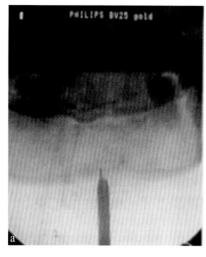
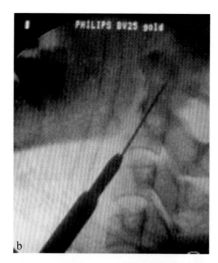
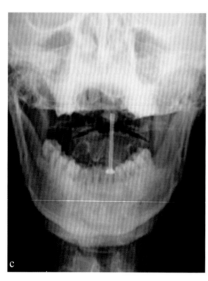
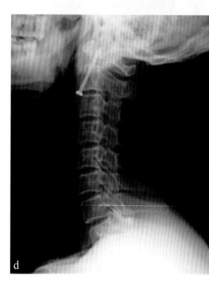

图 10-10 齿状突骨折前路经皮齿状突螺钉内固定治疗。a、b. 术中扩大套管透视位置；c、d. 术后正侧位 X 线片显示螺钉位置良好

该术式是在 Magerl 技术上的一种创新，减少了对脊髓或椎动脉的损伤，对有椎动脉变异的患者更是提高了手术治疗的安全性。前路经枢椎体寰椎侧块螺钉内固定技术特别适合寰枢椎呈屈曲不稳定的患者。相对于 Magerl 技术而言，前路经枢椎体寰椎侧块螺钉内固定技术的螺钉在枢椎椎体和寰椎侧块中由内向外方向走行，可避免向内穿入椎管损伤脊髓，而且在置钉过程中由于与椎动脉相距较远，降低了损伤椎动脉的发生率（图 10-11）。

**2. 后路手术**

（1）寰枢椎椎弓根钉内固定术　适应证：齿状突骨折伴寰枢关节脱位、齿状突骨折向后脱位、陈旧性齿状突骨折、齿状突骨折合并轻度移位的 Jefferson 骨折及其他不适合前路手术的骨折。

禁忌证：齿状突骨折合并重度移位的 Jefferson 骨折、寰椎侧块爆裂性骨折、寰椎矢状面骨折、枕骨髁骨折及寰枢椎钉道严重破坏或畸形的患者。

手术方式：见第九章第四节（图 10-12）。

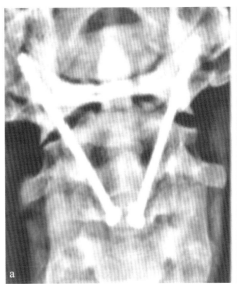
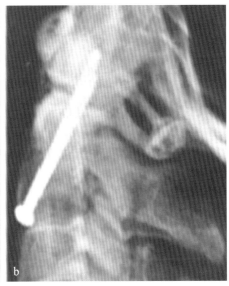

图 10-11　a. 术后复查 X 线
正位片螺钉固定位置正常；
b. 术后寰枢椎固定位置良好

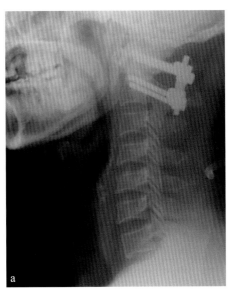
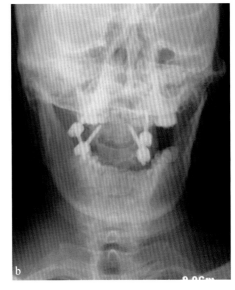

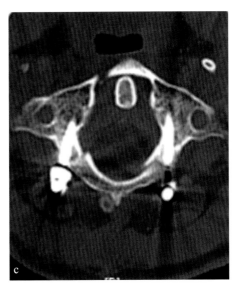
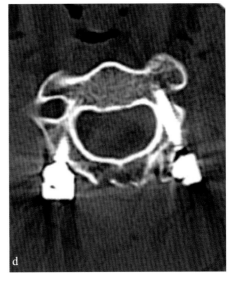

图 10-12　后路寰枢椎椎弓
根钉内固定术
a、b. 术后复查 X 线寰枢椎
稳定，复位良好；c、d. 术后
复查 CT 寰椎及枢椎椎弓根
钉位置良好

手术优点：仅需行寰枢椎的坚强固定，保留了枕寰和 $C_2$、$C_3$ 的关节功能，最大限度地保留颈椎的运动功能单位；无须暴露骨折端即可达到齿状突骨折解剖复位；加压固定牢靠；不破坏关节，不累及邻近椎体，术后功能恢复良好；术后无须长期卧床或外固定；而且术中创伤小，出血少，副损伤小。

局限性：后路寰枢椎椎弓根螺钉固定将寰枢椎融合，丧失了寰枢椎的旋转功能，对术后患者颈椎的旋转活动功能有明显影响，且有损伤椎动脉的可能，且显露过程中较易出现难以控制的静脉丛出血而使手术无法完成，手术在俯卧位操作，术中可能因患者眼球受压导致术后出现视力损害。

（2）经椎板寰枢椎固定技术　适应证、禁忌证同寰枢椎椎弓根钉内固定术。

手术方式：全身麻醉，取俯卧位。颅骨牵引维持头颈的稳定并协助复位，C 臂 X 线透视侧位观察寰枢椎的位置，颈椎稍前屈避免寰椎过度前移损伤脊髓。做枕颈后正中纵向切口，显露出寰枢椎椎弓，注意尽量避免咬除 $C_2$ 棘突，以免术后 $C_2$、$C_3$ 不稳定。神经剥离子沿寰椎后弓下缘向外分离，显露寰椎椎弓根和侧块内壁，在对应侧块中心点用磨钻开口，手锥经寰椎椎弓根向侧块钻入，一般深度为 24~28 mm。侧位透视位置满意后置入直径 3.5 mm 长度合适的多轴椎弓根钉。用磨钻在枢椎进钉点的骨皮质处磨出一个孔洞，用较细的手锥向对侧的枢椎板髓腔内钻入，锥尖尽量贴近浅层皮质并与椎板皮质平行。用圆球头探子探查孔道底部未穿破深层骨皮质，证明钉道全程可用。将直径 3.5 mm、长度 24 mm 的多轴螺钉拧入。对侧以同样方式置钉。放置引流后逐层关闭切口（图 10-13）。

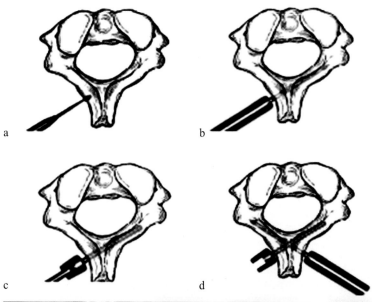

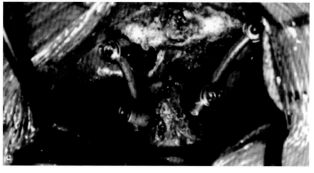

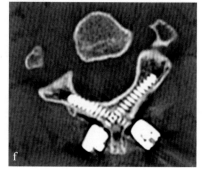

图 10-13　后路经椎板寰枢椎固定技术
a~d. 枢椎椎板钉进钉示意图；e. 术中寰椎侧块螺钉联合枢椎椎板钉图；f. 术后复查 CT 显示螺钉固定在位

手术优点：王芳等认为该技术在生物力学稳定性方面与寰枢椎椎弓根钉固定没有区别，且无损伤椎动脉的风险。与其他形式的手术相比，操作比较简单，安全性高，通常作为寰枢椎椎弓根钉置钉困难或失败的补救固定措施。

（3）后路寰椎侧块螺钉联合枢椎椎弓根螺钉内固定术　手术方式见第九章第四节（图10-14）。

（4）后路跨关节螺钉内固定术（Magerl技术）　适应证：寰枢关节脱位伴枢椎椎弓根严重破坏或寰枢关节面粉碎性骨折患者。

禁忌证：枢椎侧块被破坏、因关节炎所致的寰椎脱位、寰椎后弓不完整或关节突阙如的患者，且置钉时要求颈部屈曲，因此不适合短颈、颈椎屈曲受限及 $C_1$、$C_2$ 复位不良的患者。

手术步骤：见第九章第四节（图10-15）。

Magerl技术中螺钉经枢椎椎弓峡进入寰椎侧块，经寰枢侧块关节螺钉固定，其固定效果确切，可明显对抗寰枢椎不稳定引起的平移和旋转。

手术优点：由于螺钉不经过椎管，降低了脊髓损伤的可能性。多项生物力学试验结果证实，其固定效果明显优于寰枢椎后路钢丝固定＋植骨融合技术和椎板夹技术，其骨性融合率接近100％。

局限性：解剖学研究发现，10%~23%的患者存在椎动脉变异，行Magerl螺钉固定时存在较高的椎动脉损伤风险。同时由于Magerl技术要求的进钉角度过大，术前要求解剖复位，手术操作难度较大，且一定要在X线下进行，临床操作难度较大。

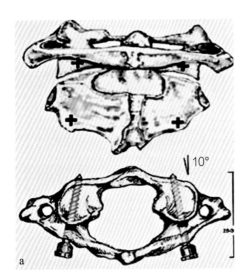
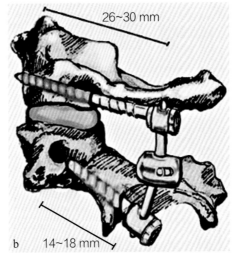
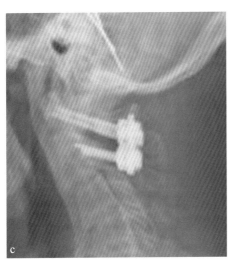
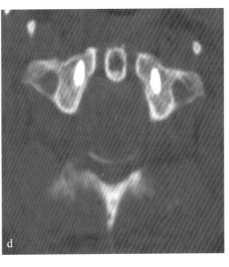

图10-14　后路寰椎侧块螺钉联合枢椎椎弓根螺钉内固定术
a、b.寰椎侧块螺钉与枢椎椎弓根钉进钉角度；c、d.寰椎侧块螺钉联合枢椎椎弓根螺钉内固定术术后螺钉位置良好，寰枢椎稳定性恢复

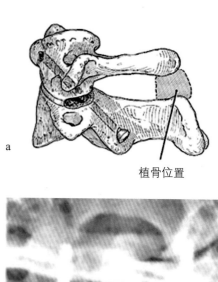
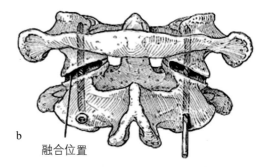

植骨位置

融合位置

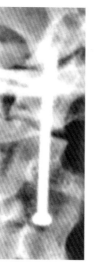
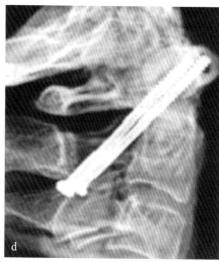

图 10-15 Magerl 技术
a. 棘突间植骨融合；b. 寰枢椎融合的位置；c、d. 术后复查正侧位片，螺钉固定在位，寰枢椎固定牢靠

（5）后路 Appofix 椎板夹内固定术 禁忌证：寰椎椎弓或枢椎椎板骨折、陈旧性寰枢椎骨折、脱位牵引不能复位者。

该技术在 20 世纪 80 年代末用于寰枢椎固定，上下夹分别钩住寰椎后弓上缘和枢椎椎板下缘。椎板夹内固定系统一般由两根平行放置的椎板钩组成，纵向加压使寰椎后弓、C<sub>1</sub>~C<sub>2</sub> 之间的植骨块及枢椎椎板连成一体，该方法拥有和 Brooks 后路钢丝手术相似的融合率。

椎板夹是采用 2 个夹片将寰椎后弓和枢椎椎板勾住的方法来直接固定寰枢椎，其基本原理和寰枢椎后路钢丝固定 + 植骨融合技术相同，但是椎板夹固定技术降低了从寰枢椎穿钢丝时损伤脊髓的风险，增强了寰枢椎对抗平移和旋转的能力，提高了骨折的愈合率。此术式需要在寰枢椎之间植骨，由于寰枢椎之间的解剖形态不规则，在二者之间放置形态、大小合适的骨块比较困难，

如果骨块不能与寰枢椎之间的解剖形态相吻合，将会导致椎管狭窄或寰枢椎前凸畸形（图 10-16）。

（6）后路钢丝内固定 + 植骨融合术 后路寰枢椎钢丝内固定术包括 Gallie 后路钢丝手术、Brooks 后路钢丝手术和 Sonnaty 后路钢丝手术。1939 年，Gallie 首先描述了该固定方式。

适应证：齿状突骨折伴寰枢关节半脱位；外伤后枢椎横韧带断裂，滑移范围大于 5~8 mm，伴有神经症状，经保守治疗无效；枢椎齿状突骨折 II 型，多数专家主张早期手术，陈旧性 II 型骨折不愈合，屈伸位摄片见有 4~5 mm 滑动；齿状突 II ~ III 型粉碎骨折有神经症状。

Brooks 技术步骤：颅骨牵引下头颈屈曲置头架上，采用枕颈区后正中入路，显露 C<sub>1</sub>~C<sub>2</sub> 后弓。分别游离 C<sub>1</sub> 后弓的上下边缘及深面，形成钢丝通道，将适当长度的双股钢丝由寰椎椎弓上

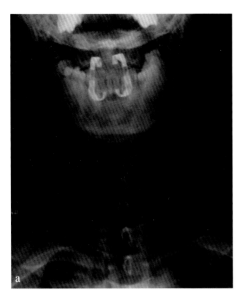
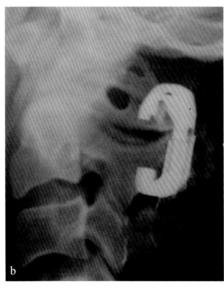

图 10-16 后路 Appofix 椎板夹内固定术

a、b. 术后复查寰枢椎在正常解剖位置，稳定性恢复

缘由剥离形成的通道口进入，经过硬膜外腔，绕过寰椎后弓，植骨后在植骨块的背侧将钢丝绕过枢椎棘突下面，最后拧紧钢丝。后路钢丝手术由 Gallie 法改良而来，特点是用高速磨钻扩大 $C_1 \sim C_2$ 椎板间隙，磨去枢椎棘突及椎板的皮质，植骨块的凹面对着脊髓，在骨块的下部凿一缺口放置钢丝，双股钢丝穿过寰椎后弓，越过骨块套住枢椎棘突，收紧钢丝（图 10-17）。

局限性：后路钢丝及线缆内固定术可以不依靠齿状突骨折的骨性愈合达到恢复寰枢椎稳定性的作用，但是寰枢椎的活动约占颈椎旋转功能的 50%，后路融合后将导致寰枢椎正常生理活动范围严重丧失。钢丝固定操作相对简便，但是术中操作时存在钢丝损伤脊髓及钢丝对椎板长期压迫造成椎板应力性骨折的可能，且固定的稳定性不足，抗平移及旋转能力较差，目前临床使用较少。

### 3. 经口咽入路

（1）前路寰枢椎钢板内固定术（Harms 钢板） 经口咽寰枢椎钢板又称 Harms 钢板，该方法仅有固定作用，没有复位作用。

适应证：对于齿状突骨折患者，寰枢椎存在不稳定性，若寰枢椎经牵引治疗后能够复位或经过前路手术松解后可复位的寰枢椎脱位病例可使用该技术。

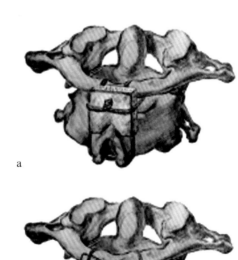
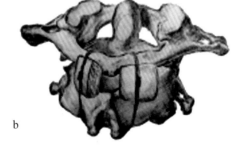
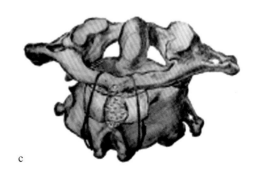

图 10-17 后路钢丝内固定 + 植骨融合术

a. Gallie 法；b. Brooks 技术；c. Sonnaty 技术

禁忌证：难复性寰枢椎不稳定患者。

近年来，临床研究中应用的前路寰枢椎锁定钢板等器械治疗齿状突骨折可进一步加强寰枢椎的稳定性，但这些器械与 Harms 钢板一样无复位作用。在此基础上研究应用的经前路寰枢椎复位钢板系统（TARP 系统）弥补了复位上的不足，可使齿状突骨折后难复性寰枢椎脱位得以复位、固定一次完成。在应用前路钢板技术时主要存在的难题是口腔污染，术中预防污染十分重要。

（2）前路寰枢椎复位钢板内固定术（TARP 钢板）　适应证：陈旧性齿状突骨折伴寰枢关节脱位，陈旧性齿状突骨折伴横韧带断裂，陈旧性齿状突骨折伴前方颈脊髓压迫患者。

手术步骤：见第九章第四节（图 10-18）。

手术优点：TARP 系统为陈旧性齿状突骨折伴寰枢椎脱位患者提供了一个较为理想的手术方法，TARP 钢板固定可使寰枢椎获得即刻稳定性，且保留了枕寰的功能。且经口咽前路寰枢椎脱位松解减压、复位、固定得以一次手术完成，避免了前路松解后再行后路融合固定手术在搬动、翻身过程中，因寰枢椎极度不稳可能对脊髓造成的致命损伤，并且缩短了手术时间及住院时间，减轻了患者的经济负担。

局限性：术野小，操作困难，较后路手术难度大，因此到目前为止还不能完全替代各种枕颈区内固定术。且设备条件要求完善，因此只能在具备此类手术经验的大医院开展。

单纯的 Anderson Ⅰ 型和 Anderson Ⅲ 型骨折相对稳定，骨折断端血运良好，采用非手术治疗，愈合率高达 90% 以上。而 Anderson Ⅱ 型骨折保守治疗不愈合率高达 20%~78%，因此多采用手术治疗。各种手术总体愈合率高达 95% 以上。

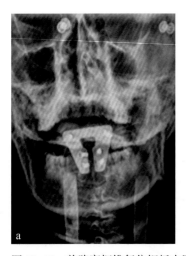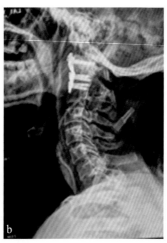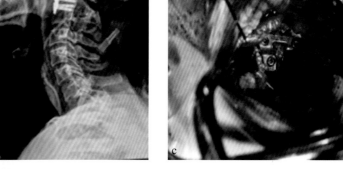

图 10-18　前路寰枢椎复位钢板内固定术
a、b.TARP 钢板术后复查；c.术中操作图片

（王　双　郭志民　王　欢）

## 第二节　Hangman 骨折

Hangman 骨折又叫枢椎创伤性滑脱，是指发生在枢椎上下关节突之间的骨折，常伴周围韧带和椎间盘损伤，继而出现 $C_2$~$C_3$ 不稳或脱位。1913 年，Wood-Jones 首次描述了接受绞刑的 5

名罪犯颈部损伤的骨性解剖，所有尸体都表现出双侧枢椎关节突间骨折，并且推断 $C_2$~$C_3$ 椎体间的韧带和椎间盘完全断裂，导致脊髓的横贯性损伤和瞬间死亡。因此，Hangman 骨折又被称为"绞刑骨折"。1965 年，Schneider 在车祸和其他突然的减速损伤（急刹车、高处坠落、重物砸伤、跳水）中描述了类似于绞刑所致的损伤，患者也合并面部和头部的损伤，并称之为 Hangman 骨折。

## 一、流行病学及损伤机制

Hangman 骨折占颈椎骨折的 4%~7%，占枢椎骨折的 23%~27%，占颈脊髓损伤的 7%~20%，立刻死亡率约 21%。

目前学者普遍认为 Hangman 骨折的典型骨折部位在横突孔后 - 结节与枢椎下关节突之间，这是一个力学薄弱区域，又是受力集中点，因而骨折概率大。Hangman 骨折多发生于交通减速伤和高处坠落事故，极度伸展合并轴向压缩负荷是其主要致伤机制。这种暴力主要损伤前纵韧带和 $C_2$~$C_3$ 椎间盘，后纵韧带和关节突关节囊的损伤相对较轻。如合并屈曲负荷，则可加重前、后纵韧带和椎间盘损伤，破坏颈椎稳定性，出现枢椎椎体前方移位或成角。撕裂的前纵韧带可能造成 $C_3$ 上缘或枢椎下缘的撕脱性骨折。如合并快速强大的屈曲负荷，也可损伤后柱的关节囊韧带和棘间、棘上韧带，导致 $C_2$~$C_3$ 关节突脱位绞锁（图 10-19）。

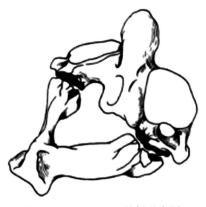

图 10-19 Hangman 骨折示意图

## 二、解剖特点

枢椎解剖形态上最大的特异性在于枢椎两对小关节的位置，下关节突在椎管的后外侧并与下颈椎的关节突排成列；枢椎的上关节突在前外侧并与寰椎和枕骨的小关节排成列。关节间的部分被拉长，承担着连接上、下颈椎的功能。上关节突呈两面凹并轻微外倾。$C_2$ 没有椎弓根，其关节块前部与椎体融合，融合的区域相当于其他颈椎的椎弓根，$C_2$ 关节块不像 $C_3$~$C_6$ 那样呈典型的四边形。$C_2$ 上关节面较其他颈椎更平坦，在冠状位于同一水平，下关节面较其他颈椎更靠后，较倾斜，上下关节突间的骨质部分称为关节间部，侧位片上位于椎体的后部。

从生物力学观点上看，轴向的压力从上到下呈漏斗状，到枢椎平面合为一条力线通过峡部。伸展力量作用于齿状突产生一个集中点，迫使它在矢状面上旋转。这个力依靠两个力平衡：一边是张力，作用于前纵韧带、椎间盘和后纵韧带；另一边是压力，作用于 $C_2$~$C_3$ 的小关节突关节。这两个相等和相对的力产生一个平衡点，位于枢椎上、下关节突之间的峡部，这恰好也是解剖上的薄弱处。当应力超出其极限时，将导致骨折。

## 三、分型

Hangman 骨折有 Francis 分型、Ettendi 分型及 Levine-Edwards 分型 3 种，其中 Levine-Edwards 分型是目前最常用的分型方法。

### （一）Francis 分型法

1981 年 Francis 以美国得克萨斯州休斯敦医学中心、密歇根州医学中心和加拿大西安大略大学三个中心收治的 123 例 Hangman 骨折的临床回顾性分析为基础，根据侧位 X 线片上骨折端的移位、成角、韧带损伤以及相关的神经损伤和骨折不愈合等将骨折分为 5 种类型（表 10-1）。

表 10-1　Hangman 骨折的 Francis 分型

| 等级 | 位移（mm） | 成角（°） |
|---|---|---|
| Ⅰ | < 3.5 mm | <11 |
| Ⅱ | < 3.5 mm | >11 |
| Ⅲ | > 3.5mm 或 < 1/2 椎体宽度 | <11 |
| Ⅳ | > 3.5mm 或 > 1/2 椎体宽度 | >11 |
| Ⅴ | 椎间盘破裂 | |

$C_2 \sim C_3$ 椎体间位移测量方法：在颈椎侧位 X 线片上，沿枢椎椎体后缘和第 3 颈椎椎体后缘分别画直线，测量两直线之间的距离。

$C_2 \sim C_3$ 椎体间成角测量：在颈椎侧位 X 线片上，沿枢椎椎体后缘和第 3 颈椎椎体后缘分别画线，测量该两线相交的角度（图 10-20）。

Ⅰ级骨折是稳定的；Ⅱ～Ⅳ级骨折是不稳定的；Ⅴ级骨折意味着移位超过第 3 颈椎椎体矢状径的一半或成角畸形已造成至少一侧 $C_2 \sim C_3$ 间隙大于正常颈椎间盘的高度。

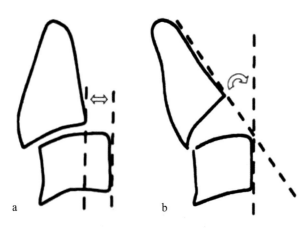

图 10-20　$C_2 \sim C_3$ 椎体间移位和成角测量示意图
a. 椎体间移位的测量；b. 椎体成角的测量

（二）Effendi 分型

1981 年，Effendi 根据枢椎椎弓的稳定程度将 Hangman 骨折分为 3 型。

Ⅰ型：孤立性枢椎环的线性骨折，伴有 $C_2$ 向前轻度移位。这种骨折包括枢椎环的任何部分，骨折线可延伸到前方 $C_2$ 椎体，$C_2 \sim C_3$ 椎间隙是正常和稳定的。

Ⅱ型：枢椎体向前移位，$C_2 \sim C_3$ 椎间盘损伤，枢椎体可在伸直位、屈曲位移位或明显向前滑脱。

Ⅲ型：枢椎体呈屈曲位向前移位，伴有 $C_2 \sim C_3$ 后方关节突脱位或交锁（图 10-21）。

（三）Levine-Edwards 分型

1985 年，Levine 和 Edwards 根据骨折的形态和稳定程度，结合损伤机制将创伤性枢椎滑脱分为以下几型。

Ⅰ型：包括所有非移位性的双侧关节突间部骨折，枢椎体相对于第 3 颈椎后上缘没有成角或移位少于 3 mm。致伤外力为过伸 + 轴向压缩，占 28.8%。

ⅠA 型：为Ⅰ型亚型，为单侧椎弓骨折。

Ⅱ型：骨折有超过 3 mm 的前移和不显著的成角，是不稳定性骨折，占 55.8%。损伤机制是过伸和轴向载荷引起关节突间部近乎垂直的骨折。随后突然的屈曲导致椎间盘后部纤维伸展和椎体的前移、成角。$C_2 \sim C_3$ 椎间盘可因这种损伤机制中涉及的突然屈曲力量而破裂。$C_2 \sim C_3$ 结构损伤顺序是后纵韧带 – 后方纤维环 – 椎间盘 – 前纵韧带损伤轻或无损伤。

Ⅱa 型：是Ⅱ型骨折的一种变型，$C_2 \sim C_3$ 椎间显示严重的成角和轻度的前移，骨折线通常不垂直，而是从后上到前下斜向通过枢椎椎弓，占 5.8%。损伤机制是屈曲占主要成分并伴有牵张成分的暴力。此种类型前后韧带和椎间盘均有完全损伤，极不稳定。

Ⅲ型：双侧关节突间部骨折伴后侧小关节突损伤，通常伴有椎弓骨折的严重移位和成角及一侧或两侧的小关节突脱位，占 9.6%。损伤机制是屈曲暴力加轴向压缩（图 10-22）。通常认为，Levine-Edwards 的分类方法结合了骨折形态和损伤机制，对治疗方法的选择有指导意义。

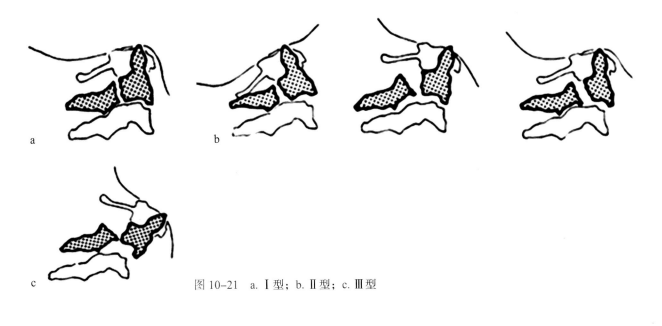

图 10-21　a. Ⅰ型；b. Ⅱ型；c. Ⅲ型

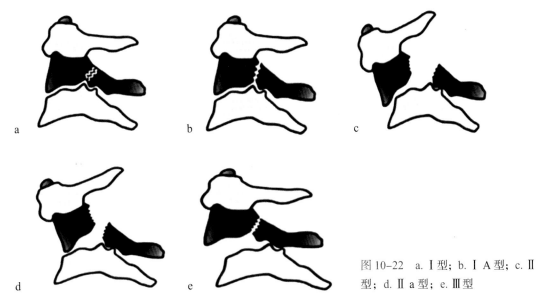

图 10-22　a. Ⅰ型；b. Ⅰ A 型；c. Ⅱ型；d. Ⅱ a 型；e. Ⅲ型

## 四、辅助检查

### （一）X 线检查

侧位片一般可清楚显示骨折线、骨折移位和成角的情况，典型表现是双侧枢椎峡部骨折，骨折线呈垂直或斜行，枢椎椎体可有不同程度的移位和成角畸形。动力位片可提供骨折稳定情况的信息，但不作为常规检查，必要时在医师指导下行动力位片检查，避免损伤脊髓（图 10-23）。

### （二）CT 检查

CT 检查可清楚显示骨折线，移位情况及与椎管的关系，并能发现常规 X 线片漏诊的病例。三维重建有助于对骨折形态的全面了解，对于可疑累及枢椎前结构的非典型 Hangman 骨折（枢椎椎体骨折）尤为必要。CT 检查应作为 Hangman 骨折确诊及判断分型的主要依据（图 10-24）。

### （三）MRI 检查

MRI 检查可了解是否存在前纵韧带、椎间盘、

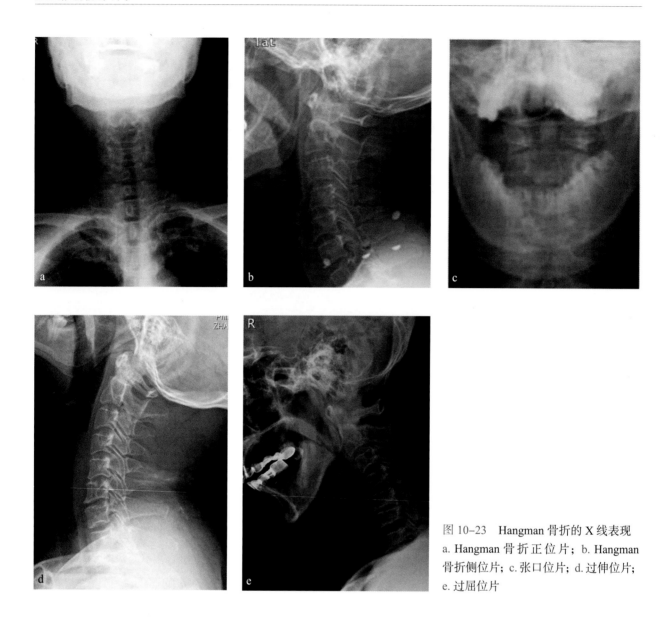

图 10-23　Hangman 骨折的 X 线表现
a. Hangman 骨折正位片；b. Hangman
骨折侧位片；c. 张口位片；d. 过伸位片；
e. 过屈位片

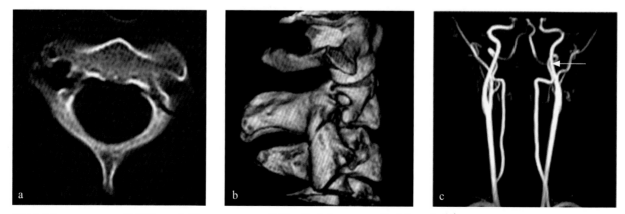

图 10-24　a. Hangman 骨折的 CT 表现；b. Hangman 骨折三维重建；c. CTA 椎动脉三维成像，显示左侧椎动脉入颅处细窄

$C_2$~$C_3$ 椎体、脊髓、后方关节突及 PLC 的损害，并为手术入路的选择提供依据（图 10-25）。

### 五、诊断

临床上 Hangman 骨折需依靠明确外伤史、典型临床表现以及影像学检查来确诊。

Hangman 骨折一般有明确的外伤史，多见于交通事故、高处坠落头部着地及重物砸伤头部。多数患者有明显的局部症状，如枕颈部疼痛，活动受限，颈部僵硬，喜欢用手托住头部以缓解疼痛。还可出现枕大神经激惹症状，表现为枕大神经支配区域麻木、疼痛以及头和颌面部的损伤，位于前额或下颌，多为皮肤挫伤。有时可有其他椎体和长骨的骨折。

### 六、治疗原则

Levine-Edwards 分型是目前国内外选择治疗方法的重要依据。

1. 稳定的骨折，即 Levine Ⅰ 型骨折，推荐采用硬颈围、头颈胸支具或 Halo 支具颈部制动 10~12 周。

2. 不稳定的骨折中，Levine Ⅱ 型骨折推荐牵引复位后采用头颈胸支具或 Halo 支具颈部制动

10~12 周，保守治疗复位不理想者推荐采用手术治疗。

3. 不稳定的骨折中，Levine Ⅱa 型和Ⅲ型推荐手术治疗。

4. 对于其他存在 $C_2$~$C_3$ 成角、$C_2$~$C_3$ 椎间盘破坏及不能通过外固定实现或维持骨折对位的骨折，推荐手术治疗。

5. 进行手术治疗时，可选择前路 $C_2$~$C_3$ 植骨融合、后路钉棒内固定或微创经皮治疗。在选择治疗方式时，除了考虑骨折类型与稳定性外，也要考虑医院的条件、医师所熟悉的治疗方式，以及患者的自主意愿。

### 七、手术治疗

Levine-Edwards 分型 Ⅱ 型、Ⅱa 型和Ⅲ型为不稳定性 Hangman 骨折，采用保守治疗后远期假关节形成、颈椎体脱位成角畸形、轴性疼痛等并发症发生率高达 60%。为了避免并发症的发生，越来越多学者采用早期手术复位内固定治疗不稳定性 Hangman 骨折，获良好临床效果，同时可避免术后长期牵引卧床或长期佩戴 Halo 架的痛苦。不稳定性 Hangman 骨折涉及三柱损伤，包括双侧峡部骨折和 $C_2$、$C_3$ 椎间盘韧带复合体完整性

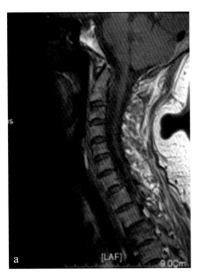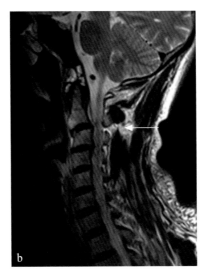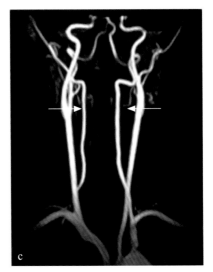

图 10-25　a. T1 相 MRI 表现；b. 箭头为枢椎椎体向前移位、成角伴后方韧带复合体损伤；c. MRA 椎动脉成像，左侧为劣势椎动脉

破坏，峡部骨折为血运丰富的松质骨，愈合率较高，但椎间盘自我修复能力差，退变后可导致颈椎失稳或颈部疼痛。手术的主要目的是复位并固定骨折端，维持颈椎正常序列，最后获得良好临床预后。目前常用的手术内固定方法有后路钉棒系统内固定、前路钛板内固定、前路钛板联合后路 $C_2$ 椎弓根螺钉内固定。无论采取何种手术方式，术前常规仰伸位颅骨牵引可起到一定复位作用，同时颅骨牵引下 $C_2$~$C_3$ 椎间隙增宽可提示是否存在椎间盘损伤。

### 1. 后路内固定

后路内固定可采用单纯 $C_2$ 椎弓根拉力螺钉固定、$C_2$~$C_3$ 椎弓根螺钉固定、$C_1$ 与 $C_3$ 椎弓根螺钉固定等。

（1）单纯 $C_2$ 椎弓根拉力螺钉固定　适应证：适用于单纯枢椎椎弓根骨折，$C_2$、$C_3$ 椎间盘完整或轻微损伤的患者。

手术方法：患者采用全身麻醉，麻醉成功后俯卧于头颈手术架上，持续行颅骨牵引，颈部稍屈曲，手术采用颈部后正中入路，显露 $C_2$ 棘突和椎板。枢椎椎弓根拉力螺钉的进钉点选取枢椎关节突中垂线的上下关节面连线的中点处，进针方向为向头侧、内侧各倾斜 20°~25°，用小神经剥离子探明枢椎椎弓峡部的内侧壁，同样在 C 臂 X 线机严密监视下进针、探查钉道、攻丝，最后拧入直径 3.5~4.0 mm、长度 24~30 mm 的拉力螺钉。拧紧螺钉，放置引流管后逐层关闭切口（图 10-26）。

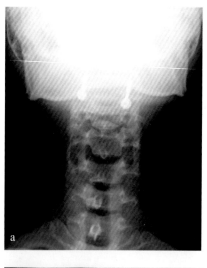
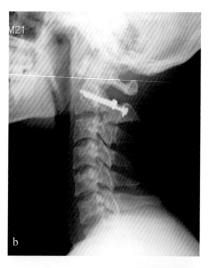
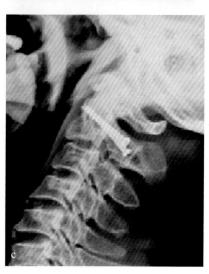
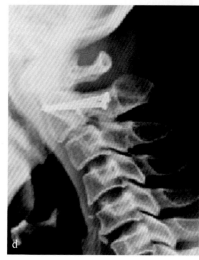

图 10-26　a. 单纯 $C_2$ 椎弓根拉力螺钉固定术后正位片，螺钉角度良好；b. 单纯 $C_2$ 椎弓根拉力螺钉固定术后侧位片，螺钉长度合适，骨折复位良好；c、d. 为术后过伸过曲位片，示 Hangman 骨折枢椎复位良好，无不稳定因素

（2）经微创通道单纯 $C_2$ 椎弓根拉力螺钉固定　适应证：同单纯 $C_2$ 椎弓根拉力螺钉固定。

手术方式：患者采用全身麻醉，麻醉成功后俯卧于头颈手术架上，持续行颅骨牵引，颈部稍屈曲。切口位于双侧 $C_2$ 椎弓根体表投影处，做 1.5 cm 切口，置入微创通道，透视引导下置入导针，确认导针位置无误后，拧入拉力螺钉，透视确认复位良好后关闭切口。选取枢椎关节突中垂线的上下关节面连线的中点处为进针点，进针方向为向头侧、内侧各倾斜 $20°~25°$ （图 10-27）。

（3）$C_2$~$C_3$ 椎弓根螺钉固定　适应证：适用于 Hangman 骨折累及 $C_2$、$C_3$ 椎间盘、椎体轻度向前移位（小于 6 mm）及成角（小于12°）的患者。

手术方式：患者采用全身麻醉，麻醉成功后俯卧于头颈手术架上，持续行颅骨牵引，颈部稍屈曲。手术采用颈部后正中入路，显露枕骨至 $C_3$ 棘突和椎板，在寰椎后弓显露时注意避免损伤其上方的基底动脉及下方的 $C_2$ 神经根和静脉丛。沿枢椎侧块上方表面切开暴露寰枢椎关节。选取枢椎关节突中垂线的上下关节面连线的中点处为进针点，进针方向为向头侧、内侧各倾斜 $20°~25°$，用小神经剥离子探明枢椎椎弓峡部的内侧壁。同样在 C 臂 X 线机严密监视下进针、探查钉道、攻丝，最后拧入直径 3.5~4.0 mm、长度 24~30 mm 的螺钉。$C_3$ 椎弓根钉进针点为横突根部中点水平线和上关节突内外缘连线的中外 1/3 垂线的交点处，进钉方向为头倾 $20°~25°$，内倾 $30°~40°$。上棒时保持颈椎轻度仰伸位，透视显示枢椎位置良好，冲洗，放置引流管后逐层关闭切口（图 10-28）。

局限性：尽管后路 $C_2$、$C_3$ 内固定的生物力学稳定性强于前路钛板内固定，且术中可有效复位 $C_2$ 椎体，但其存在以下缺点。①在正常颈椎中立位时，头颅的重力经过枕骨髁依次向 $C_1$ 关节面、$C_2$ 关节面传递，随后应力被分为两部分。后路内固定术后必然改变正常颈椎的应力传导机

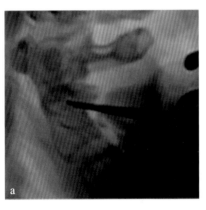
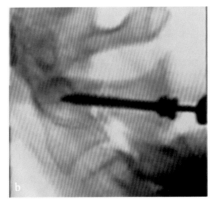
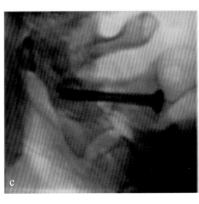
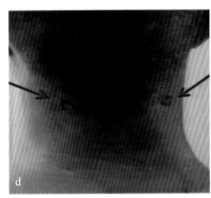

图 10-27　a. 术中导针位置；b. 术中经导针引导下拧入拉力螺钉；c. 拉力螺钉成功置入；d. 手术切口大小

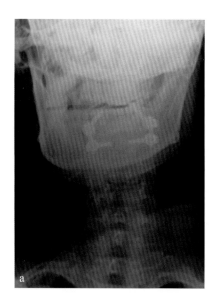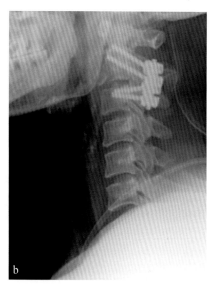

图 10-28　a. $C_2$~$C_3$ 椎弓根螺钉固定术后复查正位片，螺钉位置角度正常；b. 术后复查侧位片，螺钉长度合适及枢椎骨折复位良好

制，原本通过 $C_2$、$C_3$ 椎间盘传导的部分应力通过后路钉棒系统转移到后路关节突，因此远期退变狭窄的 $C_2$、$C_3$ 椎间盘可能导致后方结构长时间承受张力，从而出现后方临近节段关节突不稳导致颈痛。②后路内固定无法处理受损的椎间盘。③在骨折移位的峡部植入 $C_2$ 椎弓根损伤脊髓和椎动脉的风险增大，另有部分患者 $C_2$ 椎弓根狭小或骨折移位明显，无法植钉。④对于合并其他部位损伤不宜采取俯卧位的患者无法实施后路手术。

（4）$C_1$、$C_3$ 椎弓根螺钉固定　适应证：$C_2$ 上关节面粉碎性骨折；$C_2$ 峡部粉碎性骨折；$C_2$ 椎体相对 $C_3$ 移位超过 6 mm；$C_2$、$C_3$ 成角 >12°；$C_2$ 椎弓根全皮质骨或严重狭窄。

手术方式：患者采用全身麻醉，麻醉成功后俯卧于头颈手术架上，持续行颅骨牵引，颈部稍屈曲。手术采用颈部后正中入路，显露枕骨至 $C_3$ 棘突和椎板，在寰椎后弓显露时注意避免损伤其上方的基底动脉及下方的 $C_2$ 神经根和静脉丛。沿枢椎侧块上方表面切开暴露寰枢椎关节，寰椎椎弓根螺钉的进钉点位于寰椎后结节中点旁开 18~20 mm 与后弓下缘向上 2 mm 的交点，进针方向为头倾 5°，内倾 10°~15°。同时，用小

神经剥离子探查寰椎侧块内侧壁，以进一步明确进针点与方向的准确性。用高速磨钻去掉进针点皮质并适当深入，用椎弓根探测器沿探测方向缓慢进入至 1 cm 处暂停，C 臂 X 线机透视了解椎弓根内探测器的位置及方向无误后，继续钻至 20 mm 处停止，探针探查钉道，若四周均为骨质提示钉道良好，攻丝测深，选取直径 3.5 mm、长 22~24 mm 螺钉拧入，C 臂 X 线机进一步明确螺钉位置正常。选取 $C_3$ 椎体关节突中垂线的上下关节面连线的中点处为进针点，进针方向为头倾 20°~25°，内倾 30°~40°。用小神经剥离子探明椎弓峡部的内侧壁，同样在 C 臂 X 线机严密监视下进针、探查钉道、攻丝，最后拧入直径 3.5~4.0 mm、长度 24~30 mm 的螺钉。上棒时保持颈椎轻度仰伸位，放置引流管后逐层关闭切口（图 10-29）。

**2. 前路内固定**

前路手术方法主要为前路 $C_2$~$C_3$ 钢板固定。前路内固定相对后路具有一定优势。前路内固定直接切除破碎的椎间盘，有效维持颈椎正常序列，避免远期出现椎间盘源性疼痛。另外，在某些情况下，如 $C_2$ 骨折块向后压迫颈髓，$C_2$、$C_3$ 椎间

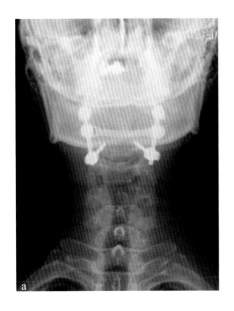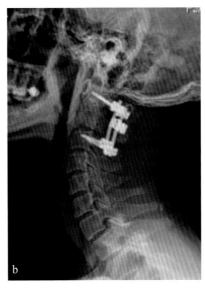

图 10-29  a. $C_1$、$C_3$ 椎弓根螺钉固定术后复查正位片，螺钉位置角度正常；b. 术后复查侧位片，螺钉长度合适，枢椎骨折复位良好

盘突出压迫颈髓或后路内固定失败，前路 $C_2$、$C_3$ 内固定是唯一选择。$C_2$、$C_3$ 内固定可选用上颈椎前咽后入路和下颈椎前入路（图 10-30）。

（1）上颈椎前咽后入路  手术方法：见第七章。

（2）下颈椎前入路  手术方法：见第七章。

### 3. 前后路联合内固定

适用于尽管已实施前路复位内固定术，但复位仍不充分，峡部骨折间隙仍较大，残留一定程度的 $C_2$ 椎体移位和 $C_2$、$C_3$ 椎体反屈畸形，可能导致远期颈痛的患者。应用一期前路钛板联合后路 $C_2$ 椎弓根螺钉内固定技术，治疗严重不稳定 Hangman 骨折（图 10-31）。

Hangman 骨折的上述治疗方法均已成熟，但仍各有利弊，如何扬长避短，更好地发挥各种治疗方法的优势，达到满意的疗效，关键在于选择时应遵循个体化原则，视骨折的稳定程度及其稳定结构（如 $C_2$ 及 $C_3$ 椎间盘、前后纵韧带、PLC 等）的损伤程度而定。对较稳定的 I 型骨折主张以保守治疗为主，但应警惕 X 线片上表现无移位、成角但椎间软组织损伤严重"假象"的 I 型病例，对该类病例应进一步行颈椎 MRI 和动力位 X 线

片检查后再决定是否保守治疗。对稳定性差的 II 型、II a 型、III 型 Hangman 骨折以手术治疗为主。II 型损伤若合并椎间盘、前后纵韧带损伤，枢椎前脱位或椎间盘因素、骨性或韧带性因素所致脊髓前方压迫者宜采用前路术式，若无脊髓前方压迫可采用后路短节段融合固定。II a 型骨折因椎间盘的前部结构和前纵韧带基本完好，若 PLC 无严重损伤，应视为单纯后路椎弓根螺钉固定的适应证，若伴有 PLC 损伤，后路短节段融合固定为有效术式。III 型损伤发生率低，单纯后路或前路融合固定的远期疗效尚缺乏足够病例随访。有学者提出，对这类损伤的治疗需在后路复位固定的基础上加行前路减压和稳定手术，主张实施前后联合手术，尤其是合并脊髓前方受压患者。

Levine-Edwards 分型 I 型为稳定性 Hangman 骨折，多采用保守治疗，愈合率高达 85%~90%。Levine-Edwards 分型 II 型、II a 型和 III 型为不稳定性 Hangman 骨折，采用保守治疗后远期假关节形成、颈椎体脱位成角畸形、轴性疼痛等并发症发生率高达 60%。因此多采用手术治疗，各种手术方法总体愈合率高达 95%。

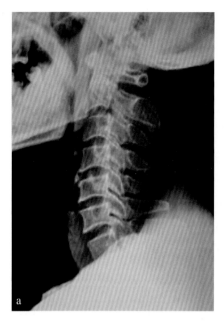
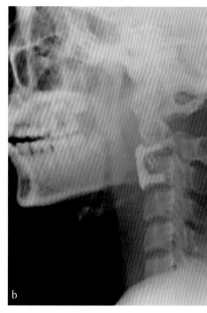

图 10-30　前路钢板治疗 Hangman 骨折

a. 术前侧位 X 线片；b. 术后侧位 X 线片示 $C_2$、$C_3$ 椎体复位良好

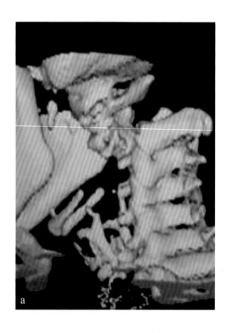
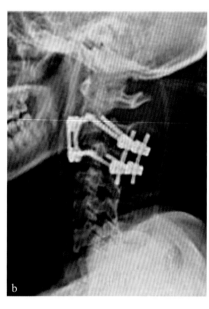

图 10-31　前后联合治疗严重 Hangman 骨折

a. 术前 CT 三维重建示枢椎体明显向前移及成角；b. 前后联合入路术后 X 线示枢椎体回到正常位置，$C_1 \sim C_3$ 恢复正常序列

（王　双　郭志民　王　欢）

# 第三节　枢椎侧块骨折

## ■ 一、损伤机制

枢椎的侧块是齿状突两侧骨膨大部，其表面为关节面并与寰椎下关节面构成寰枢关节，侧块后外下方为横突孔，有椎动脉通过。侧块骨折为一种较少见的损伤，损伤机制与寰椎椎弓骨折基本相似，垂直压缩和侧方屈曲为其主要暴力方式（图 10-32）。一些非典型的 Hangman 骨折的骨折线也可累及枢椎侧块，其损伤机制同 Hangman 骨折相似（图 10-33）。

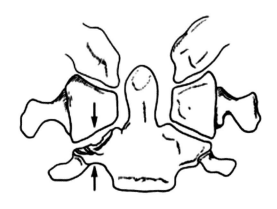

图 10-32　枢椎侧块骨折损伤机制

## 二、诊断

颈部或枕部疼痛和头颈活动受限为主要局部临床表现。极少合并脊髓或神经根损伤，尽管合并其他部位损伤，较少出现神经症状。在侧块移位较轻时，常规 X 线片往往不能发现直接的骨折征象，仅能发现颈椎生理弧度减小或者变直。在这种情况下，颈椎的薄层 CT 扫描往往可以发现骨折线的存在。MRI 在发现枢椎侧块骨折上没有太多的帮助，不作为常规检查，但由于可以发现软组织及脊髓的损伤情况，有条件时可以进行。

## 三、治疗原则

主要依据损伤的严重程度来选择合适治疗方法：①轻度压缩骨折而无移位者，仅需要颈托固定直至骨折愈合；②侧块严重骨折者，需要牵引复位；③关节面不平的陈旧性损伤，合并有退变及存在不稳定因素且有局部疼痛或功能受限者，需要寰枢椎固定融合；④非典型的 Hangman 骨折累及枢椎侧块者的治疗方案同 Hangman 骨折。

总之，单纯的枢椎侧块骨折多采用保守治疗，愈合率在 80% 以上，而严重粉碎性骨折采用寰枢椎融合的愈合率高达 90%，合并寰椎骨折或是 Hangman 骨折的非典型侧块骨折的治疗方案同寰椎骨折或是 Hangman 骨折。

（王　双　郭志民　高延征）

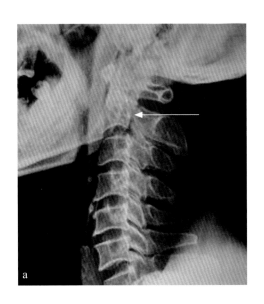
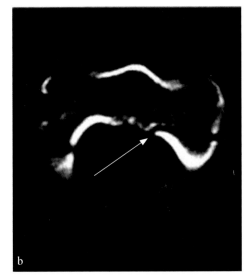

图 10-33　a. X 线平片示可疑枢椎侧块骨折；
b. CT 示枢椎侧块骨折，骨折线累及枢椎椎孔环

## 参考文献

[1] 李家顺，贾连顺. 颈椎外科学 [M]. 上海：上海科学技术出版社，2004.
[2] 林斌，陈昆，张美超，等. Ⅱ型齿状突骨折螺钉固定的三维有限元分析 [J]. 中国骨与关节损伤杂志，2008, 23(2): 92-94.
[3] 沙漠，郭志民，林斌，等. 老年Ⅱ型齿状突骨折的治疗 [J]. 中国脊柱脊髓杂志，2008, 18(4): 270-273.
[4] 高俊，丁真奇，洪加源，等. Apofix 联合枢椎椎弓根螺钉内固定治疗 Hangman 骨折并寰枢椎不稳 [J]. 中国骨伤，2006, 19(5): 264-265.

［5］陈长青，郭林新，练克俭，等．经咽后入路手术治疗 Hangman 骨折 [J]. 临床骨科杂志，2007, 10(2):103-104.

［6］Aebi M, Etter C, Coscia M. Fractures of the odontoid process-treatment with anterior screw fixation[J]. Spin, 1989, 14(10):1065-1070.

［7］Bucholz RD, Cheung KC. Halo vest versus spinal-fusion for cervical injury-evidence from an outcome study[J]. Journal of neurosurgery, 1989, 70(6):884-892.

［8］Buhren V, Hofmeister M, Militz M, Indications for the operative treatment of injuries of the cervical spine[J]. Zentralblatt Fur Chirurgie, 1998, 123(8):907-913.

［9］Du JY, Aichmair A, Kueper J, et al. Biomechanical analysis of screw constructs for atlantoaxial fixation in cadavers: a systematic review and meta-analysis[J]. Journal of Neurosurgery-Spine, 2015, 22(2):151-161.

［10］ElMiligui Y, Koptan W, Emran I. Transpedicular screw fixation for type II Hangman's fracture: a motion preserving procedure[J]. European Spine Journal, 2010, 19(8):1299-1305.

［11］Goffin J, Plets C, Vandenbergh R. Anterior cervical fusion and osteosynthetic stabilization according to caspar-a prospective-study of 41 patients with fractures and or dislocations of the cervical-spine[J]. Neurosurgery, 1989, 25(6):865-871.

［12］Greene KA, Dickman CA, Marciano FF, et al. Acute axis fractures-analysis of management and outcome in 340 consecutive cases[J]. Spine, 1997, 22(16):1843-1852.

［13］Guo Q, Zhang M, Wang L, et al. Comparison of atlantoaxial rotation and functional outcomes of two nonfusion techniques in the treatment of Anderson-D'Alonzo Type II odontoid fractures[J]. Spine, 2016, 41(12):E751-E758.

［14］Hadley MN, Browner C, Sonntag VKH. Axis fractures-a comprehensive review of management and treatment in 107 cases[J]. Neurosurgery, 1985, 17(2):281-289.

［15］Hakato J, Wronski J. Operative treatment of hangman's fractures of C2. Posterior direct pars screw repair or anterior plate-cage stabilization? [J]. Neurologia I Neurochirurgia Polska, 2008, 42(1):28-36.

［16］Hou Y, Yuan W, Wang X. Clinical evaluation of anterior screw fixation for elderly patients with Type II odontoid fractures[J]. J Spinal Disord Tech, 2011, 24(8):E75-E81.

［17］Hur H, Lee JK, Jang JW, et al. Is it feasible to treat unstable hangman's fracture via the primary standard anterior retropharyngeal approach ?[J]. European Spine Journal, 2014, 23(8):1641-1647.

［18］Huybregts JGJ, Jacobs WCH, Vleggeert-Lankamp CLAM. The optimal treatment of type II and III odontoid fractures in the elderly: a systematic review[J]. European Spine Journal, 2013, 22(1):1-13.

［19］Jeanneret B, Magerl F. Primary posterior fusion-C1/2 in odontoid fractures-indications, technique, and results of transarticular screw fixation[J]. Journal of Spinal Disorders, 1992, 5(4):464-475.

［20］Junge A, El-Sheik M, Celik I, et al. Pathomorphology, diagnosis and treatment of hangman's fractures[J]. Unfallchirurg, 2002, 105(9):775-782.

［21］Li XF, Dai LY, Lu H, et al. A systematic review of the management of hangman's fractures[J]. European Spine Journal, 2006, 15(3):257-269.

［22］Longo UG, Denaro L, Campi S, et al. Upper cervical spine injuries: Indications and limits of the conservative management in Halo vest. A systematic review of efficacy and safety [J]. Injury, 2010, 41(11):1127-1135.

［23］Maciejczak A, Wolan-Nieroda A, Jablonska-Sudol K. Comparison of fusion rates between rod-based laminar claw hook and posterior cervical screw constructs in Type II odontoid fractures [J]. Injury, 2015, 46(7):1304-1310.

［24］Malik SA, Murphy M, Connolly P, et al. Evaluation of morbidity, mortality and outcome following cervical spine injuries in elderly patients[J]. European Spine Journal, 2008, 17(4):585-591.

［25］Marcon RM, Cristante AF, Teixeira WJ, et al. Fractures of the cervical spine [J]. Clinics, 2013, 68(11):1455-1461.

［26］Nourbakhsh A, Shi R, Vannemreddy P, et al. Operative versus nonoperative management of acute odontoid Type II fractures: a meta-analysis clinical article [J]. Journal of Neurosurgery-Spine, 2009, 11(6):651-658.

［27］Park SH, Sung JK, Lee SH, et al. High anterior cervical approach to the upper cervical spine [J]. Surgical Neurology, 2007, 68(5):519-524.

［28］Qi L, Li M, Zhang S, et al. C1-C2 pedicle screw fixation for treatment of old odontoid fractures [J]. Orthopedics, 2015, 38(2):94-100.

［29］Resnick DK, Benzel EC. C1-C2 pedicle screw fixation with rigid cantilever beam construct: Case report and technical note [J]. Neurosurgery, 2002, 50(2):426-428.

［30］Shin JJ, Kim SH, Cho YE, et al. Primary surgical management by reduction and fixation of unstable hangman's fractures with discoligamentous instability or combined fractures[J]. Journal of Neurosurgery-Spine, 2013, 19(5):569–575.

[31] Shin JJ, Kim SJ, Kim TH, et al. Optimal use of the Halo-Vest orthosis for upper cervical spine injuries[J]. Yonsei Medical Journal, 2010, 51(5):648–652.

[32] Sime D, Pitt V, Pattuwage L, et al. Non-surgical interventions for the management of type 2 dens fractures: a systematic review[J]. Anz Journal of Surgery, 2014, 84(5):320–325.

[33] Singh PK, Garg K, Sawarkar D, et al. Computed tomography-Guided C2 pedicle screw placement for treatment of unstable hangman fractures[J]. Spine, 2014, 39(18):E1058–E1065.

[34] Syre P, Petrov D, Malhotra NR. Management of upper cervical spine injuries: a review[J]. Journal of Neurosurgical Sciences, 2013, 57(3):219–240.

[35] Tashjian RZ, Majercik S, Biffl WL, et al. Halo-vest immobilization increases early morbidity and mortality in elderly odontold fractures[J]. Journal of Trauma-Injury Infection and Critical Care, 2006, 60(1):199–203.

[36] Tian W, Weng C, Liu B, et al. Posterior fixation and fusion of unstable Hangman's fracture by using intraoperative three-dimensional fluoroscopy-based navigation[J]. European Spine Journal, 2012, 21(5):863–871.

[37] Watanabe M, Nomura T, Toh E, et al. Residual neck pain after traumatic spondylolisthesis of the axis[J]. J Spinal Disord Tech, 2005, 18(2):148–151.

[38] Wu YS, Lin Y, Zhang XL, et al. Management of hangman's fracture with percutaneous transpedicular screw fixation[J]. European Spine Journal, 2013, 22(1):79–86.

[39] Xia H, Yin Q, Ai F, et al. Treatment of basilar invagination with atlantoaxial dislocation: atlantoaxial joint distraction and fixation with transoral atlantoaxial reduction plate (TARP) without odontoidectomy[J]. European Spine Journal, 2014, 23(8):1648–1655.

[40] Xing D, Wang J, Song D, et al. Predictors for mortality in elderly patients with cervical spine injury a systematic methodological review[J]. Spine, 2013, 38(9):770–777.

[41] Xu H, Zhao J, Yuan J, et al. Anterior discectomy and fusion with internal fixation for unstable hangman's fracture[J]. International Orthopaedics, 2010, 34(1):85–88.

（王　双　郭志民　高延征）

# 第四节　混杂型枢椎骨折

混杂型枢椎骨折首先由 Hadley 描述，包含除齿状突骨折和 Hangman 骨折之外的所有其他类型枢椎骨折，也称为"非齿状突非 Hangman 骨折"，某些个案报道将其称为不典型创伤性枢椎滑脱（Hangman 骨折）。1994 年，Benzel 等对混杂型枢椎骨折做了严格定义，即发生在齿状突基底与椎弓峡部之间区域的骨折，如图 10-34 所示。这一定义将 Anderson 和 D'Alonzo 定义的 Ⅲ 型齿状突骨折划至 $C_2$ 椎体骨折的范畴。这些"无法分类的枢椎损伤"约占所有枢椎骨折的 25%。混杂型枢椎骨折临床上并不少见，但文献报道不多，也缺乏统一的命名，目前尚无确凿的证据指导治疗策略的制订。

## ■ 一、流行病学及损伤机制

混杂型枢椎骨折的人群发生率很难估计，文献也非常有限。Greene 等回顾分析了 340 例连续收治的急性枢椎骨折病例，结果显示混杂型枢椎骨折有 67 例，占枢椎骨折的 19.7%（37/340）。Fujimura 等回顾分析了 258 例上颈椎损伤，其中混杂型枢椎骨折有 31 例，占上颈椎损伤的 12%（31/258）。German 等回顾分析了 217 例上颈椎损伤的病例，发现混杂型枢椎骨折有 21 例，

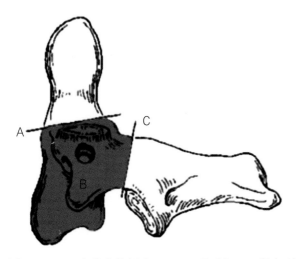

图 10-34　A. 齿状突骨折（Anderson Ⅱ型）；B. 混杂型枢椎骨折范畴；C. Hangman 骨折（枢椎峡部骨折）

占上颈椎损伤的 10%（21/217）。Korres 等报道的 674 例颈椎骨折中，枢椎骨折共 182 例，其中混杂型枢椎骨折有 23 例，占 12.6%（23/182）。Burke 和 Harris 分析了 165 例枢椎损伤病例，其中有 31 例为混杂型枢椎骨折，占 19%（31/165）。曹正霖等报道了 10 例混杂型枢椎骨折病例，占 $C_2$ 损伤的 11%（10/91）。由此可见，混杂型枢椎骨折在临床上并非罕见。混杂型枢椎骨折的致伤原因多为交通事故，占 71%~80%，其他原因包括坠落伤（13%~14%）、滑雪伤（6%）、跳水伤（4%），男性略多于女性。

根据患者的受伤姿势、外力作用方向和作用点、体表软组织损伤及合并伤等情况综合分析推断混杂型枢椎椎体骨折的损伤机制为过伸压缩、前屈压缩、旋转、单纯轴向压缩、先过伸后反转为前屈旋转等。

## ■ 二、分型

关于此类骨折，目前尚无统一的分类及分型方法，其主要的两类分型分别是 Benzel 等及 Fujimura 等报道的。Benzel 等报道了 15 例混杂型枢椎椎体骨折，并根据骨折线所处的位置将其分为 3 型。Ⅰ型为冠状面骨折，其损伤机制至少有 4 种可能，即伸展及轴向负荷、过伸及轴向负荷、屈曲轴向负荷及屈曲分离。Ⅱ型为矢状面骨折，其损伤机制可能为轴向负荷。Benzel Ⅲ型被称为水平面骨折，也就是 Anderson-D'Alonzo 分型的Ⅲ型齿状突骨折，生物力学及临床研究提示其损伤机制可能为屈曲损伤，齿状突的骨折是由自外向内的外力导致的。German 等将这一分型的Ⅰ型和Ⅱ型合称为垂直型 $C_2$ 椎体骨折，目前绝大多数文献提到的 $C_2$ 椎体骨折如无特殊注明均指垂直型 $C_2$ 椎体骨折，而不包括 Anderson-D'Alonzo Ⅲ型齿状突骨折。

Fujimura 等报道了 31 例 $C_2$ 椎体骨折，结合骨折形态及暴力机制将其分为 4 型：Ⅰ型为椎体前缘撕脱型骨折，损伤机制为伸展暴力，这种类型的骨折又被称为 $C_2$ 泪滴样骨折（teardrop fracture）；Ⅱ型为横断型损伤，损伤机制为伸展牵引暴力或屈曲分离暴力；Ⅲ型为爆裂型骨折，损伤机制为轴向负荷；Ⅳ型为矢状型骨折，损伤机制为侧屈旋转联合暴力。

Benzel 提出的混杂型枢椎椎体骨折分型没有包括椎体前下缘撕脱性骨折这一类型，然而无论从创伤机制、骨折形态特点及治疗对策来说，其均有别于其他三型骨折。Fujimura 提出的分型没有冠状位骨折这一类型，而提出爆裂性骨折这一类型，以椎体骨折粉碎并有骨折块向后凸向椎管为特点，其提供的 3 个病例均伴有 Hangman 骨折。之后的国内外文献均无枢椎椎体爆裂性骨折的报道。综合考虑上述情况，故按 Hadley 广义的分类法较为全面，此分类如下：①枢椎体冠状面骨折；②枢椎体矢状面骨折；③枢椎体横状面骨折；④枢椎体爆裂性骨折；⑤泪滴样骨折；⑥非 Hangman 损伤的椎板和棘突骨折；⑦上关节面区域骨折；⑧经椎孔（横突）的骨折。不同类型骨折之间无法精确定义，这种分类方法仅作为一般性指导。

## （一）枢椎体冠状面骨折

冠状面骨折的确切范围包括从颈椎前柱外下侧面的小骨折，到完全的后壁撕脱骨折，骨折可通过上关节面、横突或椎间孔向前延伸（图 10-35）。上方的骨折线从齿状突延伸到前方骨折碎片位置，下方的骨折线贯穿下终板。经过颈椎前表面的骨折应被视为 $C_2$ 椎体横行骨折或Ⅲ型齿状突骨折。骨折大多数是不对称的。许多作者认为其是"不典型"或"不常见"Hangman 骨折，而有些专家将其作为一种特殊类型的 $C_2$ 椎体创伤。

## （二）枢椎体矢状面骨折

矢状面骨折不仅限于枢椎椎体，常累及真正的枢椎椎弓根及上关节面覆盖的区域，往往是单侧或斜形骨折（图 10-36）。骨折平面的上方靠近齿状突基底部或在上关节面内侧，而在其下方骨折常累及 $C_2/C_3$ 椎间盘。通过头顶的轴向载荷是矢状面骨折的主要致伤原因，常合并严重的颅脑损伤。

## （三）枢椎体横状面骨折

枢椎横向骨折极其罕见，通常涉及伸展性损伤机制，致使齿状突同后方结构一起分离移位（图 10-37）。此类骨折与"深在的"Ⅲ型齿状突骨折的鉴别存在争议。两类骨折最大的区别在于骨折是否有潜在移位的可能，从而造成脊髓压迫。Ⅲ型齿状突骨折较稳定，而枢椎横向骨折是不稳定的。伸展性损伤机制使 $C_2/C_3$ 椎间连接的韧带极易发生断裂。

## （四）枢椎体爆裂性骨折

枢椎椎体和椎弓根较为坚固，所以此类骨折较少见。粉碎性损伤是由严重的轴向暴力造成的。大部分轴向暴力会引起寰椎 Jefferson 骨折或枢椎以下节段的脊柱损伤（图 10-38）。

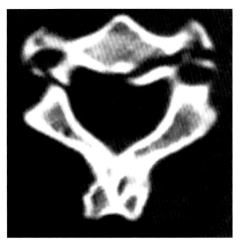

图 10-35 枢椎体冠状面骨折

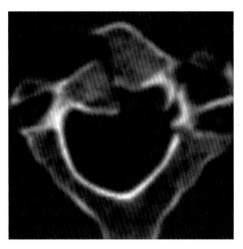

图 10-36 枢椎体矢状面骨折

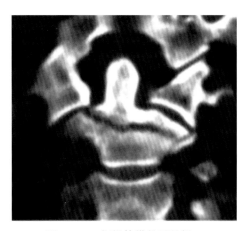

图 10-37 枢椎体横状面骨折

（五）枢椎体泪滴样骨折

枢椎泪滴样骨折在颈椎损伤中较少见，由Schneider 和 Kahn 于 1956 年首先报道，以枢椎椎体前下缘大小不等的分离骨块为特征（图 10-39）。轴向屈曲负荷或伸展牵拉是泪滴骨折的主要形成原因。

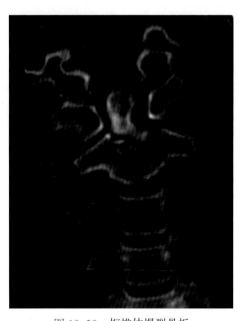

图 10-38　枢椎体爆裂骨折

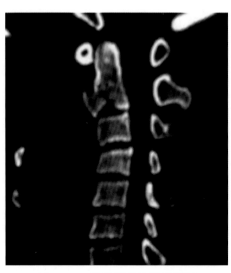

图 10-39　枢椎椎体泪滴样骨折

（六）非 Hangman 损伤的椎板和棘突骨折

枢椎棘突附着有很多肌肉组织，但位于下关节面后方的骨折是稳定的，支撑头颅的能力没有明显改变，没有发生脊髓损伤的风险，也不会造成错位和继发退变。

（七）上关节面区域骨折

上关节面区域骨折的骨折线常贯穿支撑上关节面的区域。除了横向／冠状位骨折和矢状位／爆裂骨折外，还有一种独特的单侧压缩骨折，表现为位于上关节面附近的松质骨塌陷，X 线片上显示密度增高影。上关节面区域骨折与有侧方移位的齿状突骨折有密切关系。

（八）经椎孔（横突）骨折

延伸到横突和椎间孔的骨折较常见，尤其在冠状位骨折中。大多数患者无明显症状，但也有椎动脉损伤导致严重后果的报道。一些作者建议术前行血管造影检查（CTA、MRA）以发现损伤和增加骨折复位的安全性（图 10-40）。

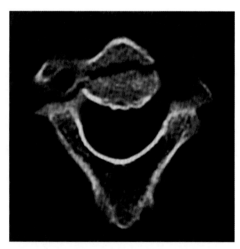

图 10-40　经椎孔（横突）骨折

## 三、辅助检查

X线片可以提供粗略的结构改变信息，在一些特殊的病例中还需附加屈伸位X线片。CT可将骨折的细节展示出来，尤其是在轴位。MRI可显示软组织损伤的情况。Benzel等认为，Ⅰ型骨折的侧位X线片可见类似于Hangman骨折的表现，即表面上看为双侧椎弓峡部骨折，同时伴有$C_2$相对$C_3$的前移。轴位CT可见冠状面骨折线位于$C_2$椎体后缘。鉴于损伤机制的不同，伸展型骨折可在椎体前下方看到泪滴样撕脱骨折片，这通常是由于$C_2 \sim C_3$水平过伸所致。一般$C_2 \sim C_3$水平椎间盘也有撕裂，$C_2 \sim C_3$椎间隙前方增宽；屈曲型损伤可看到$C_2 \sim C_3$背侧间隙增宽，同时可能在$C_2$椎体后下方看到泪滴样撕脱骨折片，轴位CT可能见到骨折线累及横突孔。Benzel Ⅱ型骨折的矢状位CT重建能更清楚地显示骨折位置，轴位CT可见到$C_2$椎体呈矢状位的骨折线，冠状位CT重建可见到寰椎侧块向下压到$C_2$椎体，这也印证了Ⅱ型骨折的损伤机制主要是轴向负荷。若轴向负荷的暴力稍偏外侧，可能造成Ⅱ型骨折的变异型，骨折线仍垂直，但可以累及横突孔及椎板。Benzel Ⅲ型即为Anderson Ⅲ型齿状突骨折，开口位X线片及CT矢状位重建可见骨折线位于齿状突基底，呈水平位，而单纯轴位CT扫描有可能漏诊。

## 四、诊断

患者以颈部疼痛为最多见主诉，约占86%，此外也可见少数出现吞咽困难，其原因为椎体前下部冠状位骨折，骨折块向前明显移位压迫食道。由于枢椎水平的椎管宽，混杂型枢椎椎体骨折合并脊髓损伤的概率较小，文献报道其神经损伤发生率为4.8%~8.5%。曹正霖等报道的研究中10例混杂型枢椎椎体骨折中有1例合并脊髓损伤，ASIA分级为C级。$C_2$椎体骨折病死率为6%~14%，合并严重头部损伤和（或）全身其他器官损伤常是导致$C_2$骨折病死率增高的原因。

同时，German等指出该数字可能是被低估的，因为有部分患者在交通事故现场立即死亡，这也部分解释了为何入院患者神经损伤率较低。

## 五、治疗

### （一）非手术治疗

过去对于未合并明显的邻近节段失稳的混杂型枢椎椎体骨折患者均采用非手术治疗方法。早期文献虽然也提到部分骨折严重移位病例最好选择手术治疗，但从神经功能保留和骨折愈合角度来看，非手术治疗的结果还是比较令人满意的。首先，上颈椎椎管容积较大，损伤后能来到医院治疗的患者较少合并神经功能障碍；其次，枢椎椎体骨折，尤其是垂直骨折及泪滴样骨折除非骨折呈爆裂性，否则很少导致椎管严重占位，脊髓受压；再者，由于枢椎椎体部分系松质骨，血供丰富，骨折后只要适当制动，骨性愈合比较容易，报道61例非手术治疗的枢椎椎体骨折中，骨折不愈合率仅为1.6%。另外一个选择非手术治疗的重要原因是，早年上颈椎手术治疗的方式仅限于后路寰枢椎间钢丝捆扎、关节突关节内固定和枕颈融合术等，手术操作相对困难，术中难以通过内固定及器械使移位的骨折获得满意的复位，而只能选择非手术治疗。关于保守治疗方式的选择，文献报道亦未完全达成统一，对于移位很小的垂直骨折，多直接采用卧床休息后费城颈托或颈部石膏、支具等外固定，而对于移位较大或者合并邻近关节脱位者，多采用先颅骨牵引数周后再用Halo-vest头环支架或头颈胸支具外固定8~16周。

文献报道大部分枢椎椎体骨折的非手术治疗疗效还是比较令人满意的，但亦有相当一部分病例的临床治疗结果不尽如人意。一些病例骨折愈合了，但因为保守治疗后骨折复位不佳往往畸形愈合或后遗邻近关节不稳，终致常年慢性颈痛而不得不再次选择关节融合手术。

## （二）手术治疗

由于病例较少及手术技术的限制，文献中关于枢椎椎体骨折手术治疗的论述很少，手术方式亦局限于关节融合术。Hadley 等认为，伴有 $C_2$~$C_3$ 半脱位者需要手术治疗。Fujimura 等认为，合并寰枢关节脱位者宜选择手术治疗。另外，保守治疗后骨折不愈合、关节失稳或严重骨关节炎者应选择融合手术。根据当今手术技术可将混杂型枢椎椎体骨折手术指征归纳为：①合并邻近节段失稳，比如寰枢关节脱位或半脱位、$C_2$~$C_3$ 关节脱位或半脱位以及椎间盘损伤、寰枢椎或 $C_2$~$C_3$ 韧带复合体完整性丧失；②牵引下难以复位的累及枢椎上关节面的侧块骨折；③骨折或血肿导致脊髓受压需手术减压。

对于能够通过简单内固定方法获得骨折复位，而又能维持邻近关节的稳定和运动功能者，关节融合术当然是不需要的，但对于合并邻近节段失稳或难以通过简单内固定方法获得良好骨折复位者，关节融合术也是疗效可靠的方法。不同的骨折类型决定了手术目的和方式的差异。由于枢椎椎体骨折变异较大，手术方式选择不能墨守成规，还应遵循个体化原则，既要骨折复位、坚强内固定、重建上颈椎稳定性，又要兼顾运动节段保留，尽量减少融合节段，最大限度地保留颈椎运动功能。下面就不同类型的枢椎椎体骨折的手术治疗分别予以简单描述。

对于枢椎椎体冠状面不稳定骨折选择行早期的前路手术，以提供即刻的稳定性，并对骨折块进行复位。对于最初经过 CT 扫描证实骨折块 >3 mm、椎间盘未损伤的稳定性骨折可通过后路椎弓根拉力螺钉缩小骨折间隙，并获得良好的复位（图 10-41a，b）。

枢椎矢状面骨折由于涉及大块松质骨，通常选择保守治疗，但对于有严重 $C_1$~$C_2$ 关节移位者需要考虑行融合治疗（图 10-41c~f）。

对于枢椎横向骨折尽管骨折区域有较大的接触面积，但此类骨折通常是不稳定的，无法维持颈椎的正常矢状位排列。对于横向骨折线未达到 $C_2$~$C_3$ 椎间隙的不稳定损伤，因为 $C_2$ 基底部缺乏足够坚固的可用与直接齿状突螺钉固定的骨组织，可采用后路固定融合手术。如果 $C_2$ 椎体基底部有足够充足的骨质，则可采用前路齿状突双螺钉固定。对于合并有 $C_2$~$C_3$ 椎间盘破裂者，可加做前路钢板固定植骨融合术（见图 10-42a~c）。

爆裂型骨折使用外固定支具保守治疗通常是合理的治疗选择，然而对昏迷或者靠呼吸机机械通气的多发伤患者来说，具有一定的局限性，后路稳定手术能显著提高患者的可移动性，提高呼吸道管理的效率，对于老年患者而言，融合手术也显著优于保守治疗（见图 10-42d，e）。

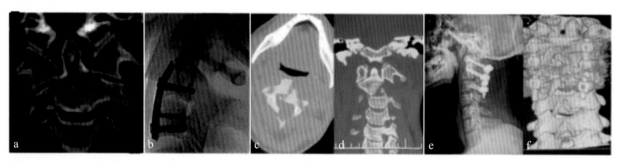

图 10-41　a. 枢椎冠状位面骨折术前 CT；b. 枢椎冠状位面骨折术后；c，d. 枢椎矢状面骨折术前 CT；e，f. 枢椎矢状面骨折术后 CT

郭延杰等报道了9例$C_2$泪滴样骨折患者采用后路内固定治疗，认为$C_2$泪滴样骨折是不稳定的伸展型骨折，应当手术稳定$C_2 \sim C_3$。但前方入路存在手术操作困难、螺钉不宜透过$C_2$椎体、对侧皮质而不牢固、容易损伤高位颈髓等缺点。因$C_2$泪滴样骨折的损伤主要在椎体前缘，后纵韧带少有断裂，故单独后路间接复位即可达到复位减压的作用（图10-43a，b）。

非Hangman损伤的椎板和棘突骨折被认为是稳定性骨折，仅需保守治疗即可。

上关节面区域骨折虽然少见，但此类损伤由于轴向载荷对称传导导致$C_2$关节柱造成上关节面骨折及椎体增宽，需要稳定的对称性牵引来维持良好的脊柱序列，故常采用$C_1 \sim C_3$固定手术以维持良好的对线（图10-43c，d）。

椎孔（横突）骨折常为冠状面骨折延伸导致，大多数无明显症状，不稳定骨折亦可选择行早期前路手术，术前需先行血管造影检查以了解椎动脉情况。

## ■ 六、预后

混杂型枢椎椎体骨折合并神经损伤的概率相对下颈椎少，大多预后良好，保守治疗愈合率在90%以上。少数保守治疗远期可能会出现寰枢关节骨关节炎、$C_2 \sim C_3$椎间隙狭窄等。手术患者可能会存在术后颈部疼痛、颈部活动度降低等。

（郑　勇　洪加源　赵忠胜　郭延杰）

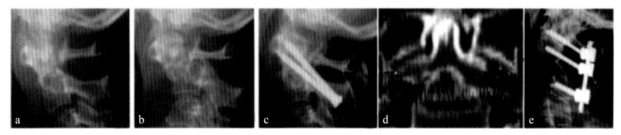

图10-42　a、b.枢椎横状面骨折术前X线片；c.枢椎横状面骨折术后X线片；d.枢椎爆裂型骨折术前CT；e.枢椎爆裂型骨折术后X线片

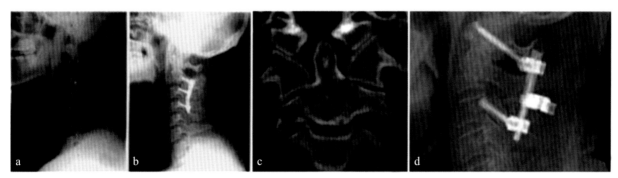

图10-43　a.枢椎椎体泪滴样骨折术前X线片；b.枢椎椎体泪滴样骨折术后X线片；c.枢椎椎体双上关节面区域骨折术前CT；d.枢椎椎体双上关节面区域骨折术后CT

# 参考文献

[1] Burke JT, Harris JH Jr. Acute injuries of the axis vertebra[J]. Skeletal Radiol, 1989, 18(5):335-346.

[2] Effendi B, Roy D, Cornish B, et al. Fractures of the ring of the axis. A classification based on the analysis of 131 cases[J]. J Bone Joint Surg Br, 1981, 63-B(3):319-327.

[3] Marotta TR, White L, TerBrugge KG, et al. An unusual type of Hangman's fracture[J]. Neurosurgery, 1990, 26(5):848-851.

[4] Greene KA, Dickman CA, Mareiano FF, et al. Acute axis fractures. Analysis of management and outcome in 340 consecutive cases[J]. Spine, 1997, 22(16):1843-1852.

[5] Benzel EC, Hart BL, Ball PA, et al. Fractures of C-2 vertebral body[J]. J Neurosurg, 1994, 81(2):206-212.

[6] Anderson LD, D'Alonzo RT. Fractures of the odontoid process of the axis[J]. J Bone Joint Surg Am, 1974, 56(8):1663-1674.

[7] Fujimura Y, Nishi Y, Kobayashi K. Classmcation and treatment of axis body fractures[J]. J Orthop Trauma, 1996, 10(8):536-540.

[8] German JW, Hart BL, Benzel EC. Nonoperative management of vertical C2 body fractures[J]. Neurosurgcry, 2005, 56(3):516-521.

[9] Korres DS, Papagelopoulos PJ, Mavmgenis AF, et al. Multiplefractures of the axis[J]. Orthopedics, 2004, 27(10):1096-1099.

[10] 曹正霖, 尹庆水, 刘景发, 等. 枢椎椎体骨折[J]. 中华骨科杂志, 2004, 24(11):698-699.

[11] Boran S, Hurson C, Gul R, et al. Functional outcome following teardrop fracture of the axis[J]. Eur J Orthop Surg Traumatol, 2005, 15(3):229-232.

[12] Mouradian WH, Fietti VG, Cochran GV, et al. Fractures of the odontoid: a laboratory and clinical study of mechanisms[J]. Orthop Clin North Am, 1978, 9(4):985-1001.

[13] Jakim I, Sweet MB. Transverse fracture through the body of the axis[J]. J Bone Joint Surg Br, 1988, 70(5):728-729.

[14] Hahnle UR, Wisniewski TF, Craig JB. Shear fracture through the body of the axis vertebra[J]. Spine, 1999, 24(21):2278-2281.

[15] Korres DS, Papagelopoulos PJ, Mavrogenis AF, et al. Chance-type fractures of the axis[J]. Spine, 2005, 30(17):E517-E520.

[16] 梁建科. 枢椎椎体骨折并吞咽困难 1 例报告 [J]. 中国脊柱脊髓杂志, 2006, 16(1):37-37.

[17] Maynard FM, Bracken MB, Greasey G, et al. International standards for neurological functional classification of spinal cord injury[J]. Spinal Cord, 1997, 35(5):266.

[18] Vieweg U, Meyer B, Schramm J. Differential treatment in acute upper cervical spine injuries:a critical review of a single-institution series[J]. Surg Neurol, 2000, 54(3):203-210.

[19] Vieweg U, Sehuhheiss R. A review of halo vest treatment of upper cervical spine injuries[J]. Arch Orthop Trauma Surg, 2001,121(1-2):50-55.

[20] Korres DS, Zoubos AB, Kavadias K, et al. The "tear drop" (or avulsed) fracture of the anterior inferior anlgle of the axis[J]. Eur Spine J, 1994, 3(3):151-154.

[21] Viatle R, Sehmider L, Levassor N, et al. Extension tear-drop fraclure of the axis:a surgically treated case[J]. Rev Chir Orthop Repamtrice Appar Mot, 2004, 90(2):152-155.

[22] 郭延杰, 陈长青, 练克俭, 等. 枢椎泪滴样骨折的后路内固定治疗 [J]. 中国骨与关节损伤杂志, 2006, 21(7):542-543.

# 第十一章
# 寰枢椎复合骨折

寰枢椎复合骨折即寰椎、枢椎同时发生骨折，又称为寰枢椎联合骨折（图 11-1）。其发病率较低，但死亡率和神经损伤发生率均高于单一 $C_1$、$C_2$ 骨折。损伤发生的原因多为高能量创伤，由于该区域的解剖结构及毗邻关系复杂，极易引起椎动脉、脊髓、神经根等诸多重要结构损伤而危及生命，治疗难度高、风险大。诊断明确后，早期手术治疗是其首选治疗方案。及时有效的手术内固定可恢复颈椎序列，稳定骨折、脱位，是提高治疗成功率、降低神经损伤发生率和骨折不愈合率的最佳选择。针对此类创伤，不同的手术治疗方法各有优缺点。目前国内外尚无统一的诊疗标准和指南，对此类疾病的诊断和治疗存在诸多争议。

## ■ 一、流行病学及损伤机制

寰枢椎复合骨折发病率较低，为临床少见病，仅占颈椎骨折的 3%。近年来，随着车祸及高处坠落伤的增多，其发病率呈逐年升高的趋势。Jefferson 等报道 46 例寰椎爆裂骨折中有 19 例寰枢椎复合骨折，占 35%。有关齿状突骨折的报道中，Ⅱ型、Ⅲ型齿状突骨折中，寰椎同时发生骨折的发生率为 5%~53%。寰椎骨折患者中，并发齿状突骨折的发生率为 24%~53%。Hangman 骨折中，合并寰椎骨折的发生率为 6%~26%。Greene 等报道了 340 例枢椎骨折患者，发现 48 例合并寰椎骨折，发生率为 14%。Gleizes 等也发现 784 例颈椎损伤中包括 116 例上颈椎损伤，其中有 31 例寰枢椎复合骨折，占总数的 4%，占 $C_1$ 或 $C_2$ 损伤的 27%。

大多数学者认为寰枢椎复合骨折致死率高于 $C_1$、$C_2$ 单一骨折，特别是 $C_1$ 伴齿状突骨折。Fowler 等发现 7 例 $C_1$–Ⅱ型齿状突骨折患者中，6 例（86%）在治疗早期死亡。Hanssen 和 Cabanela 也得出了同样的结果，在相同类型骨折的 6 例患者中，5 例（83%）在伤后 40 天内死亡。

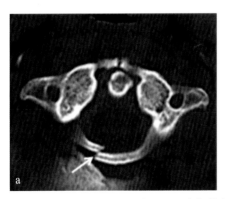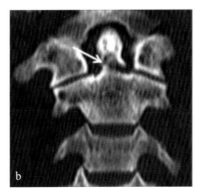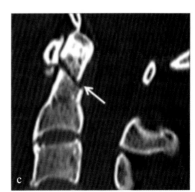

图 11-1　寰枢椎复合骨折。a.寰椎骨折 CT；b，c.枢椎齿状突骨折 CT

Hanigan 及 Zavanone 等也报道 C$_1$-Ⅱ型齿状突骨折早期死亡的病例。在其他关于 C$_1$~C$_2$ 复合骨折的报道中，其发病致死率并不显著。

寰枢椎复合骨折神经损伤发生率高于寰椎、枢椎单一骨折。Fujimura 等在 247 例 C$_1$~C$_2$ 复合骨折中发现有 82 例（34%）发生神经损伤，这些患者为爆裂性骨折、C$_1$ 后环骨折、C$_2$ 椎体骨折伴齿状突骨折或 Hangman 骨折。Dickman 等报道 C$_1$~C$_2$ 复合骨折病例中，神经损伤发生率为 12%，C$_1$、C$_2$ 单一骨折的神经损伤发生率分别为 0（0/32）、2%（2/125）。Kesterson 等报道 4 例 C$_1$~C$_2$ 复合骨折，有 1 例（25%）发生神经损伤。

寰枢椎复合骨折多由高能量损伤所致，且其受伤机制复杂，主要包括高处坠落伤、交通事故伤。Dickman 等指出，C$_1$~C$_2$ 复合骨折的病因约 60% 为交通事故伤，28% 为高处坠落伤，12% 为其他（图 11-2）。Hanigan 等指出，年轻人多为交通事故伤，老年人多为高处坠落伤。

寰枢椎复合骨折的病因及寰枢椎复合体特殊的解剖，使其受伤机制更复杂化，造成结构性损伤的同时，也造成复杂的机械性损伤。造成损伤的暴力可分为轴向负荷、屈曲暴力、伸展暴力、扭转暴力。轴向负荷多造成寰椎椎弓环和枢椎椎弓根骨折；屈曲暴力多造成枢椎齿状突骨折；伸展、扭转暴力多造成寰枢椎脱位。

## ■ 二、解剖特点

枢椎是 10 块肌肉的起止点，这些肌肉都参与头颈部的旋转、屈伸、侧屈运动，这个结构特点使它成为上颈椎段的应力中心。维持寰枢关节稳定的结构还包括横韧带、翼状韧带、寰枢前后覆膜、齿状突尖韧带及关节囊等。其中，横韧带附着于寰椎两侧块内侧面，是寰枢椎间最有力的韧带，也是维持寰枢椎稳定的主要韧带。

## ■ 三、分型

由于该类型骨折相关文献报道较少，目前尚无统一的分型。1985 年，Dickman 基于其对病例的研究，将寰枢椎复合骨折大致分为四种类型（图 11-3）：C$_1$-Ⅱ型齿状突骨折、C$_1$-枢椎椎体骨折、C$_1$-Ⅲ型齿状突骨折、C$_1$-Hangman 骨折。在其病例研究中，各型所占比例分别为 40%、28%、20%、12%。在 C$_1$ 骨折的类型中，40% 为 Jefferson 骨折，28% 为寰椎后弓骨折，24% 为寰椎前弓骨折，8% 为侧块骨折。国内学者提出的分型方法较为繁杂，包括 Jefferson-Ⅱ型齿状突骨折、寰椎前弓-Ⅱ型齿状突骨折、寰椎后弓-Ⅱ型齿状突骨折、寰椎后弓-Ⅲ型齿状突骨折、寰椎后弓-Ⅲ型 Hangman 骨折、Jefferson 骨

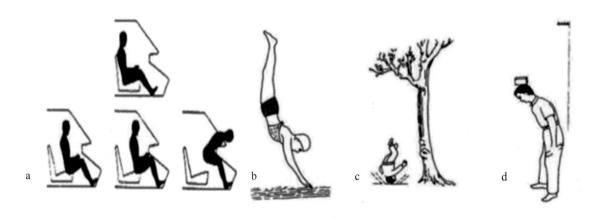

图 11-2 寰枢椎复合骨折受伤机制
a. 交通事故伤；b，c. 高处坠落伤；d. 重物砸伤

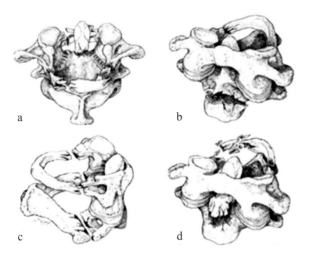

图 11-3 寰枢椎复合骨折的 Dickman 分型
a. $C_1$- Ⅱ 型齿状突骨折；b. $C_1$- 枢椎椎体骨折；c. $C_1$- Ⅲ 型齿状突骨折；d. $C_1$-Hangman 骨折

折 – 枢椎椎体骨折、侧块骨折 – 枢椎椎体骨折。Jefferson- Ⅱ 型齿状突是最常见的复合骨折类型。在寰枢椎复合骨折的治疗中，Dickman 提出的分型较为常用，对临床有一定指导作用。

## 四、辅助检查

由于该类创伤病情凶险，辅助检查显得尤为重要，对影像学资料的分析是进行非手术治疗或手术治疗的重要依据。X 线正侧位及开口位片为首选检查，但是其敏感性有限，仅能做出初步判断。CT 扫描及三维重建能更好地显示上颈椎骨质间的关系，明确骨折类型。通过分析各骨质间的关系，如通过颅底斜坡尖至枢椎椎体后缘之间的距离（basion-dens interval，BDI）及颅底斜坡尖至齿状突尖之间的距离（basion-axis interval，BAI）判断颅颈联合的稳定性（图 11-4），正常 BDI 在 4~12 mm 之间，正常 BAI 小于 12 mm；通过寰齿间距（ADI）、脊髓有效空间（SAC）及两侧块位移（LMD）判断 $C_1$~$C_2$ 复合体的稳定性（图 11-5，图 11-6）；通过 $C_2$~$C_3$ 间成角（图 11-7）和 $C_2$~$C_3$ 间位移（图 11-8）判断 $C_2$~$C_3$ 复合体的稳定性等。通过 MRI 还可观察脊髓横韧

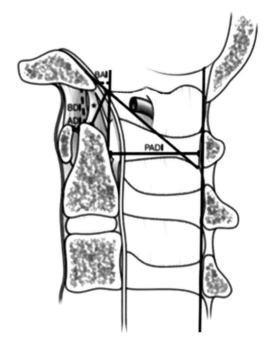

图 11-4 颅底斜坡尖至枢椎椎体后缘之间的距离（BDI）及颅底斜坡尖至齿状突尖之间的距离（BAI）示意图

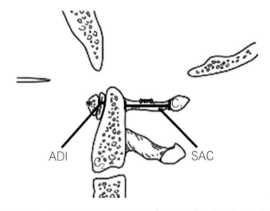

图 11-5 寰齿间距（ADI）及脊髓有效空间（SAC）示意图

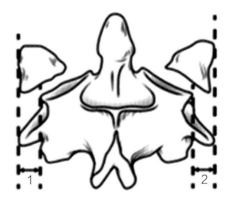

图 11-6 寰椎两侧块位移示意图（LMD=1+2）
1. 寰椎右侧块位移；2. 寰椎左侧块位移

带是否有损伤，为手术方案的选择提供依据。

除此之外，椎动脉 CTA 可判断是否存在椎动脉损伤或寰椎椎动脉沟环是否变异，判断是否存在椎动脉狭窄、二分椎动脉、扭曲及阙如等解剖异常，预防术中椎动脉损伤的发生，如图 11-9a 所示。个体化的 3D 上颈椎模型打印可判定枢椎椎弓根能否置钉，对手术有重要的指导作用，如图 11-9b 所示。

## 五、诊断

患者有明确的颈部外伤史，表现为枕颈部疼痛、僵硬、活动受限等，严重者可出现四肢感觉减退、运动障碍及反射障碍等表现。诊断时应明确致伤原因，仔细查体，了解神经损伤、邻近结构或其他部位损伤。由于该类疾病患者病情较为严重，甚至有生命危险。患者就诊后，应及时明确诊断，评估病情，并予以稳定生命体征、牵引等初步处理，防止骨折脱位加重，损伤脊髓或神经。

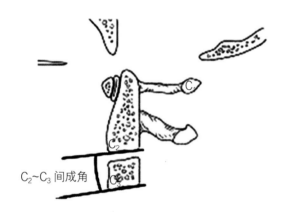

图 11-7　C₂~C₃ 间成角示意图
C₂~C₃ 间成角正常值小于 11°

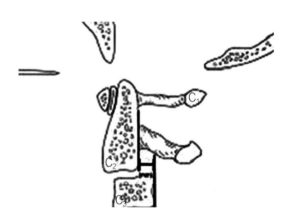

图 11-8　C₂~C₃ 间位移示意图
C₂~C₃ 间位移正常值小于 3.5 mm

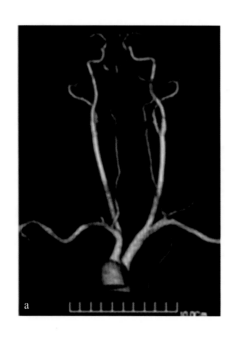

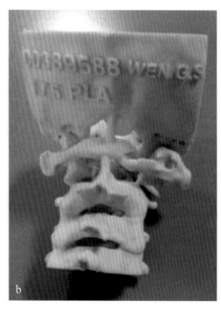

图 11-9　数字骨科在寰枢椎复合骨折诊治的应用
a. 椎动脉 CTA；b. 3D 上颈椎模型打印

## 六、治疗

寰枢椎复合骨折的治疗目前仍缺乏任何可用证据、系列分析或结果评价的支持，多数基于外科医师的认识，以及寰枢椎复合体骨质与椎间盘韧带生物力学性能受损伤影响的相关机制。2013年，由美国神经外科医师协会制订的寰枢椎复合骨折治疗处理意见指出，稳定的 $C_1$-II 型齿状突骨折可应用颈托、Halo 支架或手术治疗，寰齿间隙≥5 mm 的不稳定 $C_1$-II 型齿状突骨折应考虑手术固定和融合。稳定的 $C_1$-Hangman 骨折应用外固定治疗或手术治疗，若 $C_2$~$C_3$ 成角≥11°，应考虑手术固定和融合。对于 $C_1$-III 型齿状突骨折、$C_1$-枢椎椎体骨折，一般应用外固定治疗。在某些病例中，由于寰椎椎弓环完整性丧失，需改变手术方法。林斌等基于 $C_2$ 骨折的类型，并分别判断 $C_1$~$C_2$、$C_2$~$C_3$ 的稳定程度，提出了寰枢椎复合骨折的治疗策略（图 11-10）。

### （一）保守治疗

非手术治疗包括牵引、颈围、SOMI 支具、Halo 外固定架等。由于寰椎和枢椎骨折均是稳定的且不伴有脱位，外固定治疗能获得良好骨融合（图 11-11）。Dickman 等对 20 例（84%）寰枢椎复合骨折患者首选严格的外固定，平均固定时间 12 周（10~22 周），其骨折愈合率为 95%。但非手术治疗存在治疗周期长、固定不确切、复位易丢失、增加制动范围和患者携带外固定痛苦等缺点。随着对寰枢椎复合骨折认识的加深、颈椎切开复位内固定技术的发展，以及影像学检查的改进，内固定效果更为可靠且术后并发症少，越来越多的医师对寰枢椎复合骨折的患者提倡早期行手术治疗。

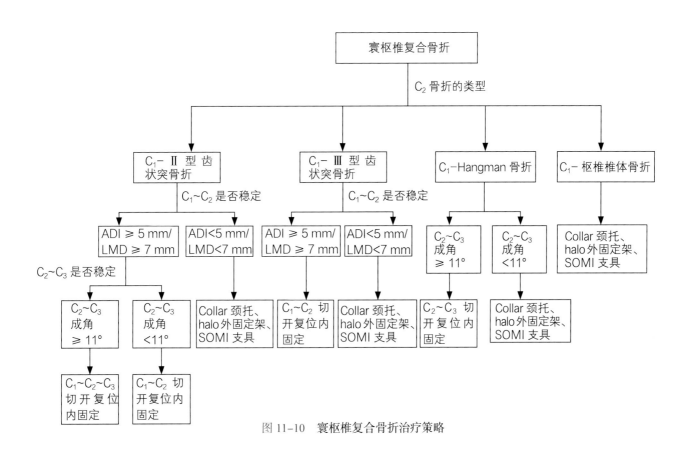

图 11-10 寰枢椎复合骨折治疗策略

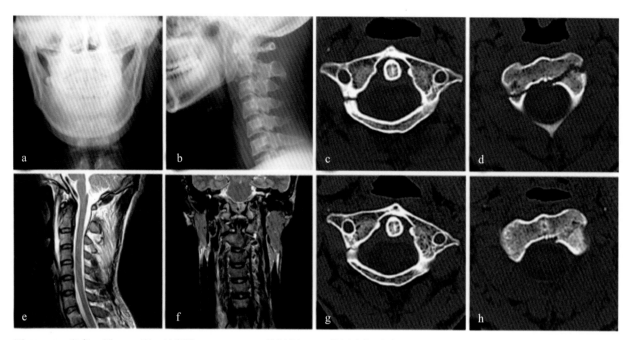

图 11-11 患者，男，37 岁，诊断为 $C_1$-Hangman 骨折行 Halo 外固定架治疗

a~f. 治疗前 X 线片、CT 和 MRI 示寰椎椎弓骨折伴枢椎 Hangman 骨折；g，h. 治疗后 3 个月 CT 示寰枢椎骨折线模糊

## （二）手术治疗

寰枢椎复合骨折常用手术治疗方法是寰枢椎椎弓根钉固定。以往常用的寰枢椎固定融合技术有 Gallie 技术、Brooks 钢丝固定技术、椎板钩技术、Magerl 技术和钉棒系统等，具体手术方法参照第八章第一节。由于寰枢椎复合骨折的寰椎后部结构不稳定，线缆固定与椎板钩技术无法应用。经关节螺钉固定技术的生物力学特点虽然比钢丝固定更加坚强，骨折愈合率较高（>90%），但经关节螺钉固定技术手术过程要求高，易损伤椎动脉。手术操作时应注意：一是在置钉前要使寰枢椎复合体复位；二是置钉时为防止椎动脉损伤，椎弓根要有足够的空间可利用。Harms 和 Melcher 采用 $C_1$ 侧块、$C_2$ 椎弓根螺钉置入达到 $C_1$~$C_2$ 移位部分的稳定，但易引起较难控制的静脉丛大量出血和术后 $C_2$ 神经功能障碍。Resnick 和谭明生首先提出了寰椎椎弓根螺钉固定技术，该方法螺钉通道长、抗拔出力强、把持力好，能有效避免术中出血和 $C_2$ 神经根激惹，并且易于 $C_2$ 及以下钉

棒系统链接锁定，为目前主流的手术方式。

### 1. 后路 $C_1$~$C_2$ 椎弓根螺钉固定

适应证：$C_1$~$C_2$ 间不稳定，即 ADI ≥ 5 mm 和（或）LMD ≥ 7 mm，但枕颈联合稳定及 $C_2$~$C_3$ 间稳定（即 $C_2$~$C_3$ 间成角 <11°）。

该术式可单独使用，也可联合前路齿状突螺钉固定。适用于治疗 $C_1$-Ⅱ型齿状突骨折和 $C_1$-Ⅲ型齿状突骨折（$C_1$、$C_2$ 侧块完整）、$C_1$~$C_2$ 骨折合并寰枢椎脱位（横韧带损伤）等。寰椎及枢椎椎弓根固定方法参照第八章第一节的手术方法。典型病例见图 11-12，图 11-13。

### 2. 后路 $C_1$~$C_2$~$C_3$ 椎弓根螺钉固定

适应证：$C_1$~$C_2$ 复合体稳定或不稳定，$C_2$~$C_3$ 间不稳定（即 $C_2$~$C_3$ 间成角 ≥ 11°），但枕颈联合稳定。Fielding 等报道了 15 例 $C_1$-Hangman 复合骨折患者，当 $C_2$~$C_3$ 椎体成角大于 11° 时，表明 $C_2$~$C_3$ 复合体不稳定，推荐手术固定、融合。椎弓根固定方法参照第十章第一节的手术方法。

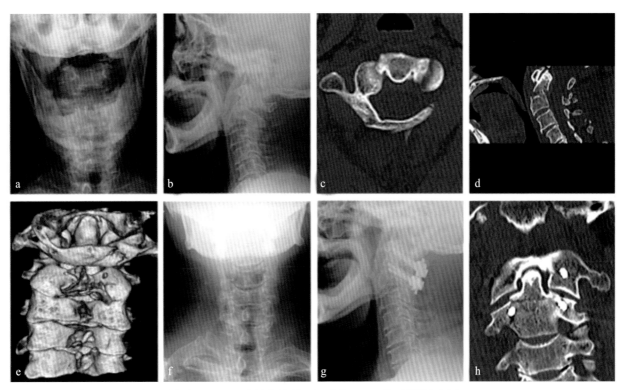

图 11-12　患者，男，40 岁，诊断为 $C_1$- II 型齿状突骨折，行后路 $C_1$~$C_2$ 椎弓根螺钉固定

a~e. 术前张口位 X 线正侧位片和 CT 示寰椎椎弓骨折伴枢椎齿状突基底部骨折；f~h. 术后正侧位 X 线片及 CT 示术后内固定位置良好

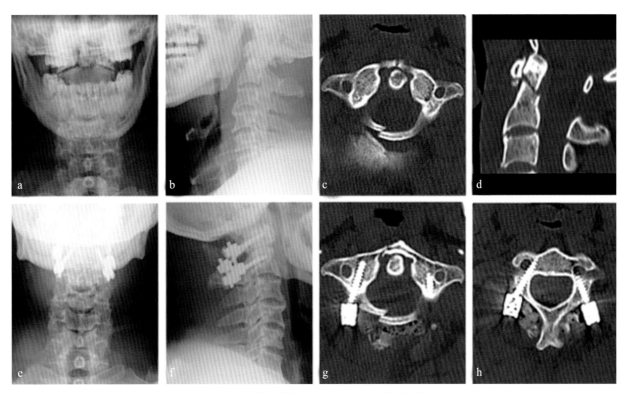

图 11-13　患者，女，45 岁，诊断为 $C_1$- II 型齿状突骨折，行后路 $C_1$~$C_2$ 椎弓根螺钉固定

a~d. 术前 X 线正侧位片和 CT 示寰椎椎弓骨折伴枢椎齿状突基底部骨折；e~h. 术后 X 线正侧位片及 CT 示术后内固定位置良好

### 3.枕颈融合固定

适应证包括枕颈联合不稳定（C$_1$椎弓环完整性丧失）；C$_1$~C$_2$复合体不稳定合并C$_2$~C$_3$间不稳定。枕颈融合固定后枕颈部的旋转和屈伸功能均丧失者需慎重考虑。枕颈融合固定方法参照第十章第一节的手术方法。典型病例见图11-14。

### （三）并发症

稳定的寰枢椎复合骨折可采用颈托、支具固定、SOMI支具、Halo外固定架等非手术方法治疗，但非手术治疗的治疗周期长、固定不确切、复位易丢失、患者携带外固定痛苦等导致其发生骨折畸形愈合、骨折不愈合、针眼感染及松动、脑脊液漏、压疮及心肺系统并发症发生率较高。

对于不稳定的寰枢椎复合骨折，常采用手术内固定治疗。由于其解剖结构特殊、毗邻结构重要、受伤机制复杂，其围手术期并发症常较为严重，处理困难，甚至可能致命。术中、术后椎动脉损伤是常见的并发症之一。寰椎椎动脉沟环、枢椎椎弓根解剖结构特殊，变异较多，增大了C$_1$~C$_2$椎弓根螺钉的置钉风险。椎动脉损伤患者常出现复视、头晕耳鸣、闻及吹风样血流声等表现，典型病例见图11-15。其他并发症包括脑脊液漏、切口愈合不良、切口感染、断钉、枕颈部旋转和屈伸功能丧失等，并发症的防治详见第八章中上颈椎治疗的并发症。

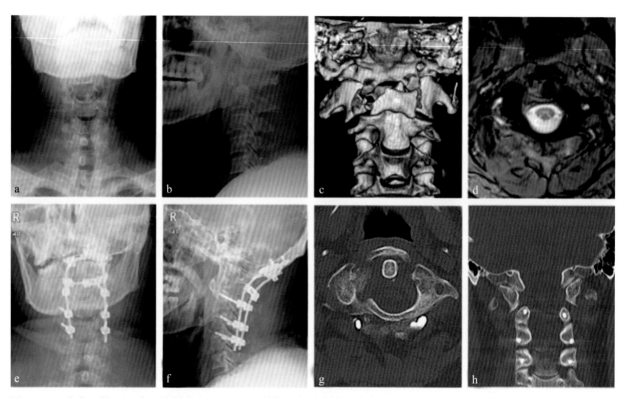

图11-14 患者，男，61岁，诊断为C$_1$-Hangman骨折，行后路枕颈融合固定
a~d.术前X线片、CT和MRI示寰椎粉碎性骨折伴寰枢关节半脱位；e~h.术后X线及CT示术后内固定位置良好

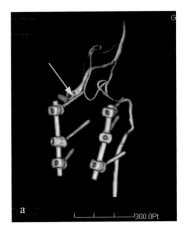
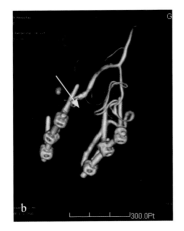
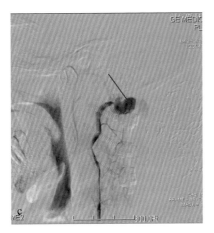

图 11-15 患者，女，43 岁，诊断为 $C_1$- Ⅱ型齿状突骨折，行 $C_1$~$C_2$ 椎弓根螺钉固定术后手术切口愈合不良、局部肿胀、切口内活动性出血，考虑"椎动脉损伤"

a~c. 术后 DSA 示左侧椎动脉 V3 段外伤性假性动脉瘤，予以脑血管造影 + 颅内动脉瘤介入栓塞术

（赵忠胜 陈志达 洪加源）

## ■ 参考文献

[ 1 ] Gleizes V, Jacquot FP, Signoret F, et al. Combined injuries in the upper cervical spine: clinical and epidemiological data over a 14-year period[J]. Eur Spine J, 2000, 9(5):386-392.

[ 2 ] Martin MD, Bruner HJ, Maiman DJ. Anatomic and biomechanical considerations of the craniovertebral junction[J]. Neurosurgery, 2010, 66(3 Suppl):2-6.

[ 3 ] Ryken TC, Hadley MN, Aarabi B, et al. Management of acute combination fractures of the atlas and axis in adults[J]. Neurosurgery, 2013, 72 Suppl 2:151-158.

[ 4 ] Yoshida M, Neo M, Fujibayashi S, et al. Comparison of the anatomical risk for vertebral artery injury associated with the C2-pedicle screw and atlantoaxial transarticular screw[J]. Spine (Phila Pa 1976), 2006, 31(15):E513-E517.

[ 5 ] Apostolides PJ, Theodore N, Karahalios DG, et al. Triple anterior screw fixation of an acute combination atlas-axis fracture:Case report[J]. J Neurosurg, 1997, 87(1):96-99.

[ 6 ] Bohay D, Gosselin RA, Contreras DM. The vertical axis fracture: a report on three cases[J]. J Orthop Trauma, 1992,6(4):416-419.

[ 7 ] Jefferson G. Fracture of the atlas vertebra. Report of four cases, and a review of those previously recorded[J]. Br J Surg, 1919, 7(27):407-422.

[ 8 ] Greene KA, Dickman CA, Marciano FF, et al. Acute axis fractures. Analysis of management and outcome in 340 consecutive cases[J]. Spine (Phila Pa 1976), 1997, 22(16):1843-1852.

[ 9 ] Fowler JL, Sandhu A, Fraser RD. A review of fractures of the atlas vertebra [J]. J Spinal Disord, 1990, 3(1):19-24.

[ 10 ] Hanssen AD, Cabanela ME. Fractures of the dens in adult patients[J]. J Trauma, 1987, 27(8):928-934.

[ 11 ] Hanigan WC, Powell FC, Elwood PW, et al. Odontoid fractures in elderly patients[J]. J Neurosurg, 1993, 78(1):32-35.

[ 12 ] Zavanone M, Guerra P, Rampini P, et al. Traumatic fractures of the craniovertebral junction. Management of 23 cases[J]. J Neurosurg Sci, 1991, 35(1):17-22.

[ 13 ] Fujimura Y, Nishi Y, Chiba K, et al. Prognosis of neurological deficits associated with upper cervical spine injuries[J]. Paraplegia, 1995, 33(4):195-202.

[ 14 ] Dickman CA, Hadley MN, Browner C, et al. Neurosurgical management of acute atlas-axis combination fractures. A review of 25 cases[J]. J Neurosurg, 1989, 70(1):45-49.

[ 15 ] Kesterson L, Benzel E, Orrison W, et al. Evaluation and treatment of atlas burst fractures (Jefferson fractures)[J]. J Neurosurg, 1991, 75(2):213-220.

[ 16 ] Hanigan WC, Powell FC, Elwood PW, et al. Odontoid fractures in elderly patients[J]. J Neurosurg, 1993, 78(1):32-35.

[ 17 ] 林斌,赵忠胜,蔡弢艺,等.后路椎弓根螺钉内固

定治疗寰枢椎联合骨折 [J]. 中华创伤骨科杂志，2016, 18(9):805-808.

［18］Lin B, Wu J, Chen ZD, et al. Management of combined atlas-axis fractures: a review of forty one cases[J]. Int Orthop, 2016, 40(6):1179-1186.

［19］Müller EJ, Wick M, Muhr G. Traumatic spondyl-olisthesis of the axis: treatment rationale based on the stability of the different fracture types[J]. Eur Spine J, 2000, 9(2):123-128.

［20］Liu C, Kuang L, Wang L, et al. Management of combination fractures of the atlas and axis: a report of four cases and literature review[J]. Int J Clin Exp Med, 2014, 7(8):2074-2080.

［21］Bransford RJ, Stevens DW, Uyeji S, et al. Halo vest treatment of cervical spine injuries: a success and survivorship analysis[J]. Spine (Phila Pa 1976), 2009, 34(15):1561-1566.

［22］Zou J, Yuan C, Zhu R, et al. Effect of occipitocervical fusion with screw-rod system for upper cervical spine tumor[J]. BMC Surg, 2014, 14:30.

［23］Stulík J, Sebesta P, Vyskocil T, et al. Cervical spine injuries in patients over 65 years old[J]. Acta Chir Orthop Traumatol Cech, 2007, 74(3):189-194.

［24］Stulík J, Vyskocil T, Sebesta P, et al. Combined atlantoaxial fractures[J]. Acta Chir Orthop Traumatol Cech, 2005,72(2):105-110.

［25］何帆，尹庆水，赵廷宝，等. 寰椎椎弓根螺钉固定技术的改进研究 [J]. 中华创伤骨科杂志, 2008, 10(3):257-259.

［26］Resnick DK, Benzel EC. C1-C2 pedicle screw fixation with rigid cantilever beam construct: case report and technical note[J]. Neurosurgery, 2002, 50(2):426-428.

［27］Tan M, Wang H, Wang Y, et al. Morphometric evaluation of screw fixation in atlas via posterior arch and lateral mass[J]. Spine, 2003, 28(9):888-895.

# 第十二章
# 上颈椎创伤后畸形

## 一、流行病学及损伤机制

上颈椎创伤后畸形主要见于患者上颈椎骨折和（或）脱位后治疗不当、误诊和漏诊，文献报道以齿状突假关节形成最为常见。一般来讲，创伤后畸形是上颈椎创伤后愈合不良的结果。

临床上一些特殊的不合并脱位的线性骨折在X线片上观察非常容易漏诊。此外，在保守治疗的患者中，畸形的发生主要是外固定不牢固引起的，甚至在骨折没有完全愈合的情况下，过早地去除外固定保护，畸形就非常容易发生。而在需要手术干预的不稳定骨折患者中，错误地选择了保守治疗（图12-1）也是造成上颈椎畸形发生的原因之一。在手术过程中，手术操作不当等原因也会引起术后上颈椎畸形。即便是手术指征正确，操作恰当，创伤患者术后也可能会出现手术失败，导致创伤后脊柱畸形或不稳。

## 二、辅助检查

上颈椎创伤后畸形患者都应进行X线检查。颈椎正侧位、张口位（图12-2）以及动力位（图12-3）检查可用来鉴别正常椎体和病变椎体并测量畸形程度，发现不稳定或半脱位情况，还可以发现与畸形相关的结构变形或不稳定。必要时行全脊柱X线成像评估脊柱整体平衡，同时还可以测量矢状面轴向垂线。在手术治疗中，两切线Cobb's角可能更有利于指导临床。

在侧位X线片上测量寰椎前弓后缘中点及其与齿状突前缘之间的距离，即寰齿前间距。正常成人和儿童分别为3 mm和4 mm。成人寰齿前间距 >3 mm，为寰枢椎不稳；3~5 mm，提示有横韧带撕裂；5~10 mm，提示横韧带有断裂并部分辅助韧带断裂，脊髓可能受压；10~12 mm，则证明韧带完全断裂，脊髓肯定受压。还可以测量脊

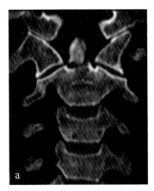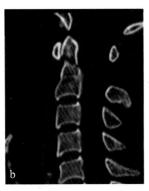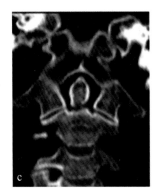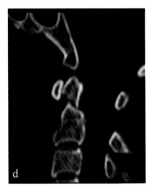

图12-1　患者，女，60岁，诊断为齿状突骨折，拒绝手术治疗，接受支具保守治疗
a、b.入院CT平扫示：齿状突骨折；c、d.支具固定3个月后行CT检查示枢椎齿状突仍可见透亮线，断端错位，未见明显骨痂生长

髓有效间隙即齿状突后缘至寰椎后弓前缘距离。Steel 椎管矢径三等分理论：寰枢椎平面脊髓直径 8~10 mm，齿状突 10 mm，其他 8~10 mm，寰枢椎平面脊髓直径 ≤ 10 mm，可导致脊髓不可逆损伤。

在动力位 X 线片上测量脊髓有效间隙变化率即不稳定指标（instability index，II）=（Max. d–Min.d）/Max.d × 100%，Max.d 为屈曲位枢椎椎体后缘上方至寰椎后弓前缘的距离，Min.d 为伸展位枢椎椎体后缘上方至寰椎后弓前缘的距离。II 是判定寰枢椎不稳定较准确的指标，通常认为 II ≥ 22% 潜在寰枢椎不稳。

CT 及三维重建检查有助于了解骨性解剖结构（图 12-4）。对于颈椎的形态、横突孔的位置、侧块、骨赘、钙化的椎间盘都可以清楚地显示，从而为术前准备提供很大的帮助。3D 成像还可以识别变异的椎动脉，指导术中置钉。

MRI 检查可以清晰显示普通检查无法显示的脊髓病变情况，了解椎管容积和神经受压的范围（图 12-5）。如后凸畸形尖端脊髓受压的情况可以通过畸形尖端与髓质 - 脑桥结合处脊髓的前后径之比来评估，比值小于 0.3 是发生脊髓病变的危险因素。若脊髓信号改变，提示该部位脊髓损伤。MRI 还可以评价椎体融合部位邻近节段椎间盘的退变情况。

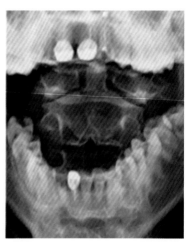

图 12-2　张口位 X 线片示齿状突基底部骨折

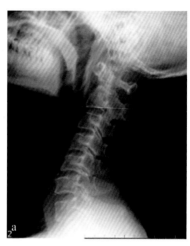

图 12-3　动力位片显示齿状突骨折，寰枢关节半脱位畸形，不稳定

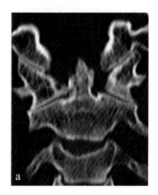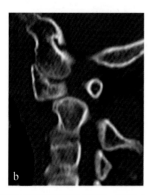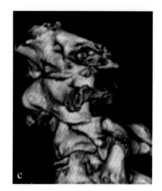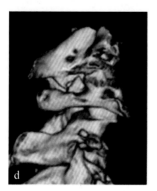

图 12-4　CT 及三维重建示寰枢关节间隙明显增宽，枢椎向后移位，寰枢关节脱位畸形
a. 冠状位 CT；b. 矢状位 CT；c、d. 三维重建

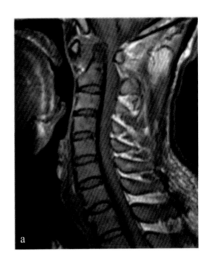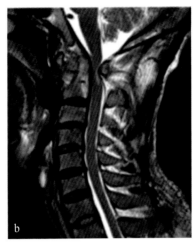

图 12-5 颈椎 MRI T1 和 T2 加权示枢椎前弓间隙增宽，$C_1$ 水平椎管继发性狭窄，脊髓受压明显

a. T1 加权；b. T2 加权

## 三、诊断

上颈椎创伤后畸形患者可以完全没有临床症状，部分患者会出现头部旋转时疼痛、枕部疼痛、颈部僵硬和活动受限，其临床表现与上颈椎的受伤类型密切相关。有些患者可以发生腰椎过度前凸或侧凸来代偿颈椎的畸形，出现下腰痛。严重的畸形患者还会出现姿势障碍，表现为主动抬头及维持视线水平困难，平衡位时头和颈部倾向前后方或侧方，甚至出现下巴抵于胸前的特有外观。随着这种姿势障碍的进展，患者可以发生呼吸和吞咽困难、胸部压迫疼痛及社交障碍，给自身和家庭带来沉重负担。少数颈椎畸形患者还可以出现颈髓不完全性损伤表现，出现不同程度的四肢感觉、运动和反射障碍。

## 四、治疗

针对不伴有神经症状的稳定上颈椎畸形患者、不耐受手术的老年患者及患有严重并发症手术风险较大患者（图 12-6）的治疗原则主要是镇痛、休息、营养、限制颈椎活动、外固定等对症治疗。然而，绝大多数有症状的创伤后畸形，伴或不伴有颈椎不稳的患者均需手术治疗，手术目的主要是神经根减压及重建颈椎的稳定性，恢复

正常序列。将不稳定的节段给予固定或者融合，如合并脊髓压迫者给予减压处理。固定和融合范围涉及在恢复寰枢间稳定和保存一定的生理功能两个方面。常采用的手术方法有以下几种。

### （一）后路寰枢椎椎弓根内固定术

参照第十章第一节的手术方法。该术的手术适应证有寰枢椎脱位、齿状突骨折向后脱位、陈旧性齿状突骨折等导致的上颈椎畸形（图 12-7）。

### （二）枕颈融合内固定术

参照第十章第一节的手术方法。目前比较常用的是钢板螺钉内固定术，该术可以对内固定材料进行改良和塑形，对局部有大块骨缺损或者广泛减压的患者，仍可以进行内固定。而对于陈旧性的上颈椎畸形且伴有颈髓压迫者，建议切除寰椎后弓，充分减压，最后给予枕颈融合。

### （三）后路寰枢椎经关节螺钉内固定术

参照第十章第一节的手术方法。

### （四）后路寰枢椎椎板夹内固定术

参照第十章第一节的手术方法。

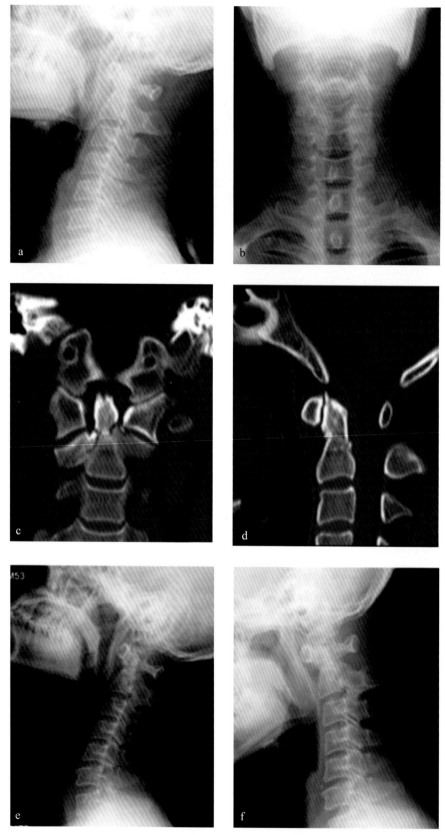

图 12-6　齿状突假关节形成并寰枢关节半脱位畸形老年患者，无明显神经症状，给
予石膏外固定保守治疗，复查 X 线示寰枢关节复位好，齿状突骨折断端对位尚可

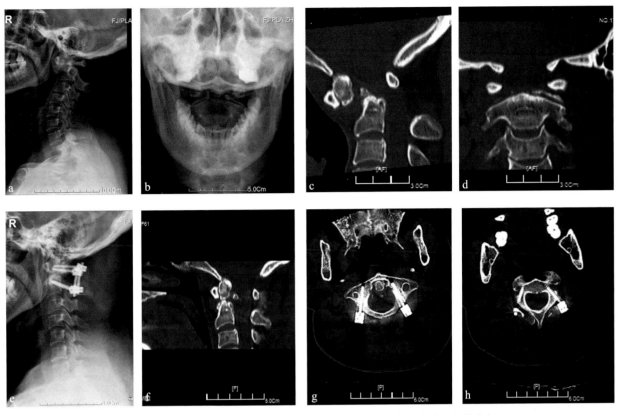

图12-7 游离齿状突合并寰枢关节半脱位畸形患者，给予后路寰枢椎椎弓根内固定术，复位良好

（史吉胜 陈志达 洪加源）

## ■ 参考文献

［1］Ruf M, Welk T, Müller M, et al. Ventral cancellous bone augmentation of the dens and temporary instrumentation C1/C2 as a function-preserving option in the treatment of dens pseudarthrosis[J]. J Spinal Disord Tech, 2010, 23(4):285-292.

［2］Suchomel P, Stulík J, Klézl Z, et al. Transarticular fixation of C1-C2: a multicenter retrospective study[J]. Acta Chir Orthop Traumatol Cech, 2004, 71(1):6-12.

［3］Crockard HA, Heilman AE, Stevens JM. Progressive myelopathy secondary to odontoid fractures: clinical, radiological, and surgical features[J]. J Neurosurg, 1993, 78(4):579-586.

［4］Fountas KN, Kapsalaki EZ, Karampelas I, et al. Results of long-term follow-up in patients undergoing anterior screw fixation for type Ⅱ and rostral type Ⅲ odontoid fractures[J]. Spine (Phila Pa 1976), 2005, 30(6):661-669.

［5］Iwasaki M, Yamamoto T, Miyauchi A, et al. Cervical kyphosis: predictive factors for progression of kyphosis and myelopathy[J]. Spine (Phila Pa 1976), 2002, 27(13):1419-1425.

# 第十三章
# 儿童上颈椎创伤

与成人相比，儿童上颈椎创伤发生率较低，以往相关研究较少。随着交通事故发生率的增加，儿童上颈椎创伤的发生率较以往有所增加。近年来，随着脊柱外科诊疗水平的提高以及影像诊断学的发展，脊柱医师对儿童上颈椎创伤进行了深入的研究，对其发生机制、诊断及治疗等方面有了进一步理解。

## 第一节　儿童寰枢椎的解剖学研究

儿童处于生长发育阶段，不同年龄儿童寰枢椎在解剖形态、生理功能和生物力学等方面均表现出与成人不同的特征。因此，儿童寰枢椎的解剖学研究对临床工作具有重要的指导作用。

### ■ 一、儿童寰枢椎的骨化

幼年时脊柱由 33 个椎骨构成，即颈椎 7 个、胸椎 12 个、腰椎 5 个、骶椎 5 个和尾椎 4 个。每个颈椎、胸椎和腰椎是一个独立的骨块，终生分离，互不融合，可以活动，称为真椎或可动椎。骶椎和尾椎到一定年龄时分别互相融合为一块，称为假椎或不动椎，构成骶骨和尾骨。寰枢椎即属于真椎。

#### （一）寰椎

呈环状，由前弓、后弓和两侧块组成。前弓正中前面有一个突出的前结节，后面有一个齿突凹与枢椎齿突相关节。后弓后面也有一个后结节。横突的上面和下面均有一个关节面，上关节面与枕骨髁构成寰枕关节，下关节面与枢椎上关节面构成寰枢关节。

寰椎由 3 个初级骨化中心进行骨化。胎龄 10 周时，后弓两半各出现一个初级骨化中心，进行各半弓和侧块的骨化。出生时前弓和后弓中部还由软骨构成。

5 个月 ~2 岁期间，在前弓前结节处也出现一个初级骨化中心，开始进行骨化前弓。有时 2 岁时在前弓两侧缝处还出现 1~2 个骨化中心。3~5 岁时后弓两半先在中线愈合，7~9 岁时前弓与侧块愈合，至此形成一个完全骨性连合的寰椎（图 13-1）。

#### （二）枢椎

枢椎有一个椎体和一个椎弓。椎体上面有一个齿状突起的齿突。齿突前后面各有一个关节面，与寰椎齿突关节面及寰椎横韧带相接，做头部的旋转运动。齿突两侧有一对上关节面，椎弓下面也有一对下关节面，分别与相邻的颈椎相关节。横突较小，有横突孔，棘突分叉。

枢椎由 7 个骨化中心进行骨化，其中有 5 个初级骨化中心和 2 个次级骨化中心。

胚胎 2 个月时，先在椎弓两半各出现 1 个初级骨化中心，进行骨化椎弓。到胚胎 4~5 个月时，在椎体也出现 1 个初级骨化中心，进行骨化椎体。胚胎 5~6 个月时，在齿状突下分两侧出现 2 个初级骨化中心，进行骨化齿突下分，很快在出生前愈合为一。因此，出生前枢椎出现 5 个主要骨化中心。

1~2 岁时，齿状突尖出现 1 个新的骨化中心。到 4~6 岁时，椎弓、椎体和齿状突下分的骨化中心发生闭合，至此连成一个骨性枢椎的主体。齿突尖和齿状突下分 12 岁时才愈合。

到 7~12 岁时，椎体下面的骺片出现次级骨化中心，到 18~25 岁时与椎体愈合。至此才完成枢椎的最后形态（图 13-2）。

## 二、儿童寰枢椎标本的解剖学测量

林斌等于 2006 年首次对 10 具 6~8 岁儿童尸体标本的寰枢椎进行测量，并对其解剖学特点进行分析。材料选自福州总医院临床解剖学研究中心收集的儿童脑死亡尸体标本 10 具，其中男性尸体标本 6 具，女性尸体标本 4 具，解剖获取寰枢椎标本见图 13-3。解剖学测量内容包括：寰椎椎弓根高度、寰椎椎弓根宽度、寰椎侧块中部高度、寰椎侧块中部宽度、寰椎椎动脉沟下方的寰椎后弓的宽度、寰椎椎动脉沟下方的寰椎后弓的外侧 1/3 高度、寰椎椎动脉沟下方的寰椎后弓的

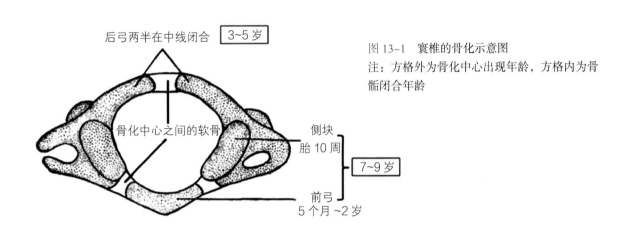

图 13-1 寰椎的骨化示意图
注：方格外为骨化中心出现年龄，方格内为骨骺闭合年龄

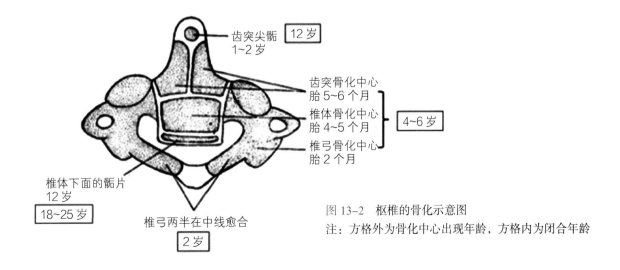

图 13-2 枢椎的骨化示意图
注：方格外为骨化中心出现年龄，方格内为闭合年龄

内侧 1/3 高度（图 13-4a）、枢椎椎弓根外缘高度、枢椎椎弓根内缘高度、枢椎椎弓根上缘宽度、枢椎椎弓根中缘宽度、枢椎椎弓根下缘宽度（图 13-4b）。其中线性测量用精度为 0.1 mm 的游标卡尺，角度用普通量角器，精度为 1°（图 13-4）。应用统计软件对所测得的数据进行分析（表 13-1）。

马向阳等对 50 例成人干燥寰椎标本进行解剖学测量，测量内容包括寰椎椎弓根高度、寰椎椎弓根宽度、寰椎侧块中部高度、寰椎侧块中部的宽度、寰椎椎动脉沟下方的寰椎后弓的宽度、寰椎椎动脉沟下方的寰椎后弓的外侧 1/3 高度、寰椎椎动脉沟下方的寰椎后弓的内侧 1/3 高度，并对解剖学特点进行分析。林斌等将儿童尸体寰椎标本测量结果与马向阳等对成人尸体寰椎标本测量结果比较见表 13-1。

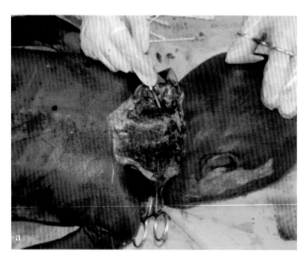
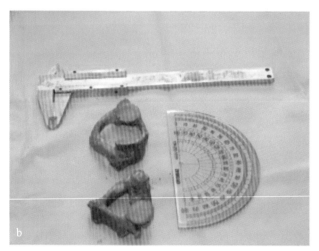

图 13-3　儿童寰枢椎标本测量（10 具尸体标本，年龄 6~8 岁）

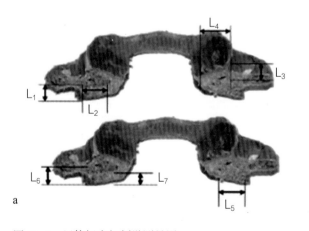
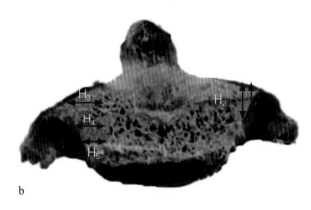

图 13-4　尸体标本解剖学测量图

注：a. 寰椎解剖学测量图。$L_1$. 寰椎椎弓根高度；$L_2$. 寰椎椎弓根宽度；$L_3$. 寰椎侧块中部高度；$L_4$. 寰椎侧块中部的宽度；$L_5$. 寰椎椎动脉沟下方的寰椎后弓的宽度；$L_6$. 寰椎椎动脉沟下方的寰椎后弓的外侧 1/3 高度；$L_7$. 寰椎椎动脉沟下方的寰椎后弓的内侧 1/3 高度。b. 枢椎解剖学测量图。$H_1$. 枢椎椎弓根外缘高度；$H_2$. 枢椎椎弓根内缘高度；$H_3$. 枢椎椎弓根上缘宽度；$H_4$. 枢椎椎弓根中缘宽度；$H_5$. 枢椎椎弓根下缘宽度

瞿东滨等对 100 例成人干燥枢椎标本进行解剖学测量，测量内容包括枢椎椎弓根高度、枢椎椎弓根上缘宽度、枢椎椎弓根中缘宽度、枢椎椎弓根下缘宽度，同样对枢椎的解剖学特点进行分析。林斌等将儿童尸体枢椎标本测量结果与瞿东滨等对成人尸体枢椎标本测量结果比较见表 13-2。

**表 13-1　6~8 岁儿童与成人寰椎解剖学测量结果比较（ $\bar{x} \pm s$ ，mm ）**

| 项目 | 儿童 | 成人 |
| --- | --- | --- |
| $L_1$ | 5.26 ± 0.44 | 5.83 ± 0.75 |
| $L_2$ | 6.26 ± 0.75 | 8.57 ± 0.65 |
| $L_3$ | 10.03 ± 0.46 | 12.95 ± 0.93 |
| $L_4$ | 10.33 ± 0.63 | 12.78 ± 1.14 |
| $L_5$ | 7.11 ± 0.58 | 8.46 ± 0.57 |
| $L_6$ | 4.07 ± 0.24 | 4.25 ± 0.51 |
| $L_7$ | 3.65 ± 0.26 | 3.88 ± 0.52 |

**表 13-2　6~8 岁儿童与成人枢椎解剖学测量结果比较（ $\bar{x} \pm s$ ，mm ）**

| 项目 | 儿童 | 成人 |
| --- | --- | --- |
| $H_1$ | 6.86 ± 0.48 | 8.30 ± 0.90 |
| $H_2$ | 6.67 ± 0.49 | 8.16 ± 0.76 |
| $H_3$ | 6.63 ± 0.61 | 1.90 ± 1.70 |
| $H_4$ | 5.41 ± 0.39 | 6.00 ± 1.60 |
| $H_5$ | 3.71 ± 0.30 | 4.10 ± 1.10 |

注：通过与马向阳、瞿东滨等所测量的成人寰枢椎数据相比较，林斌等认为儿童寰枢椎椎弓根的解剖数据与成人非常接近，达到各项数据的 80%~90%

## 三、儿童寰枢椎影像学测量

林斌等还对 20 例 6~8 岁的儿童寰枢椎进行 CT 平扫，采用图像存储传输系统（picture archiving and communication systems，PACS）测量寰枢椎横断面上寰椎椎弓根长度、宽度，枢椎椎弓根长度、宽度，寰枢椎椎弓根纵轴与正中矢状面的角度。同时将测量结果与谭明生、陈雍均、贺宝荣、张金明、石国佳等所测量的成人寰枢椎影像学数据相比较（图 13-5），结果表明 6~8 岁儿童寰枢椎椎弓根的影像学数据与成人的数据同样非常接近，达到各项数据的 80%~90%。测量结果见表 13-3、表 13-4。

**表 13-3　6~8 岁儿童与成人寰椎影像学测量结果比较（ $\bar{x} \pm s$ ，mm ）**

| 项目 | 儿童 | 成人 |
| --- | --- | --- |
| $A_1$ | 5.47 ± 0.34 | 5.57 ± 1.38 |
| $A_2$ | 6.63 ± 0.54 | 6.59 ± 0.46 |
| $A_3$ | 30.62 ± 2.00 | 30.67 ± 2.19 |
| $\alpha$ | 9.60 ± 1.33 | 10.10 ± 2.10 |

**表 13-4　6~8 岁儿童与成人枢椎影像学测量结果比较（ $\bar{x} \pm s$ ，mm ）**

| 项目 | 儿童 | 成人 |
| --- | --- | --- |
| $B_1$ | 6.59 ± 0.51 | 8.56 ± 0.57 |
| $B_2$ | 5.13 ± 0.42 | 6.27 ± 0.49 |
| $B_3$ | 26.26 ± 0.90 | 29.30 ± 1.20 |
| $\beta$ | 27.80 ± 2.22 | 30.31 ± 0.93 |

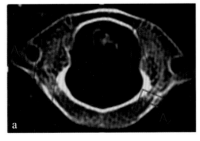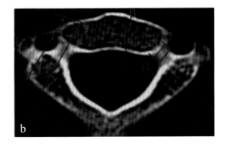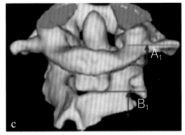

图 13-5　寰枢椎的影像学测量

$A_1$. 寰椎椎弓根的高度；$A_2$. 寰椎椎弓根的宽度；$A_3$. 寰椎椎弓根长度；$\alpha$. 寰椎椎弓根纵轴与正中矢状面的角度；$B_1$. 枢椎椎弓根的高度；$B_2$. 枢椎椎弓根宽度；$B_3$. 枢椎椎弓根长度；$\beta$. 枢椎椎弓根纵轴与正中矢状面的角度

# 第二节　儿童常见上颈椎损伤

## ■ 一、儿童寰枢椎脱位

### （一）流行病学及损伤机制

儿童寰枢椎脱位是一种较常见的上颈椎损伤，占颈椎创伤的 7.0%。儿童因骨骼发育尚未成熟，寰枢椎关节囊、韧带较松弛，在外力作用下容易脱位。

儿童寰枢椎脱位是儿童上颈椎损伤中较为严重的一种。寰枢椎的稳定依靠齿状突后面的寰椎横韧带、两侧的翼状韧带和齿突尖韧带。患儿受伤时头部过度屈曲，头部的屈曲应力主要集中在横韧带上，齿状突在其中央部形成剪切暴力，造成韧带损伤。当颈部突然或持续屈伸时，这些韧带都可能受到挤压、牵拉损伤，造成寰枢椎脱位。

### （二）解剖特点

儿童独特的解剖学特点导致上颈椎成为最易损伤的高危节段。这些因素包括：①儿童头颅所占比例较大；②韧带松弛；③颈部肌肉较弱；④颈椎关节面浅且呈水平方向。

### （三）分型

#### 1. 参照成人寰枢椎脱位 TOI 分型

儿童寰枢关节脱位参照成人寰枢椎脱位 TOI 临床分型，根据受伤时间、影像学及复位情况等分为 3 型。

（1）牵引复位型（traction reduction type）简称 T 型，该型下分两个亚型。患者受伤时间小于 3 周的新鲜创伤或咽部炎症等所致的脱位，牵引后复位良好，通过保守治疗恢复寰枢椎功能者属于 T1 型；受伤时间大于 3 周伴横韧带断裂的陈旧性脱位或结核、肿瘤、先天畸形、退变引起

的脱位牵引复位后具有再脱位倾向者属 T2 型。

（2）手术复位型（operation reduction type）简称 O 型，如先天畸形、陈旧性创伤、手术失败的患者，严格牵引 1~2 周无法复位，影像学上无关节破坏或骨性融合，ADI ≥ 5mm、SAC ≤ 13 mm 或侧块分离大于 7 mm，经手术治疗能复位者。

（3）不可复位型（irreducible type）　简称 I 型，影像学上寰枢关节突关节已骨性融合，手术无法满意复位者。

#### 2. stauffer ES 分型

I 型，寰椎前脱位伴横韧带断裂；II 型，寰椎前半脱位伴齿状突骨折；III 型，寰椎后脱位，滑向齿突后方；IV 型，寰椎旋转半脱位。

#### 3. 尹庆水的临床动态分型

尹庆水等对广州军区总医院收治的 123 例寰枢椎脱位患者行牵引复位，根据复位情况将脱位分为 3 型。

（1）可复型　经牵引等保守治疗能复位的称可复型寰枢椎脱位，又分为易复型和缓复型。①易复型：入院后行单纯颅骨牵引或单纯颌枕带牵引后能复位者。②缓复型：经上述牵引方法处理后不能复位，而经头颈双向牵引 1~2 周能复位者。

（2）难复型　经头颈双向牵引 1~2 周不能复位者。对于难复型寰枢椎脱位，宜先行经口咽前路松解术，术后双向牵引，复位后酌情行后路寰枢椎固定或减压枕颈固定。

（3）不可复型　经口咽前路瘢痕松解后，毫无松动迹象，再行双向牵引不能复位者，或经头颈双向牵引毫无松动迹象，且螺旋 CT 三维重建显示 $C_1$~$C_2$ 之间有骨性连接者，均为不可复型寰枢椎脱位。此型宜行前后路分期或一期减压，枕颈固定融合术。

## （四）辅助检查

儿童寰枢关节脱位检查内容包括颈椎正位、侧位以及张口位X线检查，上颈椎三维CT重建、CTA以及MRI、MRA等进一步检查。

对不能进行言语交流的儿童，评估其损伤的严重情况需要谨慎。因患儿不能配合医师的检查，或因其他部位的损伤转移医师的注意力，导致医师忽略了患儿的颈部疼痛症状。对此类患儿，首要行颈椎正侧位X线检查，对颈椎序列、软组织等进行评价，行张口位X线检查明确是否存在齿状突骨折。应当注意到儿童发育中颈椎所特有的解剖特征，以便正确地解读影像表现。

若X线检查呈阴性结果，但患儿颈部疼痛，高度怀疑患儿存在寰枢椎脱位，医师应亲临摄片室指导患儿主动进行颈部屈伸活动，并观察其颈椎活动有无受限。

CT检查能帮助识别X线片上不明显的骨折、脱位，还能进一步显示平片上骨折更细微的特征。可以说，CT在一定程度上可代替颈椎X线正侧位片。

即使X线或CT提示不存在上颈椎骨折或脱位，只要有神经损伤表现，行MRI检查评估脊髓损伤的情况有助于判断韧带及软组织损伤情况。

### 1. X线检查

颈椎立位平片，包括正位片、侧位片及张口位片，可以帮助术前评估及制订手术计划。过伸过屈位片可协助判断椎体的稳定性情况。对于急性外伤患儿，要避免进行屈伸位摄片，防止加重损伤。通过颈椎侧位片可测量寰齿前间隙（atlantodental interval，ADI）。由于儿童患者软骨较厚，ADI>5 mm方可诊断为寰枢椎脱位。当寰椎关节前脱位时，颈椎侧位片提示寰齿前间隙增大。此外，骨折的齿状突与寰椎一起向前移位时，寰齿前间隙也可能正常。当寰枢椎旋转脱位时，上颈椎张口位X线片显示侧块向前旋转及靠向中线，棘突偏向一侧。当寰椎横韧带损伤时，横韧带在X线片上不显影，X线寰齿前间隙增大

可间接判断寰椎横韧带损伤。

### 2. CT检查

CT可清晰显示椎体解剖学上的异常改变，帮助确定最佳的螺钉长度、直径、进钉点及置钉轨迹。CTA可以帮助了解椎动脉走行情况并排除是否存在椎动脉变异。

### 3. MRI检查

明确寰枢椎脱位的患儿，不论是否存在神经症状，都应行MRI检查，MRI可以帮助明确是否存在横韧带损伤、脊髓受压。MRA有助于明确椎动脉的解剖结构及其主要分支。20%以上的患儿存在椎动脉变异，术前CTA或MRA可发现。

## （五）诊断

患儿一般表现为颈枕部疼痛及以旋转活动受限为主的功能障碍。颈部外观表现为斜颈，常诉颈椎后方软组织疼痛，旋转活动受限，甚者可能出现双手扶托枕颌部的保护性姿势。严重脱位者除表现为斜颈外，还可出现肢体麻木、无力、走路不稳等神经脊髓压迫症状。

## （六）治疗

### 1. 非手术治疗

适应证为无神经损伤寰枢椎脱位受限保守治疗。

（1）枕颌带牵引　取中立位枕颌带牵引，牵引重量根据年龄而定，儿童一般为1.5~2.0 kg。通常2~3天可复位，维持牵引2周，并用头颈胸石膏外固定12周。

（2）头环牵引　头环伸直位牵引，牵引重量同枕颌带牵引，复位后维持牵引2周，并用头颈胸石膏外固定12周。

### 2. 手术治疗

适应证为牵引不能复位；脊髓神经功能障碍；虽无脊髓神经功能障碍，但有持续严重颈部疼痛症状；MRI显示脊髓明显受压；寰椎横韧带断裂，

有迟发型脊髓受压可能。

（1）麻醉 基础麻醉，气管插管（可行纤维气管镜辅助插管）。

（2）体位 全麻后，患者俯卧于Jackson手术床上，头部用Mayfield钳或Gardner-Wells钳固定并保持颅骨牵引。所有骨性突起应仔细用软物衬垫。上肢衬垫好并固定于躯干两侧。屈曲膝关节并良好垫衬。然后进行透视，确认患者颈椎复位情况及力线结构。在手术过程中，可以嘱助手改变头部的位置来帮助颈椎复位。

（3）消毒、铺单 常规消毒、铺单。

（4）手术方法 沿后正中线，从枕外隆突至$C_3$棘突做一正中切口，用电刀剥离皮下组织以减少出血（图13-6a、b）。正中切开筋膜，从项韧带进行深部剥离可避免出血过多。显露寰椎后弓、枢椎棘突椎板，寰椎后弓显露至中点旁开2 cm处，注意避免损伤椎动脉及两侧的静脉丛。向内用神经剥离子探及寰椎侧块内侧壁，寰椎椎弓根即可充分显露。以寰椎后弓结节至两侧18~21 mm处作为进针点，用磨钻或咬骨钳去除少量皮质骨，用手锥在冠状面上保持内倾10°~15°，矢状面上内倾5°~10°缓慢钻入，置入定位针，透视显示进针位置和方向无误后，按导针方向用直径2.5 mm手锥及直径3.0 mm丝锥扩孔，选择直径3.5 mm的螺钉置入（图13-6c、d）。枢椎椎弓根螺钉的进钉点位于椎板上缘的下方约5.0 mm、椎管外缘的外侧约7.0 mm处。确定进钉点后，用2.0 mm磨钻或咬骨钳去除少量皮质骨，用手锥在水平面上内倾20°，矢状面上向上倾斜30°缓慢钻入，无突破感，置定位针透视无误后，扩孔置钉。安装固定棒时，通过调整螺钉或牵引架，对寰椎进行适当的提拉使其复位，同时严密观察患者的生命体征变化，将固定棒固定牢固（图13-6e~g）。用磨钻在寰椎后弓和枢椎椎板打磨出粗糙面，将骨质表面磨至点状渗血，取适当大小的髂骨或同种异体骨做成燕尾状，置于寰枢椎后方并用丝线固定（图13-6h）。如果$C_1$环缺失，用刮匙移除软骨，将移植骨填塞进$C_1$~$C_2$关节行

关节融合术。伤口内放置引流管，关闭伤口。患儿术后佩戴头颈胸支具（图13-6i）。

（5）手术要点 林斌等根据儿童寰椎的解剖学和影像学测量结果，认为6~8岁儿童寰枢椎椎弓根能够容纳直径为3.5 mm的螺钉。但是颈椎椎弓根直径较细，个体差异较大，周围关系复杂，四壁均与重要的神经血管组织毗邻（内壁毗邻硬脊膜囊，外壁毗邻椎动脉，上下壁毗邻上下神经根），临床上如对寰枢椎脱位患儿行寰枢椎椎弓根钉内固定，术前需行X线、CT、CTA、MRI及MRA检查，明确是否适合螺钉固定并确定个体化进钉参数。

儿童寰枢椎椎弓根螺钉长度的选择：林斌等在PACS系统上测量寰枢椎椎弓根长度，寰椎椎弓根长度为（30.35 ± 2.10）mm，枢椎椎弓根长度为（26.10 ± 0.99）mm。Brantley等发现椎弓根螺钉达到全长的80.0%时，螺钉的固定强度已足够，再增加进钉深度也未明显增加其固定强度。因此，在临床当中寰椎可选用长度约为24 mm的螺钉，枢椎可选用长度约为21 mm的螺钉。

寰枢椎进针点的选择：术前CT明确椎弓根钉的方向，寰椎的进针点位于中线旁18.0 mm，距后弓上缘约3.0 mm，其方向在冠状面呈内倾10°，矢状面上钉头向头侧倾斜5°~10°；枢椎进针点位于枢椎棘突止中垂线外侧20 mm与枢椎下关节突最下缘上方7 mm的交点处，上斜角度约为32°，内倾角度约为27°。术前行寰枢椎平扫并三维重建，制订个体化进钉参数。

儿童寰枢椎椎弓根钉置入的注意事项：儿童寰枢椎脱位行椎弓根螺钉内固定术难度大，在手术中应注意以下几点。第一，显露时切口务必从中线进入，肌肉、软组织的分离切记紧贴骨质表面，在骨膜下方分离不仅出血少，且软组织疏松，便于用骨膜剥离器将椎动脉沟处后弓上缘的骨膜及寰枕后膜给予钝性分离，并用神经剥离子隔开椎动脉，避免了椎动脉的损伤，提高手术的安全性。第二，切勿显露寰枢静脉丛，当静脉丛损伤时，最好用棉片、明胶海绵及止血纱条止血，不

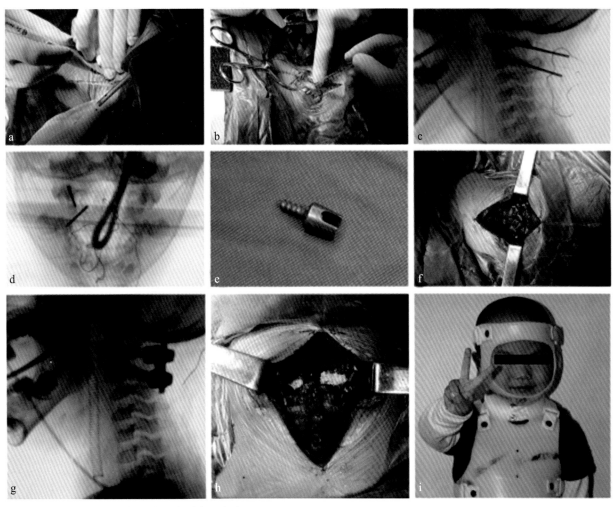

图 13-6　寰枢椎椎弓根螺钉内固定手术基本流程

a. 手术切口；b. 手术部位的充分暴露；c. C₁ 钉道在轴位方向（即由后向前）内倾 5°~10°，矢状面上钻头稍向头端，并指向 C₁ 前结节下半部分；d. C₂ 钉道钻孔方向为向头侧成角 20°~30°，向内侧成角 20°~30°；e. 直径 3.5 mm 的带有部分螺纹的万向螺钉；f、g. 复位完成后，将固定棒固定牢固；h. 植骨融合；i. 患儿术后佩戴头颈胸支具制动

提倡使用双极电凝止血，因该处的静脉丛粗大、压力高，容易出现越凝反而出血越多的情况。第三，儿童寰枢椎骨质软，手术中避免用金属钳夹持寰椎后弓，置钉最好一次成功，避免多次置钉导致骨折或螺钉松动。第四，注意螺钉向内倾斜和头尾端倾斜的角度，由于个体差异较大，周围解剖关系复杂，术前应仔细测量椎弓根的倾斜度。此外，钛棒应按生理弧度预弯，适当抬高头部，维持颈部生理弯曲后再行螺钉固定才可达到复位目的。

## （七）儿童寰枢椎椎弓根内固定对儿童生长发育的影响

成人行寰枢椎后路椎弓根螺钉内固定后，一般无须取出内固定物。儿童寰枢椎椎弓根钉固定后是否影响脊柱生长、造成椎管狭窄和脊髓神经根受压与抑制椎体生长尚无定论。由于小儿脊柱的可塑性，有学者认为内固定取出过早可能产生新的畸形，内固定在脊柱发育成熟前可不予取出。儿童后路寰枢椎行椎弓根螺钉植骨融合后，融合区不再出现生长，但融合区前方的椎体仍然继续生长，前方的持续生长将使脊柱侧凸，并可导致以后方融合区为支点的椎体旋转，这就是所谓的"曲轴现象"。以往文献报道不多，目前大多数学者普遍认为，后路融合术后是否出现曲轴现象及其程度严重主要取决于患者接受手术时所残余的骨骼生长潜能，即骨骼未发育成熟者可能发生曲轴现象，而骨骼已发育成熟者则不会发生曲轴现象。然而，林斌等对寰枢椎脱位患儿行寰枢椎后路椎弓根钉置入植骨融合术，术后寰枢椎骨性融合并未取出椎弓根钉，长期随访未出现"曲轴现象"（图13-7~图13-13）。可能是椎弓根螺钉技术的三柱固定方式以及寰枢椎间的融合同时阻止了脊椎前方和后方生长，避免了骨骼生长的失衡。可采用寰椎椎弓根钉固定技术治疗儿童寰枢椎脱位，达到良好的复位与固定效果。寰枢椎融合对儿童的生长发育、颈部活动并无太大影响，坚强内固定可提高融合率、降低脊髓损伤风险。

# 二、儿童寰椎骨折

## （一）流行病学及损伤机制

儿童寰椎骨折比较少见，骨折多发生在未融合的骨和软骨结合处。儿童寰椎骨折多由于轴向应力导致，轴向应力从枕骨通过2个寰椎侧块传递至寰椎导致寰椎骨折，骨折线往往多发生在骨、软骨结合处等儿童寰椎较薄弱的地方，寰椎前结节、前弓水平骨折较为罕见，易被漏诊、误诊，应注意分析鉴别。

## （二）辅助检查

### 1. X 线检查

应进行颈椎正位、侧位以及张口位 X 线检查。由于儿童患者软骨较厚，寰齿前间隙（ADI）≥ 5.0 mm 才认为存在异常。张口正位片上两侧齿状突侧块间距差在 0.49 mm 以内可认为正常，超过 0.5 mm，尤其是 1.0 mm 以上认为异常。若

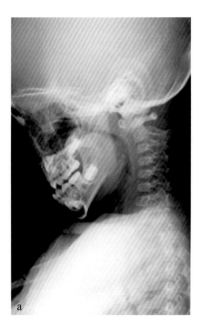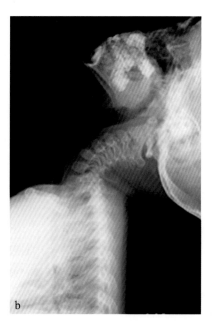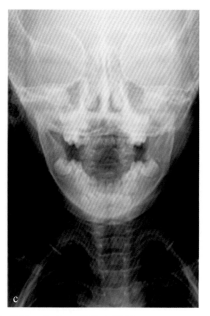

图 13-7　患儿，女性，3 岁，陈旧性外伤性寰枢椎脱位并齿状突分叉畸形，术前 X 线检查结果

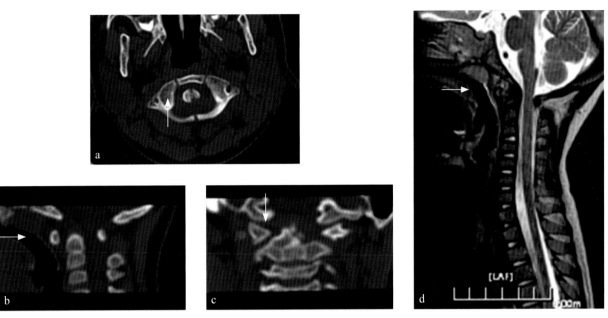

图 13-8　寰枢椎脱位术前 SCT 及 MRI 检查结果

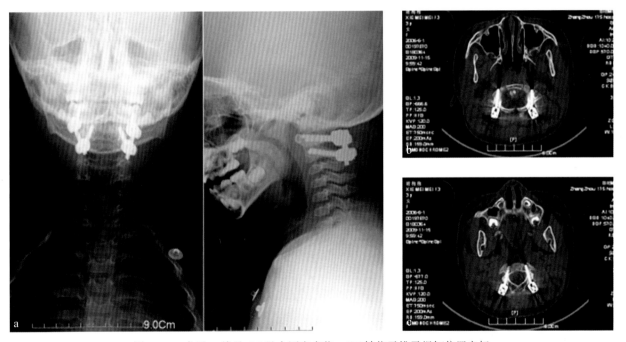

图 13-9　术后 X 线及 CT 见内固定在位，CT 轴位示椎弓根钉位置良好

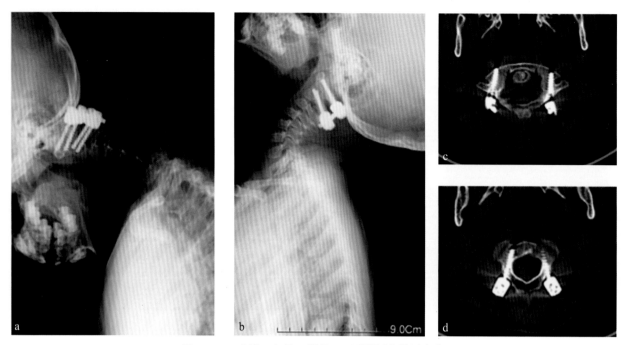

图 13-10　术后 6 个月 X 线及 CT 可见固定装置在位

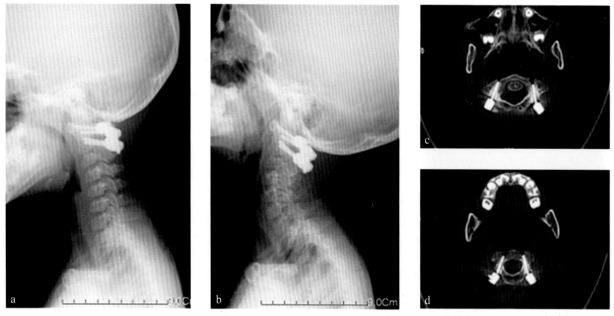

图 13-11　术后 40 个月 X 线及 CT 可见固定装置在位，未出现固定装置移位

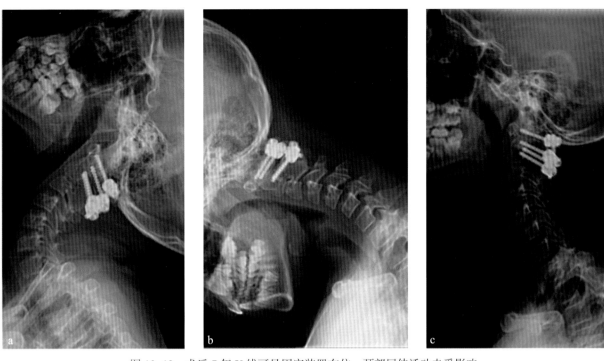

图 13-12 术后 7 年 X 线可见固定装置在位，颈部屈伸活动未受影响

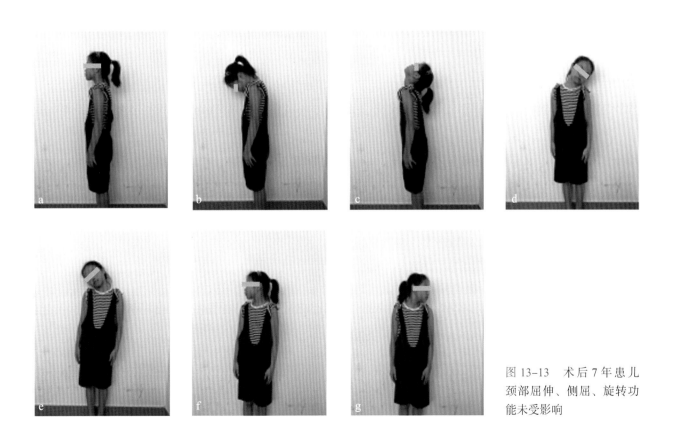

图 13-13 术后 7 年患儿颈部屈伸、侧屈、旋转功能未受影响

以上检查中没有发现明显的骨折和不稳，医师可对伴有疼痛或神经系统表现异常的患儿行颈椎过伸过屈位检查，但过伸过屈位检查存在医源性损伤的风险，尤其是意识丧失的患儿。对可疑颈椎损伤的患者，在进行检查的整个过程中应使用颈托进行有效的固定以避免医源性损伤。因小儿颈椎解剖的特殊性，X线检查容易漏诊、误诊。

### 2. CT 检查

CT 是寰椎骨折最重要的诊断方法，在一定程度上甚至可以代替颈椎 X 线检查。对颈椎进行平扫以及三维重建，可明确骨折类型并对治疗进行指导。在行儿童颈椎 CT 检查时，因其骨骼结构较小，扫描层厚在 1 mm 左右，便于精细结构的显示与观察。CT 扫描后可对图像行三维重建，获得的图像可代替颈椎张口位片进行测量和诊断。同时，还可以进行 CTA 检查，了解椎动脉的走形以及是否受损。

### 3. MRI 检查

MRI 可直接显示寰椎横韧带的损伤程度和部位，提示脊髓受压的程度。对于明确寰椎骨折的患儿，不论其是否有神经症状，均应进行 MRI 检查，明确脊髓压迫的部位及其严重程度，为治疗方案的制订提供参考依据。

### （三）诊断

临床表现：患儿诉颈部疼痛、僵硬，伴有双手托住头部的保护性姿势，避免头部活动。如伴有侧块移位，可伤及椎动脉导致脑缺血性意识障碍；如脊髓压迫、受损，可出现运动感觉障碍；伤情较重者可瘫痪甚至直接死亡。

结合患儿受伤病史、临床表现及 X 线、CT、MRI 等影像学表现可以明确诊断。

### （四）治疗

### 1. 保守治疗

保守治疗指征包括无脊髓神经损伤，横韧带无损伤，寰枢关节及寰枕关节稳定。常见保守治疗方法包括枕颌带牵引、头颈胸石膏固定、头颈支具（费城颈围）、Halo 支架等。

### 2. 手术治疗

手术适应证包括保守治疗失败；急性寰枢椎不稳，脊髓神经损害进行性加重；经牵引无法复位，进行性神经损害。

手术方式选择寰枢椎椎弓根钉固定技术，中、短期疗效良好，但长期疗效有待进一步的临床随访结果来证明。

## ■ 三、儿童枢椎骨折

### （一）流行病学及损伤机制

儿童枢椎骨折以齿状突骨折最为常见，约占 7 岁以下儿童颈椎损伤的 75%，儿童枢椎其他类型的骨折如儿童 Hangman 骨折、儿童枢椎侧块骨折以及儿童混杂性枢椎骨折相对少见。儿童齿状突骨折是一种极为隐匿的损伤，年幼患儿言语表述不清，体格检查时配合度差，易漏诊、误诊。未及时诊治的儿童齿状突骨折可能导致脊髓的二次损伤，引起严重后果。

### （二）辅助检查

### 1. X 线检查

影像学是诊断儿童齿状突骨折的主要依据，应行颈椎正侧位、张口位 X 线检查，必要时可在医师指导下行颈椎过伸及过屈位 X 线检查。儿童患者软骨较厚，寰齿前间隙（ADI）≥ 5.0 mm 诊断为异常。张口正位片上两侧齿突侧块间距差在 0.49 mm 以内可认为正常，超过 0.5 mm，尤其是 1.0 mm 以上应诊断异常。

对可疑颈椎损伤的患儿，在行检查的整个过程中应使用颈托进行有效固定，以避免医源性损伤。

### 2. CT 检查

见寰椎骨折。

**3. MRI 检查**

见寰椎骨折。

## （三）诊断

临床表现为颈部、颈后疼痛，颈部僵硬伴头部旋转功能障碍是较为常见的临床症状，常伴有枕大神经分布区域（枕部）的放射性疼痛。患儿常用双手托住头部以缓解疼痛，部分患儿有颈脊髓神经损伤症状，严重者可发生呼吸骤停，常于受伤现场死亡。根据患儿受伤病史、临床表现及X线、CT、MRI 等影像学表现可以明确诊断。

## （四）治疗

### 1. 保守治疗

无颈脊髓神经损伤症状者首选保守治疗，常见保守治疗方法包括持续枕颌带牵引、头颈胸石膏固定、头颈支具（费城颈围）、Halo 支架等。

### 2. 手术治疗

手术适应证为经牵引不能复位；反复脱位；颈脊髓神经受压；持续脊髓受压。

手术方式选择颈椎后路椎弓根钉内固定术。

（薛　超　陈志文　谭明生）

## ■ 参考文献

［1］刘景发，尹庆水. 临床颈椎外科学 [M]. 北京：人民军医出版社，2005.

［2］谭明生. 上颈椎外科学 [M]. 北京：人民卫生出版社，2010.

［3］贾连顺，李家顺. 枕颈部外科学 [M]. 上海：上海科学技术出版社，2003.

［4］王正国，吴孟超，吴在德. 黄家驷外科学 [M]. 北京：人民卫生出版社，2008.

［5］胥少汀，葛宝丰，徐印坎. 实用骨科学 [M]. 北京：人民军医出版社，2015.

［6］陈仲强，刘忠军，党耕町. 脊柱外科学 [M]. 北京：人民卫生出版社，2013.

［7］林斌，邓雄伟，刘晖，等. 儿童寰枢椎后路椎弓根螺钉固定的解剖与影像学研究 [J]. 中国临床解剖学杂志，2008, 26(4):359–362.

［8］Lin B, Xu Y, Guo Z M, et al. Feasibility of atlantoaxial pedicle screws' placement in children 6–8 years of age: a cadaveric and tomographic study[J]. J Pediatr Orthop B, 2013, 22(5):399–403.

［9］林斌，练克俭，邓雄伟，等. 经寰枢椎椎弓根钉内固定治疗儿童寰枢椎难治性脱位 [J]. 中华创伤杂志，2008, 24(8):608–611.

［10］林斌，何明长，刘晖，等. 儿童寰枢椎椎弓根内固定的围手术期处理 [J]. 中国骨与关节损伤杂志，2009, 24(4):315–317.

［11］沙漠，林斌，练克俭，等. 椎弓根钉在小儿寰枢关节固定中的应用 [C]. 中华骨科杂志论坛，2008, 806–808.

［12］王建华，尹庆水. 儿童寰枢椎脱位的诊断与治疗 [J]. 中国骨科临床与基础研究杂志，2015, 7(5):309–319.

［13］刘晓岚. 儿童寰枢椎脱位 [J]. 中国骨与关节损伤杂志，2003, 18(4):286–288.

［14］谭明生，唐向盛，王文军，等. 寰枢椎椎弓根螺钉内固定术治疗儿童寰枢椎脱位的初步报告 [J]. 中国脊柱脊髓杂志，2012, 22(2):131–136.

［15］谭明生，杨峰，董亮，等. 椎弓根螺钉内固定术治疗儿童寰枢椎脱位的颈椎活动功能观察 [J]. 脊柱外科杂志，2014(3):147–151.

［16］谭明生，蒋欣. 寰枢椎脱位的外科治疗原则 [J]. 中国脊柱脊髓杂志，2012, 22(2):103–105.

［17］Xu R, Nadaud MC, Ebraheim NA, et al. Morphology of the second cervical vertebra and the posterior projection of the C2 pedicle axis [J]. Spine, 1995, 20(3):259–263.

［18］马向阳，尹庆水，吴增晖，等. 枢椎椎弓根螺钉进钉点的解剖定位研究 [J]. 中华外科杂志，2006, 44(8):562–564.

［19］吴春立，张沛. 不同年龄寰枢椎椎弓根的数字化测量 [J]. 中国组织工程研究，2013, 17(26):4896–4903.

［20］Brantley AGU, Mayfield JK, Koeneman JB, et al. The effects of pedicle screw fit[J]. Spine, 1994, 19(15):1752–1758.

# 第十四章
# 颈脊髓损伤

脊髓损伤（spinal cord injury，SCI）致残率高，脊柱损伤伴有脊髓损伤为严重的并发症，其治疗较困难，给个人、家庭及社会造成巨大的精神及经济负担。颈脊髓损伤（cervical spinal cord injury，CSCI）主要是由于颈椎骨折、脱位引起，也可见于没有骨折、脱位的患者。凡在 X 线影像学检查时无明显骨折、脱位及关节交锁等改变，却有明显的颈脊髓受损症状者称为无骨折脱位型颈髓损伤。文献报道，颈脊髓损伤约占脊髓损伤的 55%~75%，并且比例逐渐升高，可能的原因是交通事故比例逐年上升，车祸事故中安全带的使用对颈椎没有起到明显保护作用。

## 第一节　颈脊髓损伤概述

### ■ 一、颈脊髓损伤的原因

颈椎比较灵活，活动范围大，椎体较小，稳定性不如胸椎和腰椎。颈脊髓位于颈椎管的中央，其横切面为扁椭圆形，横径为 12~14 mm，前后径为 7~9 mm。颈膨大是颈脊髓第 4 节到胸髓第 1 节，是脊髓最粗大的部分，位于 $C_5$~$C_6$ 之间。颈椎的退行性改变为颈椎管狭窄，有效储备空间减小，外力使椎间关节发生轻度位移即可能造成颈脊髓损伤。流行病学调查显示，颈脊髓损伤原因中，交通事故和跌倒占 76.0%，交通事故是 50 岁以下患者的主要致伤原因，而在老年患者中跌倒是最常见的致伤原因。高处坠落伤是颈脊髓损伤的另一个原因，如建筑工人工作时不慎从高处跌落，果农在树上摘水果时不慎跌落，头向下落地；体育运动损伤，如骑马摔伤时头向下掉落也可造成颈脊髓损伤，跳水运动中头顶撞击水底亦可致颈脊髓损伤；颈椎间盘退变、颈椎管狭窄、颈椎强直患者及各种先天畸形，如 Klippel-Feil 综合征、齿状突发育不全等患者受轻微外力，以及其他的暴力作用（如火器伤、刀刺伤等）都可以造成颈脊髓损伤。

颈椎损伤后，骨折、脱位的椎体、骨折块、关节突进入椎管，直接造成颈髓损伤。无骨折脱位型颈脊髓损伤可因颈椎间盘损伤、突出进入椎管造成。除上述椎间盘损伤学说外，其损伤发生机制有诸多学说，如脱位复原反冲学说、过伸脊髓牵引学说、黄韧带向椎管内突出学说、过伸脊髓绞压学说、椎体后方结构不稳定学说等。Epstein 发现，椎管前后径在 13 mm 以下的颈髓损伤病例及椎管高度狭窄（≤ 10 mm）者，更容易发生脊髓损伤，严重程度也更高。总之，无骨折脱位型颈脊髓损伤以过伸损伤为主，是过伸后前纵韧带断裂，黄韧带皱褶后方滑脱随即复位的损伤。过屈损伤后椎间盘急剧后突而自然复位则为另一种损伤机制。

## ■ 二、颈脊髓损伤的临床病理

颈脊髓位于颈椎管内，上端与延髓、下端与胸脊髓相连续，颈脊髓第 4 节到胸髓第 1 节为颈膨大，外有软脊膜、硬脊膜，漂浮于脑脊液之中。颈脊髓由围绕中央管的灰质和位于外围的白质组成。灰质支配双上肢感觉、运动与反射神经元所在区域，白质主要联系上下肢与大脑之间的传入、传出纤维。脊髓损伤的病理变化是一个复杂的过程，主要分为原发性脊髓损伤和继发性脊髓损伤。脊髓损伤与其他损伤不同的是，即使外力作用已经中止，一定程度的缺血和水肿，以及各种炎性因子的作用将继续损害脊髓。脊髓损伤后，损伤平面以下的感觉、运动和反射功能减退或消失。脊髓损伤的严重程度往往与骨折、脱位的程度不直接相关，而与损伤当时的能量大小有关。根据临床特征，脊髓损伤的临床病理分为以下几型。

### （一）脊髓水肿

脊髓损伤后均可发生不同程度的水肿，与创伤性反应有关，由于脊髓缺血、缺氧以及所受压迫等因素的影响，开始比较轻，以后数天逐渐加重。水肿消退后，脊髓功能可以一定程度恢复，不一定完全恢复，因为在水肿时，各种酶和炎性介质的作用对神经传导功能均有一定影响。

### （二）脊髓休克

脊髓休克又称脊休克，1841 年由 Hall 首先描述，系指当脊髓与高位中枢断离时，脊髓暂时丧失反射活动的能力而进入无反应状态的现象。其特征为损伤脊髓平面以下运动、感觉、反射以及大小便功能消失，但肛周感觉及肛门反射、球海绵体反射可保留。脊髓休克一般可持续数小时至数周，有时可持续数月。一般认为，脊髓休克深度及持续时间与动物进化程度有密切关系。大脑愈发达的动物，脊髓休克程度愈重，持续时间亦相对较长。脊髓休克的结束以损伤平面以下反射的恢复为标志。在恢复过程中，较为原始的简单反射（如肛门反射、球海绵体反射、小腿屈肌反射等）恢复在前，较为复杂的反射恢复在后。这些反射恢复后反而变得亢进。脊髓休克常受到某些全身因素的影响，如合并感染时脊髓休克持续时间会相对延长。目前对于脊髓休克的发生机制有多种解释，尚有待进一步证实。

### （三）脊髓压迫

各种损伤因素虽然没有直接损伤到脊髓，但是导致椎管变形或者狭窄，可导致脊髓的机械压迫，造成不同程度的瘫痪。压迫因素包括脱位的椎体、关节突、骨折碎片、突出的椎间盘等，若早期压迫得到解除，神经功能则可大部分或全部恢复。如果压迫持续时间过长，压迫程度较重，可造成脊髓发生缺血、缺氧、坏死、液化，最终形成胶质瘢痕，阻碍神经功能的恢复。

### （四）脊髓损伤

脊髓损伤主要包括挫伤、撕裂伤和碾压伤。脊髓受到骨性、纤维性直接碾压或锐器和火器损伤后，丧失正常外观，甚至完全横断。此后，神经元肿胀，尼氏体聚集，染色体溶解，细胞核消失，胞质呈空泡状。损伤平面以下感觉、运动功能减弱或消失。

### （五）椎管内出血

颈椎骨折或脱位可引起硬膜内外小血管破裂出血。如出血量较少，可能不足以引起压迫，如出血量较多，致椎管内压力增高，则可压迫脊髓。若出血范围较大，瘫痪平面上升，可加重脊髓压迫的范围和程度。

### （六）脊髓断裂

脊髓断裂系脊髓最严重的一种损伤。由于白质中较粗的轴索断裂，髓鞘形成空泡并释放出溶酶体和自溶酶，使断端发生自溶、坏死、脱落反应。断裂的灰质中央片状出血并发生坏死，随后白质也开始坏死，全过程约 3 周，最后断端形成空腔并被胶质细胞所形成的瘢痕组织所填充。

## 三、颈脊髓损伤节段水平的定位表现

### （一）脊髓与脊柱节段的关系

脊髓节段分为 31 个，脊神经根可作为脊髓节段的表面标志，每一对脊神经根所连的脊髓是脊髓的 1 个节段。颈髓为 8 个节段，胸髓为 12 个节段、腰髓为 5 个节段、骶髓为 5 个节段、尾髓为 1 个节段。在胚胎早期脊髓与脊柱等长，每一脊髓节段与其对应的椎骨高度一致，脊神经根均水平向外经椎间孔出椎管。从胚胎第 4 个月开始，由于脊髓的生长慢于脊柱，脊髓上端连于脑，位置固定，因此脊髓比脊柱短。上自枕骨大孔，成人脊髓下端平第 1 腰椎下缘，新生儿常较低，可平第 3 腰椎，从而使脊髓节段与椎骨原来的对应关系发生变化，神经根丝需在椎管内下行 1 段方达椎间孔。

脊髓节段与椎体的对应关系：成人脊髓颈 1~4 节段与同序数椎体相对应，颈 5~8 和胸 1~4 节段与同序数椎体上 1 个相对应，胸 5~8 节段与同序数椎体上 2 个相对应，胸 9~12 节段与同序数椎体上 3 个相对应，腰 1~5 节段与第 10~11 胸椎体相对应，骶 1~5 和尾 1 节段与第 12 胸椎和第 1 腰椎椎体相对应（图 14-1）。

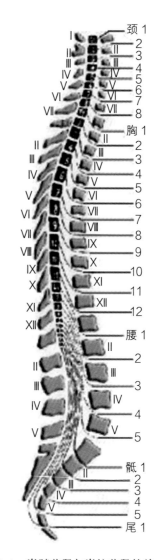

图 14-1　脊髓节段与脊柱节段的关系模式图

### （二）颈脊髓损伤节段水平的定位表现

#### 1. 第 1、2 颈脊髓损伤

患者多数立即死亡，故上脊椎创伤合并脊髓损伤死亡率高，能到医院就诊者只有下列神经病学改变。

（1）运动改变　第 1、2 颈神经发出纤维支配肩胛舌骨肌、胸骨舌骨肌和胸骨甲状肌，当其受伤时，会影响这些肌肉的功能。

（2）感觉改变　第 1、2 颈神经的前支参与构成枕大神经、枕小神经及耳大神经。当寰枢椎骨折、脱位、齿状突骨折时，患者可感到耳部及枕部疼痛、麻木。检查时可发现有局部痛觉过敏或减退。

#### 2. 第 3 颈脊髓损伤

该部位的脊髓支配膈肌及肋间肌，损伤后不能进行自主呼吸，伤员多于受伤后立即死亡。常见的损伤原因为绞刑骨折，即第 2~3 颈椎脱位，第 2 颈椎双侧椎弓骨折。这种骨折脱位亦可因上部颈椎于过伸位受伤引起。

#### 3. 第 4 颈脊髓损伤

（1）运动改变　患者表现为完全性四肢瘫痪。膈肌受第 3~5 颈神经支配，第 4 颈脊髓节段损伤后，创伤性反应也往往波及第3颈神经，故患者的自主呼吸丧失。创伤性反应消退后，膈肌功能有望恢复而行自主呼吸，但呼吸仍较微弱。

（2）感觉改变 锁骨平面以下的感觉消失，其他如括约肌功能、性功能、血管运动、体温调节功能等均消失。

### 4. 第5颈脊髓损伤

损伤早期因第4~5颈脊髓受到创伤性水肿的影响，患者膈肌功能很差，加之创伤后患者发生肠胀气等更会加重呼吸困难。

（1）运动改变 双上肢完全无自主活动而放置于身体两侧；肩部因有提肩胛肌、斜方肌的牵拉而能耸肩。

（2）感觉改变 患者除颈部及上臂前方一个三角区以外，所有感觉全部消失。

（3）反射改变 患者除肱二头肌腱反射明显减弱或消失外，其余腱反射全部消失。

### 5. 第6颈脊髓损伤

患者由于脊髓创伤性反应及肠胀气的影响，呼吸功能可受到明显干扰。

（1）运动改变 胸大肌、背阔肌、肩胛下肌、三头肌瘫痪，肘部失去伸展功能。提肩胛肌、斜方肌、三角肌及肱二头肌仍可收缩，因而患者的肩部可抬高，上臂可外展90°，前臂可屈曲，手放在头部附近。桡侧伸腕长肌呈下运动单位性损害，而第6颈脊髓节段以下的神经所支配的手指、躯干及下肢肌肉均呈瘫痪状态。

（2）感觉改变 除上臂外侧、前臂背外侧的一部分以外，上肢其余部分均有感觉缺失现象。

（3）反射改变 肱二头肌、肱桡肌反射均正常，肱三头肌反射消失。

### 6. 第7颈脊髓损伤

膈神经功能正常，患者腹式呼吸。

（1）运动改变 上肢轻度外展，前臂屈曲于胸前，腕可向桡侧偏位。指总伸肌肌力减弱，其中以示指伸肌的肌力减弱尤为明显；旋前圆肌、桡侧屈腕肌、指深屈肌、指浅屈肌、拇长屈肌均显力弱，故手呈半握状态。肱二头肌肌力正常。

（2）感觉改变 躯干、下肢、上臂、前臂内侧、手的尺侧3个手指（偶见示指）感觉障碍。

（3）反射改变 肱二头肌反射、桡骨膜反射均存在，肱三头肌反射消失或减退。

### 7. 第8颈脊髓损伤

患者可见单侧或双侧Horner征；由卧位改为直立位时，可出现血管运动障碍，即位置性低血压，经过锻炼以后，此种现象可消失。

（1）运动改变 拇长屈肌、拇短伸肌、骨间肌、蚓状肌、对掌肌、对指肌肌力减弱或消失；拇短伸肌完全瘫痪而呈爪形手。

（2）感觉改变 感觉障碍范围包括手第4、5指、小鱼际及前臂内侧、躯干及下肢。

（3）反射改变 肱三头肌反射及腹壁反射、提睾反射、膝腱反射、跟腱反射均有障碍。

## ■ 四、颈脊髓完全损伤与不完全损伤的鉴别

颈脊髓损伤分为完全性颈脊髓损伤和不完全性脊髓损伤，由于两者的治疗与预后有较大差异，所以临床上应注意鉴别。

### （一）运动功能状况

颈脊髓完全性损伤后其损伤平面以下的运动功能完全丧失，尤其肛门括约肌的功能丧失，2~4周后逐渐出现四肢瘫痪。因支配四肢的上运动神经元均经过上颈脊髓，若上颈脊髓损伤则四肢均表现为痉挛性瘫痪。而由于大量控制上肢的神经位于$C_4$~$T_1$所形成颈膨大处，所以下颈脊髓损伤时颈膨大及其神经根亦遭损毁，上肢表现为弛缓性瘫痪，而下肢仍表现为痉挛性瘫痪。

颈脊髓不完全性损伤后其损伤平面以下的运动功能可部分保留，尤其是肛门括约肌的功能正常。

## （二）感觉障碍程度

颈脊髓完全性损伤后，其损伤平面以下的感觉完全丧失，尤其骶段感觉功能完全丧失。而颈脊髓不完全性损伤后，其损伤平面以下的感觉功能可部分保留。

## （三）反射的变化

颈脊髓完全损伤后，患者处于脊髓休克期，颈脊髓损伤平面以下反射均消失，2~4周后，患者出现上运动神经元损伤症状，腱反射亢进，出现病理性锥体束征。若颈脊髓不完全性损伤，则患者的球海绵体反射仍存在。

## ■ 五、颈脊髓不完全性损伤综合征

颈脊髓不完全性损伤综合征主要包括急性脊髓前方压迫综合征、脊髓后方损伤综合征、急性中央管脊髓损伤、脊髓单侧横贯性损伤与单纯神经根损伤综合征。

### （一）急性脊髓前方压迫综合征

常见于颈椎爆裂型骨折，骨折块压迫脊髓前部，使脊髓前 2/3 受损，累及脊髓视丘侧束、皮质脊髓侧束及部分灰质导致损伤平面以下肢体运动功能基本丧失，由于薄束与楔束未受累，下肢与会阴部的位置觉及深感觉正常，患者的大小便正常。该病可同时损伤中央动脉，所以患者的运动功能恢复较困难。

### （二）脊髓后方损伤综合征

由于椎板骨折时骨折块压迫脊髓后部，损伤薄束与楔束，所以深感觉丧失，而肢体运动症状及感觉障碍较轻，该病较少见。

### （三）急性中央性脊髓损伤

又称中央管损伤综合征，好发于颈脊髓。作为一种常见的不完全性脊髓损伤，1954 年

Richard Schneider 首先对此病进行描述，认为其为一种上肢肌力减弱较下肢肌力减弱严重，并可伴有大小便失禁与程度不等的感觉缺失的不完全性脊髓损伤综合征。该类患者中青年与老年均有。老年人常伴退行性病变致椎管狭窄。该病病理改变主要是由于脊髓受挤压，且中央管周围灰质因本身由神经元及轴突等脆弱组织组成，导致中央管周围水肿、出血，结合皮质脊髓侧束和前束的神经纤维排列，即上肢近中央、下肢在周围，导致上肢神经纤维受损较重，表现为上肢神经症状重于下肢。中央管损伤综合征多见于颈脊髓过伸性损伤，常为患者遭遇交通事故、高处摔下与摔倒导致椎间盘突出、黄韧带损伤向椎管内皱褶等，使椎管矢状径减小甚至消失而压迫脊髓导致中央管周围水肿或出血。该综合征亦可见于椎体骨刺或后纵韧带骨化患者遭遇轻度过伸性损伤时。当脊髓损伤部位在中下颈髓时，手内肌麻痹最常见，亦可见三角肌麻痹。中央管损伤综合征可伴随半脊髓损伤，从而表现为两侧症状轻重不等。中央管损伤综合征的神经功能预后一般较好。目前临床多采用手术减压治疗该病，但其早期手术时机仍存在争议。

### （四）脊髓单侧横贯性损伤

又称 Brown-sequard 征或脊髓半切征。脊髓损伤时由于伤侧下行的皮质脊髓束受损，而因传导感觉的神经已交叉至对侧，使对侧传导感觉的神经受损，表现为受损平面以下伤侧肢体运动受损，对侧感觉受损。常为后关节单侧脱位或横脱位所致。

### （五）单纯神经根损伤综合征

颈部侧屈位受伤者多见，多为一侧神经根受累。患者症状一般不典型，可表现为损伤神经支配的肢体出现严重麻痛，并同时出现运动障碍与感觉障碍，而有时甚至没有感觉障碍。

# 第二节　颈脊髓损伤的诊断

## ■ 一、辅助检查

### （一）影像学检查

X 线检查与 CT 检查作为颈部损伤的常规检查项目，可发现引起颈脊髓损伤的病因，如脊柱骨折脱位等，临床上应注意，颈外伤可引起一些无放射性异常的颈脊髓损伤。因磁共振成像技术本身具有很好的软组织分辨率，随着其在临床上的广泛应用，很好地弥补了诊断无骨折脱位型颈髓损伤的技术空缺。磁共振成像技术可显示骨折移位、椎管狭窄、脊髓压迫、脊髓挫伤、水肿、出血、坏死、变性、囊腔形成、脊髓萎缩、脊髓软化及胶质增生等一系列病变，对早期诊断颈脊髓损伤、预测脊髓损伤预后、协助制订治疗方案、设计适宜的康复计划有重要作用。

#### 1. 出血

1994 年 Grabb 等提出，脊髓损伤后出血时，红细胞内的氧合血红蛋白短时间内转化为脱氧血红蛋白，而脱氧血红蛋白于 T2WI 表现为低信号，3 天后脱氧血红蛋白氧化为变性血红蛋白，T2WI 表现为高信号，7 天后红细胞溶解并释放变性血红蛋白，T1WI 与 T2WI 均表现为高信号。血肿越大，该过程越长。Schaefer 等认为，脊髓损伤后，若磁共振成像提示出血者，代表脊髓损伤较重，患者临床预后较差。

#### 2. 水肿

脊髓损伤后 6 h 出现脊髓水肿，1 周时达到高峰，在磁共振成像中 T2WI 表现为高信号。若脊髓损伤患者 MRI 仅表现为水肿，提示脊髓损伤相对较轻，损伤脊髓预后较好。

#### 3. 脊髓压迫

脊髓损伤往往有骨折块或突出的椎间盘等压迫脊髓。虽然磁共振成像显示椎体不如 CT，但 MRI 能很好地显示椎间盘对脊髓的压迫程度及其相关韧带等软组织的损伤情况。Flanders 等认为，伴有脊髓压迫的脊髓损伤患者的临床预后较差。2007 年，Miyanji 等通过建立逐步线性回归模型，提出脊髓压迫比例越大，脊髓损伤的神经功能预后越差，且椎管压迫比例越大，脊髓损伤的神经功能预后也越差。

#### 4. 脊髓损伤慢性期的病理改变

主要有脊髓囊性变、创伤性脊髓空洞形成、胶质增生及脊髓软化、萎缩等。而创伤性脊髓空洞可使稳定的脊髓损伤进一步恶化，造成严重后果。磁共振成像被视为诊断创伤性脊髓空洞的最佳影像学手段。创伤性脊髓空洞在磁共振成像 T1WI 中表现为边界清晰、呈长条状的低信号，可伴脊髓肿胀。磁共振成像对创伤性脊髓空洞治疗及预后判断也有很好的指导价值。

### （二）颈脊髓损伤电生理检查

临床上可利用体感诱发电位检查检测颈脊髓感觉通道功能，利用运动诱发电位检查检测颈脊髓椎体束运动通道功能，结合两者可检查颈脊髓的功能状况。若两者均无法引出，则代表颈脊髓完全性损伤。

## ■ 二、神经系统检查

颈脊髓损伤后其损伤平面以下的感觉和运动功能会受到不同程度的影响，对颈脊髓损伤患者进行神经系统检查尤为重要。目前临床常使用 2006 年修订后的 ASIA 标准对颈脊髓患者进行神经系统检查。神经系统检查一般分为感觉功能检查和运动功能检查。

## （一）感觉功能检查

每个脊髓节段内神经或神经根内的感觉神经元轴突所支配的相应皮肤区域称为皮节，人体两侧分别有 28 个皮节关键点（图 14-2）。每个皮节关键点应同时检查针刺觉及轻触觉。若两者均存在，则为正常；若两者之一缺失，则为障碍；若两者均缺失，则为缺失。

## （二）运动功能检查

每个脊髓节段内神经或神经根内的运动神经元轴突所支配的相应一组肌群称为肌节。临床上，常检查的人体左右 10 对肌节的关键肌为 $C_5$ 屈肘肌（肱二头肌、肱肌）、$C_6$ 伸腕肌（桡侧伸腕长、短肌）、$C_7$ 伸肘肌（肱三头肌）、$C_8$ 中指屈指肌（指深屈肌）、$T_1$ 小指展肌、$L_2$ 屈髋肌（髂腰肌）、$L_3$ 伸膝肌（股四头肌）、$L_4$ 踝背伸肌（胫前肌）、$L_5$ 伸趾肌（趾长伸肌）与 $S_1$ 踝跖屈肌（腓肠肌、比目鱼肌）。肌力评估标准见第三章第三节。以上检查均应在仰卧位检查，禁俯卧位。

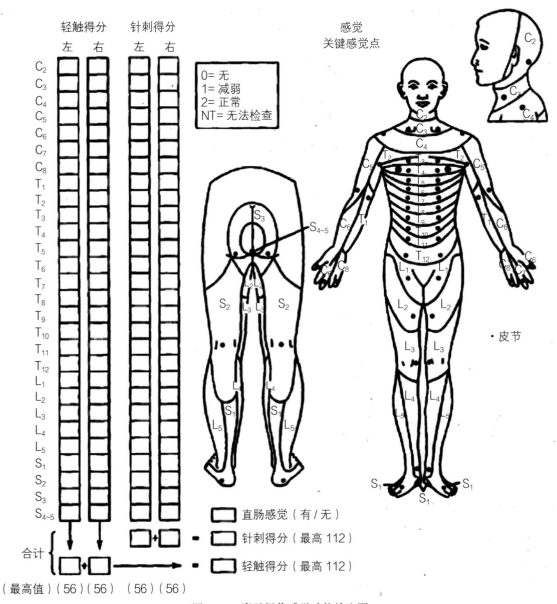

图 14-2　脊髓损伤感觉功能检查图

## 三、急性颈脊髓损伤严重程度的判定

目前临床上常用的评定颈脊髓损伤严重程度的方法有 Frankel 分级、ASIA 分级及 ASIA 评分。

### （一）Frankel 分级

1969 年由 Frankel 提出，将脊髓损伤平面以下感觉和运动存留情况分为 5 个级别，如表 14-1。

### （二）改良 Frankel 分级

Frankel 分级对脊髓损伤的程度进行了分级，对脊髓损伤的评定有一定的实用价值。但由于缺乏反射和括约肌功能评定，尤其对膀胱、直肠括约肌功能状况评定不清楚，同时对脊髓圆椎和马尾损伤的评定存在缺陷。所以许多学者对 Frankel 分级进行了修改。改良 Frankel 法有 Maynard 分级法、Chehrazi 分级法、Benzel 分级法，而 Bodford 评分法（表 14-2）自 1997 年提出以来，被学界普遍接受。

### （三）美国脊髓损伤协会（ASIA）分级法

美国脊髓损伤协会对 Frankel 分级进行修订，提出对 C 级和 D 级从肌力的角度进行量化处理：ASIA C 为损伤平面以下半数以上的关键肌的肌力 <3 级，ASIA D 为损伤平面以下半数以上的关键肌的肌力 ≥ 3 级（表 14-3）。由于 ASIA 脊髓损伤分级与 Frankel 分级均为划分等级的方法，且未清楚划分各等级间的界限，因而无法很好地克服 Frankel 法存在的缺点。由于两分级法各等级间界限不清、未量化脊髓损伤的严重程度等缺点，使两者所得资料缺乏可比性。

### （四）国际脊髓损伤神经评分标准（ASIA 评分）

1992 年国际截瘫医学学会批准使用参照美国国立急性脊髓损伤研究会（NASCIS）评分标准制订的将脊髓损伤程度进行量化后利用积分的方式来评定脊髓损伤严重程度的方法，2006 年对标准进行修改后如表 14-4。该评定方法由于量化了脊髓损伤严重程度，使其便于进行统计学分析和学术间相互交流。在新版 ASIA 标准中，每个肌节分别检查轻触觉和针刺觉，若正常，予 2 分；若障碍，予 1 分；若缺失，予 0 分。如此即可产生轻触觉评分和针刺觉评分，用于评定颈脊髓损伤后感觉功能损伤程度。感觉功能检查时应注意，若肛门周围感觉正常，则颈脊髓损伤为不完全性损伤；若肛门括约肌功能正常，则颈脊髓损伤为不完全性损伤。

## 四、感觉平面与运动平面

通过身体两侧感觉功能正常的最低脊髓段确定感觉平面。通过身体两侧运动功能正常（5 级）的最低脊髓段确定感觉平面。若两侧不一致，根据至少肌力为 3 级的那块关键肌确定，且要求该平面以上的关键肌的肌力正常（5 级）。对于临床上无法徒手检查的肌节，如 $C_1$~$C_4$，可参考感觉平面确定运动平面，若这些感觉正常则认为这些节段运动功能正常，若这些感觉受损则认为这些节段运动功能亦受损。根据感觉平面与运动平面均正常的最低颈脊髓节段，可确定神经平面。

表 14-1 Frankel 脊髓损伤分级法

| 等级 | 脊髓功能状况 | 颈脊髓损伤程度 |
| --- | --- | --- |
| A | 损伤平面以下深浅感觉完全消失，肌肉运动功能完全消失 | 完全性 |
| B | 损伤平面以下运动功能完全消失，仅存某些感觉，包括骶区感觉 | 不完全性 |
| C | 损伤平面以下仅有某些肌肉运动功能，无有用功能存在 | 不完全性 |
| D | 损伤平面以下肌肉功能不完全，可扶拐行走 | 不完全性 |
| E | 深浅感觉、肌肉运动及大小便功能良好 | 正常 |

表 14-2　Bodford 评分法

| 肌力（0~5级） | | 右 | 左 | 感觉 | |
| --- | --- | --- | --- | --- | --- |
| 踝 | 背屈 | （　）/5 | （　）/5 | 正常 | 10 |
| | 跖屈 | （　）/5 | （　）/5 | 损伤平面以下完全丧失 | 0 |
| 膝 | 屈 | （　）/5 | （　）/5 | 完全丧失（按皮感分布图） | 3 |
| | 伸 | （　）/5 | （　）/5 | 不完全丧失（损伤平面以下） | 5 |
| 髋 | 屈 | （　）/5 | （　）/5 | 不完全丧失（呈条纹状） | 7 |
| | 伸 | （　）/5 | （　）/5 | 感觉总分 | |
| | 外展 | （　）/5 | （　）/5 | | |
| | 内收 | （　）/5 | （　）/5 | 肛门自主收缩 | |
| 肩 | 屈 | （　）/5 | （　）/5 | 正常 | 10 |
| | 伸 | （　）/5 | （　）/5 | 减弱 | 5 |
| 肘 | 屈 | （　）/5 | （　）/5 | 丧失 | 0 |
| | 伸 | （　）/5 | （　）/5 | 总分 | |
| 腕 | 屈 | （　）/5 | （　）/5 | | |
| | 伸 | （　）/5 | （　）/5 | 膀胱功能 | |
| 手 | 抓 | （　）/5 | （　）/5 | 正常 | 5 |
| | 握 | （　）/5 | （　）/5 | 不正常 | 0 |
| 总肌力 | | | | 总分 | |
| 脊髓损伤总分 | | | | | |

表 14-3　ASIA 脊髓损伤分级

| 分级 | 脊髓神经状况 | 颈脊髓损伤程度 |
| --- | --- | --- |
| A | 在神经平面以下包括 $S_4$~$S_5$ 无感觉、运动功能 | 完全性 |
| B | 在神经平面以下包括 $S_4$~$S_5$ 存在感觉功能，但无运动功能 | 不完全性 |
| C | 在神经平面以下存在运动功能，且平面以下至少一半以上的关键肌肌力小于 3 级 | 不完全性 |
| D | 在神经平面以下存在运动功能，且平面以下至少一半的关键肌肌力大于或等于 3 级 | 不完全性 |
| E | 感觉和运动功能正常 | 正常 |

表 14-4　国际脊髓损伤神经评分标准（ASIA 评分）

| 感觉评分 | 针刺觉（0~2分） | | 轻触觉（0~2分） | | 运动评分 | 肌力（0~5）级 | |
| --- | --- | --- | --- | --- | --- | --- | --- |
| 检查部位 | 左侧 | 右侧 | 左侧 | 右侧 | 检查部位 | 左侧 | 右侧 |
| $C_2$ 枕骨粗隆 | | | | | $C_5$ 屈肘肌 | | |
| $C_3$ 锁骨上窝 | | | | | $C_6$ 伸腕肌 | | |
| $C_4$ 肩锁关节顶部 | | | | | $C_7$ 伸肘肌 | | |
| $C_5$ 肘前窝外侧面 | | | | | $C_8$ 中指屈指肌 | | |
| $C_6$ 拇指近节背侧皮肤 | | | | | $T_1$ 小指外展肌 | | |
| $C_7$ 中指近节背侧皮肤 | | | | | $L_2$ 屈髋肌 | | |
| $C_8$ 小指近节背侧皮肤 | | | | | $L_3$ 伸膝肌 | | |
| $T_1$ 肘前窝内侧面 | | | | | $L_4$ 踝背伸肌 | | |
| $T_2$ 腋窝顶部 | | | | | $L_5$ 长伸趾肌 | | |
| $T_3$ 第 3 肋间 | | | | | $S_1$ 踝跖屈肌 | | |

表 14-4　国际脊髓损伤神经评分标准（ASIA 评分）

| 感觉评分 | 针刺觉（0~2分） | | 轻触觉（0~2分） | | 运动评分 | 肌力（0~5）级 | |
|---|---|---|---|---|---|---|---|
| 检查部位 | 左侧 | 右侧 | 左侧 | 右侧 | 检查部位 | 左侧 | 右侧 |
| $T_4$ 第 4 肋间 | | | | | | | |
| $T_5$ 第 5 肋间（$T_4$、$T_6$ 中点） | | | | | | | |
| $T_6$ 第 6 肋间（剑突水平） | | | | | | | |
| $T_7$ 第 7 肋间（$T_6$、$T_8$ 中点） | | | | | | | |
| $T_8$ 第 8 肋间（$T_6$、$T_{10}$ 中点） | | | | | | | |
| $T_9$ 第 9 肋间（$T_8$、$T_{10}$ 中点） | | | | | | | |
| $T_{10}$ 第 10 肋间（脐） | | | | | | | |
| $T_{11}$ 第 11 肋间（$T_{10}$、$T_{12}$ 中点） | | | | | | | |
| $T_{12}$ 腹股沟韧带中点 | | | | | | | |
| $L_1$、$T_{12}$ 与 $L_2$ 之间的 1/2 | | | | | | | |
| $L_2$ 大腿前中部 | | | | | | | |
| $L_3$ 股骨内髁 | | | | | | | |
| $L_4$ 内踝 | | | | | | | |
| $L_5$ 足背第 3 跖指关节 | | | | | | | |
| $S_1$ 足跟外侧 | | | | | | | |
| $S_2$ 腘窝中点 | | | | | | | |
| $S_3$ 坐骨结节 | | | | | | | |
| $S_4$ 肛门周围 | | | | | | | |
| 总分 | | | | | 总分 | | |

# 第三节　颈脊髓损伤的治疗

## 一、现场急救与护送

颈脊髓受损多数是由颈椎损伤引起的，不恰当的搬运方法会加重颈脊髓损伤程度，所以急救与搬运的要点是保持脊柱的稳定，避免造成颈脊髓再次损伤。

### （一）伤情初步评估

检查生命征。检查有无合并危及生命的重要器官损伤。检查呼吸道是否通畅。尤其重视患者呼吸情况，因为 $C_1$~$C_4$ 脊髓损伤会使膈肌和（或）肋间肌受累，导致呼吸障碍，痰液无法排出，最终患者因呼吸衰竭致死。

### （二）急救搬运

用平托法（图 14-3）搬运时，搬运患者前，先一人托住患者头部制动，使其保持中立位，并适当施以轴向牵引力，使脊柱保持轴向平稳，二人托住患者腰、臀部，一人伸直并拢患者下肢，并托其下肢，一致用力，平起平放，使患者平放到硬板担架上。若用滚动法搬运，翻身时一定要保证头、颈、躯干、下肢上下一致同轴翻转，绝不可"扭麻花"式翻身，以防扭断或挤碎骨折部位的脊髓，导致或加重截瘫。然后再平稳搬运至救护车送至医院。因颈围固定不牢固，有止血带的作用，容易压迫气管影响呼吸，而且颈围可能会掩盖大血管损伤后正在形成的血肿和气管破裂后形成的颈部皮下气肿，所以急性颈脊髓损伤现场救护通常不用颈围。如急性颈脊髓损伤患者需要长时间长途运送时可采用简易颈部支架。颈脊髓损伤急救搬运禁忌：①一人抱头，一人抱脚；②扭动屈曲颈部，过分伸展颈部（图14-4）。

### （三）病情监护

密切观察患者意识，密切监护患者生命征及血氧饱和度，保持患者呼吸道通畅，控制输液量及输液速度，注意保温。

### （四）重视心理监护

患者因意外内心易产生焦虑及恐惧等不良情绪，应及时和家属沟通，使其关爱患者，医师应安慰、鼓励患者，使其积极配合治疗。

## ■ 二、急诊处理

颈脊髓损伤患者送达急诊室后应迅速进行简要的全身检查，再次明确有无休克及其他重要脏器损伤和其他部位损伤。若存在危及生命的合并伤，必须首先处理，挽救生命。待生命体征平稳后，再予进一步进行神经系统检查，明确是否有颈脊髓损伤，并判断颈脊髓损伤的平面以及损伤的严重程度。如果颈脊髓损伤在送达急诊室前未得到确实固定，到达急诊室后应立即采取制动措施，除支具固定外，牵引是最有效的制动方法。

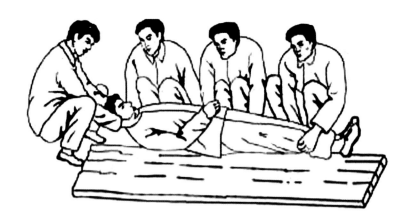

图14-3　颈脊髓损伤后正确搬运图

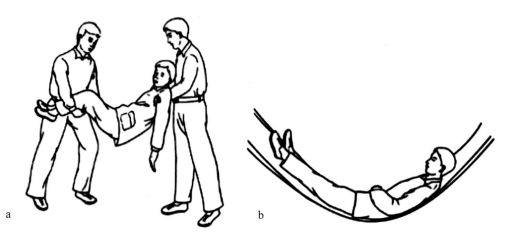

图14-4　颈脊髓损伤后错误搬运图

颈脊髓损伤患者送达急诊室后，应确实做到：

（1）保持呼吸道通畅，必要时吸氧或行机械辅助呼吸。

（2）有尿潴留者，应留置导尿管。

（3）有腹胀者，做胃肠道减压。

（4）建立静脉通道，根据伤情输液，必要时输血。如确诊颈脊髓损伤，目前普遍认为在脊髓损伤 8 h 内给予大剂量甲基强的松龙冲击疗法能减轻脊髓损伤，静滴甘露醇能防治神经水肿。

经急诊处理病情稳定后可行脊柱平片、CT 及 MRI 等检查。待颈脊髓损伤诊断明确，处理好紧急的合并伤后，患者即可转至专科医院做进一步治疗。

## 三、专科治疗

### （一）药物治疗

#### 1. 甲基强的松龙

甲基强的松龙通过抑制脂质过氧化反应，减少细胞代谢形成的氧自由基及活性氧生成从而减轻脊髓损伤，尤其对于缺血 – 再灌注损伤效果良好。甲基强的松龙于脊髓损伤中可降低诱导型 NO 合成酶活性，减少神经细胞凋亡，减轻组织水肿，减少炎性介质的释放，调节血管血流和钙离子、钠离子转运等。作为美国食品药品监督管理局批准的唯一可用于治疗脊髓损伤的常规药物，甲基强的松龙具有强大的抗炎作用，大剂量使用甲基强的松龙可减少脊髓损伤造成的损伤组织炎性介质的释放及脊髓损伤后的脊髓缺血情况。1984 年，美国急性脊髓损伤研究会（NASCIS）认为激素对急性脊髓损伤无明显疗效，并且可能有严重不良反应。1990 年，NASCIS 认为甲强龙治疗颈脊髓损伤（受伤后 8 h 内开始）在恢复运动功能、改善针刺感觉和触觉方面有显著的统计学差异。1997 年 NASCIS 推荐，必须于受伤 8 h 内应用大剂量甲基强的松龙。用

法为入院前 24 h，第 1 h 的前 15 min 内静脉泵入甲基强的松龙 30 mg/kg 作为冲击剂量，45 min 后，按 5.4 mg/（kg·h）维持 23 h 作为维持剂量，维持 1~2 天。对于受伤 3 h 内给药者，维持 24 h 可改善脊髓损伤的临床预后，而对于受伤后 3~8 h 内给药者，甲基强的松龙应维持给药至 48 h，方可起到改善预后的作用。受伤超过 8 h 给药者，甲基强的松龙则可能无法起到改善脊髓损伤预后的作用，甚至引起大剂量使用激素的不良反应。同时，使用激素也存在一定的不良反应。2014 年，NASCIS 调查研究结果显示，26% 的医师推荐使用大剂量甲强龙并认为甲强龙有效，25.6% 的医师基于指南推荐使用而不认为甲强龙有效，48.4% 的医师不建议使用。故认为甲基强的松龙治疗脊髓损伤可作为一种选择，但没必要作为治疗脊髓损伤的标准。也有人认为可通过联合用药来降低大剂量使用激素的不良反应的发生率，如必要时可同时予静脉用质子泵抑制剂保护胃黏膜，特别是对于有胃肠基础疾病的患者。

#### 2. 神经节苷脂

神经节苷脂是一种广泛存在于哺乳动物细胞膜尤其是中枢神经系统上的酸性含糖脂的唾液酸，对于神经元的发育与分化具有重要作用。神经节苷脂可保护神经细胞膜 $Na^+$-$K^+$-ATP 酶活性，防止细胞内离子失衡，从而减轻损伤组织的水肿；能抑制钙离子内流，达到稳定膜结构和功能的作用；减少自由基生成；可参与细胞膜的修复，刺激突触生成等。目前临床使用的神经节苷脂主要为牛脑提取的单唾液酸四己糖神经节苷酯。其用药时间无明显限制，可于 24 h 内用药，建议 100 mg/ 次，每日静脉注射给药，通常维持 20~21 天。

#### 3. 神经营养因子

自 1952 年 Moutalcini 发现"促神经生长素"以来，越来越多的神经营养因子被发现。目前，神经营养因子包括神经生长因子、脑源性神经营养因子、神经营养素Ⅳ/Ⅴ/Ⅵ及睫状神经生长因子等。而神经生长因子作为广泛分布于神经系

统的表达神经递质合成的关键酶，在神经再生中起重要作用。它可促进发育中的交感神经元的分化和成熟，促进神经元突触生长，诱导再生突触向神经纤维生长，对周围神经和交感神经的发育具有重要作用。有一项研究提示，脊髓损伤后应用神经营养因子及局部神经营养因子浓度的增高可减轻神经元损伤及促进神经功能的恢复。胶质源性神经营养因子促进运动神经元存活的作用明显优于睫状神经生长因子、脑源性神经营养因子及白血病抑制因子。神经营养因子具有一定的时间依赖性，若早期给药可促进红核脊髓神经细胞的再生，抑制损伤引起的细胞凋亡，但伤后 6~8 周再给药则其促进神经元再生的作用并不明显。

### 4. 自由基清除剂

脊髓损伤后损伤组织自由基的生成增加和胞膜脂质过氧化为形成继发性脊髓损伤的重要机制。而维生素 E、维生素 C、甘露醇、皮质类固醇和大剂量阿片类拮抗剂等具有清除自由基的作用，可改善脊髓损伤的临床预后。

除此之外，镁离子、5- 羟色胺受体激活剂、部分中药（如三七、人参）、二甲胺四环素及离子通道阻滞剂等亦被认为有改善脊髓损伤临床预后的作用。

## （二）手术治疗

### 1. 手术目的

整复骨折脱位，解除脊髓压迫，恢复和维持颈椎的生理弧度和稳定性。

### 2. 手术时机

虽然进行性神经损伤被认为是脊髓损伤的急诊手术指征，但脊髓早期手术的时间却存在争议。Baron 认为，对神经功能正常的不稳定型脊柱损伤者或有进行性神经损伤症状加重者，应尽早于伤后 6~8 h 行手术治疗。Duh 认为，脊髓损伤后 24 h 内手术可减少并发症的发生，损伤 8 h 内手术治疗者，预后最佳；而对不完全性脊髓损伤者，在亚急性或晚期行减压术，对神经功

能的恢复均有利，以早期减压效果最好，且越早手术，预后越好，最佳手术时间为伤后 8 h 内。2012 年，Fehlings 等的一篇关于急性脊髓损伤手术时机的前瞻性多中心临床研究表明，19.8% 的脊髓损伤患者行早期手术所取得的临床预后较 8.8% 的脊髓损伤患者行晚期手术所取得临床预后显著，但该文章未包含中央管损伤综合征。2016 年，Spine 刊登一篇关于脊髓损伤手术时机的系统回顾，无明确证据证明脊髓损伤早期手术的神经功能恢复较显著。无论是实验文章还是临床文章，对于脊髓损伤的早期手术的定义多种多样，自 2010 年开始，关于脊髓损伤的早期手术应为"受伤 24 h 内手术"这一观念正在逐步被接受。Steven 等对颈脊髓中央管损伤综合征伴颈前脊髓损伤者进行研究，并未发现充足的证据提示适宜的中央管损伤综合征的手术时机。Guest 等认为，中央管损伤综合征早期行手术治疗不仅可缩短重症监护时间及住院总时间，还可改善脊髓损伤的神经预后。总之，现在越来越多的临床证据支持脊髓损伤应早期行手术治疗，脊髓损伤早期手术治疗是安全、可靠的，但缺乏足够的临床证据支持脊髓损伤早期手术治疗能改善受损神经的神经功能恢复。

### 3. 术前准备

颈脊髓损伤术前准备主要是颈椎牵引，以制动颈椎，对脱位进行复位，减轻脊髓压迫。若为颈椎稳定性损伤，可采用 Glisson 枕颌带牵引；若为颈椎不稳定性损伤，则采用颅骨牵引，牵引器材以 Grutchfield 钳最常用，也有采用其他颅骨牵引装置和 Glisson 枕颌带牵引的报道。一些学者认为采用 Halo 头盆环牵引装置具有高度稳定功能和牵引作用。颅骨牵引重量根据年龄、体型和体重酌情考虑，通常在中下颈椎以每椎节增加 1.5~2.0 kg。

### 4. 手术方式

早期脊髓减压术，结合牵引、过伸整复骨折脱位，辅以椎间椎骨融合及内固定稳定脊柱等为

目前治疗脊髓损伤的较理想方法。

因脊柱骨折或滑脱的节段脊髓受压的部位及压迫方向不同，采用不同的入路，如后路、前路或前-后联合入路。前路减压术适用于脊髓损伤伴有椎间盘突出或碎骨块突入椎管压迫脊髓前方导致运动、感觉功能障碍者。后路椎板切除减压术主要适用于椎管内有来自后方的骨折片和软组织压迫者。在开放复位时发现椎板、棘突损伤严重，碎骨片进入椎管或有进入椎管的危险性时，应同时做椎板切除减压；锐器或火器伤，疑有椎管内致压物者。椎板切除范围应以损伤节段为中心，上下不超过一个节段，以减少不必要的结构丧失，避免加重脊柱不稳，甚至导致畸形。

无骨折脱位颈脊髓损伤者主要由过伸或过屈性损伤引起，由于脊髓损伤后本身具有一定自愈能力，且脊髓损伤急性期手术存在术中出血较大等缺陷，既往认为该病应先行保守治疗，当保守治疗无效时，才行手术治疗。但无骨折脱位型颈脊髓损伤常伴有发育或退变性颈椎管狭窄等原发性病理变化，虽然保守治疗可取得部分效果，但并未真正解除脊髓所受压迫，使后期创伤性脊髓病的发生率升高，甚至由于压迫程度加重及压迫时间的延迟，可能出现脊髓前角神经元脱髓鞘或轴索变性，从而造成不可逆性损害。因此，目前学者较倾向于脊髓损伤亦行早期手术治疗。根据脊髓损伤机制的不同，手术入路选择也相应发生变化。日本骨科协会认为脊髓损伤7天内手术治疗的平均改善率和优良率较损伤7天后手术者高。

颈脊髓中央管损伤综合征作为不完全性脊髓损伤，常由受外伤导致黄韧带皱褶压迫脊髓或椎间盘突出等压迫脊髓引起，本身较少伴有脊柱骨折或脊柱脱位，既往亦因手术方法不成熟及手术技术的限制，术中出血较多，导致手术并发症较多，术后临床症状改善不明显，保守治疗被认为是其标准治疗方式。从1954年Schneider首先对颈脊髓中央管损伤综合征行手术治疗开始，随着手术方法的改善及手术器械的发明，越来越多的证据证明手术治疗可明显改善颈脊髓中央管损伤综合征的临床预后。

## （三）高压氧治疗

自1965年Meada首先利用高压氧治疗实验性脊髓损伤开始，越来越多的实验以及临床研究表明，高压氧治疗可显著改善脊髓损伤的预后。高压氧治疗能够提高血氧张力，使血氧升高，增加脊髓组织及脑脊液含氧量，提高血氧的弥散距离，提高红细胞的变形能力，降低毛细血管的通透性，并能促进血流速度加快，减少血小板聚集，进而降低血液黏稠度，改善局部微循环，维持神经元的能量代谢，减轻损伤区域的脊髓水肿。而且高压氧还能逆转或阻止脊髓损伤后引起的继发病理改变，提高超氧化物歧化酶活性，并抑制损伤神经元脂质过氧化及钙超载，保护缺血再灌注的损伤脊髓组织，促进神经恢复。由于脊髓损伤后10 h内可形成病理坏死，所以急性脊髓损伤高压氧治疗要求越早越好，最好4~6 h内予高压氧治疗，最迟不超过24 h。脊髓损伤接受急诊手术治疗者，术后也应尽早予高压氧治疗，越早越好。甚至有学者认为，脊髓损伤恢复较慢，条件许可时，脊髓损伤后2年内仍可予高压氧治疗促进脊髓神经功能恢复。高压氧治疗的氧压力一般为0.2 MPa，不超过0.25 MPa。高压氧治疗的疗程为脊髓损伤24 h内，予3次/天，持续3天；脊髓损伤24~72 h内，予2次/天，持续3天；脊髓损伤超过72 h内，予1次/天，持续3天。

## （四）局部亚低温治疗

亚低温（30~35℃）治疗是一种以物理方法将患者的体温降低到预期水平而达到治疗疾病目的的方法，局部低温可以降低损伤部位的组织代谢，进而减少损伤组织耗氧量，增强损伤脊髓的耐缺氧能力，减轻损伤脊髓区域水肿，降低脑脊液的压力，减少酸性物质产生，从而促进损伤脊髓的恢复。

## （五）提高脊髓灌注压

脊髓损伤后损伤脊髓存在缺血缺氧的状况，脊髓血流的减少及灌注压的降低易使脊髓损伤进一步恶化。目前提高脊髓灌注压的治疗方案为：脊髓损伤1周内动脉收缩压不低于90 mmHg，平均动脉压为85~90 mmHg。

## （六）电刺激治疗

2011年*Lancet*的一篇多中心合作的临床研究报道认为，在脊髓损伤患者硬脊膜上植入电刺激装置对完全性脊髓损伤患者承重和维持平衡的能力有提高作用。目前，多数学者认为早期电刺激治疗比延迟好，电刺激治疗对不完全性脊髓损伤的疗效较显著。但电刺激治疗脊髓损伤还有不少问题需解决，如其作用机制、作用的电流量及作用时间等。

## （七）中医治疗

中药治疗，黄芪、枸杞、肉苁蓉、人参、淫羊藿等具有较好改善脊髓损伤预后的作用。另外，针灸、推拿治疗及其他物理治疗也可用于脊髓损伤的治疗。

## （八）干细胞移植治疗

干细胞移植治疗策略是将具有生长和分化能力的干细胞填充入胶质囊腔，补充损伤区神经元成分和神经营养因子，使损伤区域形成桥接，进而引导修复轴突，促进神经再生。现在尝试用于脊髓损伤的干细胞主要为胚胎干细胞、骨髓间充质干细胞、施万细胞、基因转染的成纤维细胞、脐带血干细胞、嗅鞘细胞及多种细胞联合移植等。现已通过动物实验证实，脊髓间充质干细胞可改善损伤脊髓局部微环境，促进轴突再生，改善动物模型运动功能的恢复。当人脐带血间充质干细胞联合施万细胞移植后，人脐带血间充质干细胞在脊髓损伤区域可以向神经元和少突胶质细胞分化，填充组织缺损，弥补脊髓空洞，有利于神经再生轴突的延伸和突触之间的连接。人脐带血间充质干细胞联合施万细胞移植治疗脊髓损伤可促进更大比例的人脐带血间充质干细胞向神经元方向分化，促进轴突再生，改善脊髓损伤后功能的恢复。人脐带血CD34$^+$在动物模型中可通过改善提高脊髓损伤中心血管密度，促进其微循环恢复，增加组织活力，从而促进脊髓损伤后动物后肢功能的恢复。有学者通过动物实验证实，将神经生长因子及脑源性神经营养因子基因修饰的施万细胞和胚胎脊髓悬液移植联合，可不断刺激损伤脊髓局部释放神经营养因子，引导宿主与移植物的整合与联系，促进脊髓损伤的修复。干细胞移植对脊髓损伤的修复有一定改善作用，但对脊髓完全横断的脊髓损伤无效。目前尚无临床干细胞移植治疗脊髓损伤成功的报道。

## （九）基因治疗

利用转基因技术将特定的目的基因转移到脊髓损伤患者体内，使其在体内表达基因产物并发挥其生物活性，从而创造出合适的微环境，进而促进神经再生是基因治疗脊髓损伤的基本原理。该治疗方法目前尚处在探索阶段，尚需解决一些问题。

# 第四节 颈脊髓损伤的康复

## ■ 一、康复的目标和基本原则

康复治疗在很大程度上可以预防或减低脊髓损伤所引起的一系列严重的并发症，如肺部感染、尿路感染、褥疮、关节僵硬和挛缩、精神抑郁等。康复治疗通过装配和使用辅助设施最大限度地调动患者残存的功能，减轻或消除功能上的障碍，在其身体允许的条件下，帮患者最大程度恢复日常生活活动和工作、学习、娱乐等能力。

对于不同阶段颈脊髓损伤患者，其康复目标亦有所不同（表14-5）。

## 二、护理与康复

颈髓损伤伴截瘫的伤情常较严重而复杂，容易造成致命的身心创伤甚至终生残疾，使患者丧失全部或部分生活自理能力，而且其导致的并发症也往往较多。因此，颈脊髓损伤患者的临床护理工作显得特别重要。

### （一）监测生命体征变化

要注意颈脊髓损伤患者的呼吸运动，因颈脊髓损伤造成脊髓水肿可影响患者呼吸。必要时，可备气管插管、气管切开包、呼吸机等。

### （二）呼吸道的护理

保持呼吸道通畅，鼓励和帮助患者咳嗽、咳痰，痰多难以咳出者应勤吸痰以防窒息。对于气管切开患者，应定时清洗消毒内套管，及时、轻柔地用消毒导管吸出分泌物；定时向气道内滴入生理盐水，酌加糜蛋白酶、卡那霉素等药物或做超声雾化吸入。气管外套管应备气囊，防止机械呼吸时漏气，每4h放松气囊1次，避免压迫气管壁黏膜。所有操作过程应注意无菌，以防止增加感染风险。

### （三）大小便护理

颈脊髓损伤患者大小便容易出现障碍。尿潴留者予留置导尿管，便秘者可给予缓泻剂。护理过程中应及时清洗臀部、更换被服并保持会阴部清洁。导尿管每4h开放1次，以刺激膀胱括约肌功能恢复，待夹闭导尿管膀胱内尿液充盈有排尿反射时，方可拔除导尿管。对于便秘患者，应鼓励其进行腹式呼吸，教会家属以脐为中心顺时针方向环绕按摩腹部，也可给予热敷，养成定时排便的习惯，保证每2~3天大便1次，必要时可应用润滑剂或缓泻剂。康复过程中鼓励进食富含维生素、高蛋白、富含纤维素的食物。

### （四）高热护理

体温高时应及时降温，可采用药物及物理降温两种方法。对中枢性高热采用物理降温可以起到缓解作用，如酒精擦浴、冰水灌肠、冰枕、空调室等。进行胸部听诊、床旁胸片及检测尿常规，排除肺部感染及泌尿系感染。

### （五）皮肤护理

颈脊髓损伤患者因长期卧床，容易出现局部组织长期受压缺血缺氧而发生褥疮，应做到五勤（勤翻身、勤擦洗、勤按摩、勤更换、勤整理）。患者应每2h翻身1次，采取轴线翻身，即头、颈、脊柱呈一条直线，同时注意按摩骨突出处，侧卧时背部垫以软枕。特别注意将患者足跟用软枕垫起，防止压疮。

**表14-5　不同节段颈脊髓损伤的康复目标**

| 颈颈髓损伤节段 | 康复目标 |
| --- | --- |
| $C_1$~$C_4$ | 用嘴咬住小棍操作电脑等仪器，维持并加强呼吸功能，预防并减少并发症 |
| $C_5$ | 用绷带把勺子绑在手上可以自行进食，预防并减少并发症 |
| $C_6$ | 平地上可自己驱动轮椅，利用床栏或床栏上绑绳子可以翻身、坐起，能完成一部分日常生活动作 |
| $C_7$ | 可独自操作轮椅，能自己进食、上下床、上下轮椅等 |
| $C_8$ | 能完成日常生活所需的基本活动，可以从事坐位工作 |

## （六）预防泌尿系感染、结石及便秘

留置导管而不输液的患者每日饮水达 3 000~4 000 mL，每日清洗会阴部 2 次，保持局部清洁、干燥，并用 0.2% 碘伏消毒尿道口 2 次，膀胱冲洗每日 2 次，每日更换引流袋，定期更换尿管并妥善固定。护理期间应观察记录尿的性质、量、颜色，每 4~6 h 开放 1 次，定期做尿常规检查，及时发现问题并处理。

如患者为间歇导尿，则每日饮水量为 2 000~2 500 mL，并根据患者膀胱功能评估结果进行计划饮水。

## （七）加强功能锻炼

指导患者及时正确进行功能锻炼是治疗护理颈脊髓损伤的一项重要工作。为避免患者长期卧床出现失用性肌肉萎缩或关节僵硬，应向患者及其家属讲解功能锻炼的意义，使患者及其家属主动配合，提高功能锻炼效果。鼓励患者进行四肢主动和被动活动，如上肢外展、扩胸，特别要注意呼吸运动、两手握皮球或毛巾的训练，以及手指的各种动作训练。鼓励患者做力所能及的事情，如自己进餐或在别人协助下进餐，自己拿着水果吃等。

## （八）心理护理

患者由健康人突然转变成危重患者并危及生命，家属及患者心理容易恐惧焦虑，出现家属不了解如何护理、患者不配合治疗及护理等问题。治疗护理过程中，首先应给患者讲清治疗的目的，多安慰患者，在生活上给予方便和照顾，使患者树立战胜疾病的信心，积极配合各项治疗和护理。

# ■ 三、理学康复

首先应明确一点，不同节段颈脊髓损伤的预后亦不同（表 14-6）。颈脊髓损伤的康复分为早期康复及中后期康复（表 14-7）。目前康复治疗较常用的为运动治疗（表 14-8）、转移动作训练（表 14-9）、站立行走训练（表 14-10）、翻身训练（图 14-5）、平车与平地转移训练（图 14-6，图 14-7）。

# ■ 四、日常生活活动训练

颈脊髓损伤因损伤节段不同其生活和社会活动的训练亦不同。

## （一）$C_4$ 完全性脊髓损伤

1. 借助患者尚存的头、口功能，训练用嘴咬住一根小棒（口棒）或头来操作一些仪器或做其他活动。

2. 进行深呼吸、大声唱歌和说话练习，加强呼吸功能。

3. 站立斜床，逐渐抬高角度，至接近 90° 为

**表 14-6　脊髓损伤平面与功能预后的关系**

| 损伤水平 | 功能预后 | 支具、轮椅、自助器 |
| --- | --- | --- |
| $C_4$ | 完全不能自理生活，全部依靠他人帮助 | 长靠背式电动轮椅 |
| $C_5$ | 桌上动作自理，其他全部靠他人帮助 | 电动轮椅，平坦地面可使用长靠背手动轮椅 |
| $C_6$ | 能部分自理生活，需中等程度帮助 | 手动轮椅操纵圈上缠上橡胶，多种自助具 |
| $C_7$ | 能自理生活，可做轮椅转移（平面）及驱动轮椅 | 手动轮椅、残疾人专用汽车，多种自助具 |
| $C_8$ | 能自理生活，在轮椅上能独立，不能走路，只能治疗性站立 | 带骨盆长下肢支具、双拐，必须轮椅、残疾人专用汽车 |

## 表 14-7　颈脊髓损伤的康复

**早期康复**

| 急性不稳定期 | 急性稳定期 |
| --- | --- |
| 床上关节活动度训练 | 关节活动度训练 |
| 床上肌力增强训练 | 肌力增强训练 |
| 床上体位变换训练 | 膀胱功能训练 |
| 呼吸功能训练 | 坐位平衡训练 |
| 膀胱功能训练 | 起立床站立训练 |
| | 轮椅使用训练 |
| | 初步转移训练 |
| | 初步 ADL 训练 |

**中后期康复**

肌力和耐力增强训练

轮椅操纵训练

## 表 14-8　运动治疗

| 早期康复治疗 | 恢复期康复治疗 |
| --- | --- |
| 保持床上正确体位 | 肌力增强训练 |
| 呼吸及排痰训练 | 肌肉牵张训练 |
| 关节被动活动 | 翻身训练 |
| 早期坐起及起立床站立训练 | 坐起、坐位及坐位平衡训练 |
| 肌力训练 | 转移动作训练 |
| | 轮椅应用训练 |
| | 站立及行走训练肌力训练 |

## 表 14-9　转移动作训练

| 床与轮椅间的转移 | 轮椅与坐便器间的转移 | 轮椅与地面间的转移 |
| --- | --- | --- |
| 两人转移四肢瘫的患者 | 侧方转移 | 前方转移 |
| 一人转移四肢瘫的患者 | 前方转移 | 后方转移 |
| 利用滑板转移 | | |
| 侧方转移 | | |
| 利用头上方吊环转移 | | |
| 垂直转移 | | |
| 平行转移 | | |

## 表 14-10　站立行走训练

| 损伤水平 | 康复训练内容 |
| --- | --- |
| $C_2 \sim C_4$ | 起立床站立 |
| $C_5 \sim C_8$ | 平行杠内治疗性站立 |

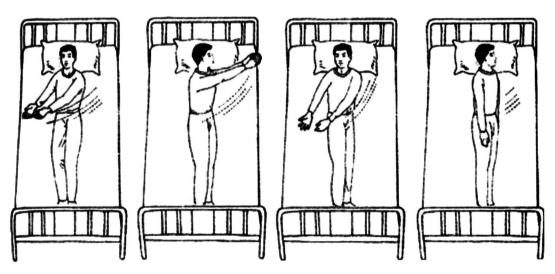

图 14-5　翻身训练

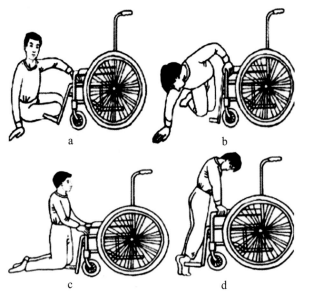

图 14-6 轮椅与平地前方转移训练

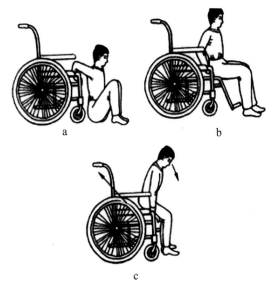

图 14-7 轮椅与平地后方转移训练

止。以减缓骨质疏松的发生和有利于二便排泄。

4. 被动全关节范围内活动四肢所有关节，以预防四肢及手足关节僵硬。每个关节每次活动 10~15 次，每天至少 1 次。

### （二）C$_5$ 完全性脊髓损伤

1. 增强肱二头肌的肌力，学习使用矮靠背轮椅，并在平地上自己驱动，有条件时可使用电动轮椅。

2. 学会使用固定于轮椅靠背上的套索进行前倾减压。可把勺子固定于患者手上，练习自己进食。

3. 呼吸功能训练、站立训练、全关节活动度训练。

### （三）C$_6$ 完全性脊髓损伤

1. 增强肱二头肌和桡侧伸腕肌的肌力。

2. 驱动轮椅的训练。

3. 单侧交替地给臀部减压，每 30 min 进行 1 次，每次 15 秒。

4. 床上坐起、站立、呼吸、全关节活动度训练。

### （四）C$_7$ 完全性脊髓损伤

1. 上肢残存肌力增强训练。

2. 坐在轮椅上可把双手撑在扶手上进行减压，每 30 min 1 次，每次 15 秒。用滑板进行转移。

3. 关节活动、呼吸、站立训练。

### （五）C$_8$ 完全性脊髓损伤

1. 使用哑铃、拉力器等各种器材，加强上肢肌肉强度和耐力的训练。

2. 坐位注意练习撑起减压动作。

3. 尽力进行各种轮椅技巧练习，以提高患者的适应能力。

4. 转移训练，适宜的职业训练。

# 第五节　颈脊髓损伤并发症

## ■ 一、常见并发症

### （一）呼吸系统并发症

由于患者长期卧床，容易发生肺不张、坠积性肺炎，应按时为患者翻身叩背，协助其排痰，指导其进行深呼吸、有效咳嗽训练，增加肺活量，痰液黏稠时可给予雾化吸入，必要时用吸引器吸痰。对于高位颈髓损伤年龄较大分泌物较多且不易排出者，应早期行气管切开。颈髓损伤常见的呼吸系统并发症为呼吸功能障碍、胃内容物误吸、肺炎、肺栓塞、肺水肿等。颈脊髓损伤患者呼吸功能障碍的严重程度与损伤节段和损伤严重程度有关。$C_3 \sim C_5$ 脊髓损伤患者因损伤膈神经，导致主要的呼吸肌功能障碍，不能有效地排出肺部分泌物，对 $C_5$ 以上损伤需要常规早期气管辅助呼吸。部分颈前路手术患者由于手术时间长、气管插管和术中牵拉造成气管喉神经移位，可致术后喉头痉挛。因此，术前应指导患者进行气管推移练习：医护人员站在患者手术侧，用大拇指持续向非手术侧推移气管，在非手术侧用 2~4 指在皮肤外插入一侧的内脏鞘与血管神经鞘间隙处持续向非手术侧牵拉，开始时每次 10~20 min，以后逐渐增加至每次 30~60 min，必须将气管牵过中线，持续训练 3~5 天。术后在酌情吸入氧气的同时静脉滴注地塞米松 5~10 mg，2 次／天，常规超声雾化吸入，3 次／天，以促进咽喉部水肿消退。嘱患者食用冰冷食物，如冰砖雪糕等，以减轻咽喉部水肿与充血。另外，颈部术区血肿也可压迫气管造成窒息，多见于颈前路手术后当日，术后 12 h 内多发，若出现该情况，应及时通知医生迅速在血肿处拆除缝线引流或穿刺引流，加大吸氧量，同时给予足量有效的抗生素防止肺部感染。

### （二）泌尿系统感染

由于多数患者颈脊髓损伤后有排尿功能障碍，加上因尿潴留反复插导尿管及导尿管留置时间长，易发生尿路感染和结石。对于留置导尿管的患者，损伤早期应持续放尿以便排空膀胱，减少感染概率。持续导尿 2~3 周后夹闭导尿管，每 4~6 h 开放 1 次，以训练膀胱反射功能。每天清洁尿道口 2 次，每周更换导尿管 1 次。鼓励患者大量饮水，每日 >3 000 mL，必要时给予膀胱冲洗。Guttmann 提出了间歇性导尿的方法，每隔 4~8 h 导尿 1 次，不留置导尿管。导尿时选择稍细的导管，插入时必须有足量液状石蜡润滑管道，以免损伤尿道或反复插管致尿道黏膜水肿，该法能降低尿路感染发生率。

### （三）压疮

脊髓损伤截瘫的患者由于皮肤感觉障碍、躯体运动障碍及自主神经功能紊乱，皮肤及皮下组织受压，极易缺血而形成压疮。间歇性解除压迫是预防压疮的首要措施，可每 2 h 帮助患者翻身 1 次。要告诫家属勿为患者乱翻身，翻身时必须有 2~3 名护士协助，其中 1 名护士专门负责固定患者颈部，切忌颈部扭曲或过高抬起，头、颈、肩三关节要呈一条直线，尽量做到动作轻柔适度，以减少患者痛苦，保持患者皮肤清洁干燥，每次翻身后对受压部位皮肤进行按摩，可用滑石粉或爽身粉抹擦易出汗部位，保持床单平整、松软、清洁、干燥，无褶皱和渣屑，可在患者骨突受压部位垫气圈或自制麦麸褥子等，以减轻局部组织长时间受压。

## （四）中枢性高热

由于脊髓损伤，自主神经功能失调，截瘫平面以下感觉障碍，影响散热功能或有感染存在，患者常发生高热，应给予物理降温及药物降温；降低室温，使空气流通；嘱患者多饮水，进食高热量易消化饮食；做好口腔皮肤护理，补充足够的液体和维持电解质平衡。

## （五）应激性溃疡

好发于急性颈脊髓损伤后 2 周内，严重者可危及生命，在损伤早期就需适当使用抑酸药物。早期曾行大剂量甲基强的松龙冲击治疗者容易并发消化道出血。

## （六）低钠血症

急性颈脊髓损伤后 2 周内低钠血症发生率为 85.7%，其发生机制是抗利尿激素不适当分泌综合征致体内水潴留，继而出现稀释性低钠血症。临床表现主要是精神异常和意识状态改变，一般认为如患者出现精神症状时，血清 $Na^+$ 应在 125 mmol/L 以下，低钠严重时可发生不可逆的神经系统损害，如呼吸停止、脑疝，甚至死亡。对 CSCI 患者，低钠血症的高发生率应引起医护人员的重视，一般 2~3 天监测血钠 1 次，如患者出现意识障碍或精神症状，应立即进行生化检测确诊。对低钠血症患者补充高渗盐时注意量及速度，过多过快均可造成心衰、肺水肿或神经脱髓鞘反应。

# ■ 二、特殊并发症

## （一）脊髓内出血

脊髓内出血系指脊髓组织实质内出血导致的神经功能损伤。颈脊髓外伤出血患者可骤然出现剧烈背痛、截瘫、病变水平以下感觉缺失和括约肌功能障碍等急性脊髓横贯性损害表现。

## （二）椎动脉损伤

椎动脉损伤的病理学表现包括闭塞、夹层、血栓、内膜损伤、内膜瓣、假性动脉瘤、撕裂、动静脉瘘和横断等，均可继发血管痉挛。

### 1. 病因

颈椎过屈、过伸、牵拉、脱位和骨折是椎动脉损伤的主要机制（如车祸或坠落时）。医源性椎动脉损伤的机制及病理表现为中心静脉导管置入颈内静脉时，出现动静脉瘘、假性动脉瘤等。

### 2. 影像学检查

血管造影是指数字减影血管造影（DSA），是诊断椎动脉损伤的"金标准"，可在诊断后立即行介入治疗，同时也可观察颅内血管及侧支循环情况，且不受体内金属滞留物的影响，如枪弹伤或穿刺伤时滞留于体内的弹片或金属穿刺物。近年来普遍认为，尽管 DSA 的敏感性与特异性无可比拟，但考虑到其侵入性、高花销和存在约 1% 的并发症发生风险，一般仅在根据神经症状强烈怀疑椎动脉损伤、神经放射介入确有必要或者其他影像学结果模棱两可时才选用。

电子计算机 X 线断层扫描血管造影（CTA）是另一有效的筛查手段，可在受伤患者行头颈部 CT 检查时同时获得，而且相比 DSA 无创且应用更少的对比剂。但 CTA 的敏感性仍有待提高，约为 53%。

磁共振血管造影（MRA）也常用于筛查与诊断，但强磁场常限制其在依赖众多生命支持设备或携带骨科固定物患者中的应用。另外，MRA 的敏感性约为 47%，仍有待提高。

近年来，Ren 等改进的二维时间飞跃法磁共振血管造影（2D-TOF-MRA）因对椎动脉等慢流速小血管效果更佳，已成为最主要的非侵入性椎动脉损伤检查手段。多普勒超声（DUS）虽在颈内动脉损伤中实用，但椎动脉因有骨质保护会干扰成像，一般认为仅在颅椎交界处较有效。

## 3. 诊断

主要需借助于影像学检查，症状与体征仅作为证据提示，依据 Denver 准则实施，包括筛查标准和损伤分级。筛查标准：任何颈椎骨折、脑成像无法解释的神经症状、颅底骨折并波及破裂孔、LeFort Ⅱ型或Ⅲ型骨折、颈部血肿、Horner征、颈部动脉杂音、缺血性脑卒中、头部损伤且 Glasgow 评分 <6 分、颈部软组织损伤（如安全带损伤和绞缢）、绞缢致缺氧。满足其中之一时即有必要行血管造影检查。损伤分级：Ⅰ级，血管壁不规则或因夹层、膜内出血致管腔狭窄 <25%；Ⅱ级，血管内血栓或内膜瓣形成或因夹层、膜内出血致管腔狭窄 >25%；Ⅲ级，假性动脉瘤；Ⅳ级，血管闭塞；Ⅴ级，血管横断。

## 4. 处理策略

（1）保守治疗　在非贯穿性损伤中被广泛应用，即使在手术致伤中也受到欢迎。缺点是对于全身可能造成内出血、加剧神经损伤、广泛脑梗等，对于椎动脉可能出现迟发性并发症如假性动脉瘤或动静脉瘘。因此，Burke 等建议常规密切观察、佩戴颈托，术后因栓塞出现神经症状时再加用抗凝等治疗，同时预防局部再出血和脑出血。Brunworth 等建议对于成人应首选肝素，目标活化部分凝血活酶时间（APTT）为 40~50 s，长期治疗时改用华法林，目标国际标准化比率（INR）为 2；阿司匹林和氯吡格雷作为肝素禁忌时的二线方案；持续监测，好转后停药。对于新陈代谢多变的儿童，使用较华法林药代动力学更易掌握的低分子肝素更为适用和安全，阿司匹林则不予使用，以免出现 Reye 综合征。

（2）填塞　一般出血常可通过局部应用止血剂或球囊压迫控制，此法虽然简便，但单纯使用者出现栓塞、出血、动静脉瘘的风险均较高，远期还可并发脑梗死。

（3）修补　外科修补对术者技术要求高，骨性保护及毗邻的静脉丛也会限制视野及操作，因而应用较少，但血管修补可以保持动脉开放，

恢复正常血流并使缺血并发症风险降至最低，且未见术后并发症，是理想的应对策略。

（4）结扎　结扎方式可分为经骨或暴露后结扎，前者指不暴露椎动脉，而直接将丝线穿入横突孔内盲视结扎，简单但易损伤神经根，造成神经根麻痹；后者先显露椎动脉再行结扎，故需切除部分椎体、打开横突孔，操作较困难和费时，但相较而言更推荐后者。选择结扎时需同时结扎损伤部位的远近端，因为有证据表明，单纯结扎近端的患者出现远期栓塞、出血、动静脉瘘的风险较高。尽管大多数患者单侧结扎后状态良好，但有报道称急性结扎椎动脉的死亡率达 12%，这可能与优势椎动脉现象有关。Bernard 等研究了人群中椎动脉变异率，左右发育不全率分别为 5.7% 和 8.8%，左右阙如率分别为 1.8% 和 3.1%。老年人群还应考虑 Willis 环粥样硬化对代偿的影响。Thomas 等认为，结扎左侧或右侧椎动脉后的脑梗死发生率分别为 3.1% 和 1.8%。

（5）介入治疗　随着介入技术在主动脉、颈内动脉等大血管的应用，越来越多的医生开始将其拓展到椎动脉，介入栓塞椎动脉损伤部位远近端被认为可以有效控制出血、假性动脉瘤和动静脉瘘，当顺行远端栓塞不易时，可尝试经对侧逆行栓塞，由于可与 DSA 同时进行，特别适合术中突发椎动脉损伤的急救，但前提是对侧有足够代偿，而且在后路手术中会受患者体位限制。Mei 等主张根据形态学和血流动力学特点采用个体化介入治疗，当椎动脉管径大于假性动脉瘤口径时，单纯应用支架即可，反之需在瘤内加用线圈稳定血流，这是由于此时血流对瘤壁冲击力较大，易造成瘤破裂。对于动静脉瘘，如果血流平缓可以单用胶体，若流速快，应在使用胶体前利用球囊或线圈减慢流速。若血管狭窄则使用支架避免阻塞。

（6）椎动脉重建　椎动脉近端的重建可通过锁骨下动脉 - 椎动脉吻合或颈内动脉 - 椎动脉吻合，远端的重建可通过颈总动脉 - 椎动脉吻合、

颈内动脉－椎动脉吻合或锁骨下动脉－椎动脉吻合，椎动脉在横突孔内段不易被重建。此法虽然有效，但术式复杂，对手术设施和人员能力要求较高，如不具备足够条件，企图重建椎动脉是不可能的。一般可将其作为修补法的补充。

总体来说，治疗目的是消除损伤、保留正常血供，具体而言就是要控制局部出血，预防椎基底动脉缺血和脑血管并发症。选择处理方法前，应先评估对侧椎动脉血流情况，当没有 DSA 资料时，很难预测牺牲一侧椎动脉后的结局，故不应盲目实施永久栓塞或结扎。无症状者多保守治疗。对于术中椎动脉损伤，应优先填塞控制出血，然后修补或术后介入防治并发症，出血不能控制时，再考虑介入栓塞、支架、结扎等方式，同时避免对侧椎动脉受压缺血。对于合并颈椎病的患者，因其对侧椎动脉常不足以代偿，栓塞法应尽量避免。螺钉固定所致的损伤，一般常用螺钉或骨蜡填塞钻孔，偶尔结扎，很少直接修补，也有术后用介入法栓塞的，同时对侧应使用更安全的固定方式，推荐寰椎侧块螺钉联合枢椎椎弓根螺钉固定，根据椎动脉的走行可用寰椎椎板钩代替寰椎侧块螺钉。螺钉位置不正也会压迫椎动脉，此时是否去除螺钉尚有争议。

### 5. 预防措施

任何时候，防患于未然都是最佳治疗。对于颈椎手术，术前需明确椎动脉是否扭曲、膨大或被肿瘤、炎症侵袭并采取结扎、缝合等预防措施。正常椎动脉应优先探查保护。切除钩突或钩椎关节骨赘前需将横突孔内的纤维韧带环彻底剥离。保持中线操作是成功完成减压并避免椎动脉损伤的关键。前路手术可应用未牵拉的颈长肌内缘中点定位操作区域中线，各节段切除骨质时侵入颈长肌内缘不要超过 3 mm，这样既可以保证减压顺利实施，也可以使操作距椎动脉至少预留 5 mm，保持前后垂直取出骨块及椎间盘，适度向两侧扩展，小心清理椎管侧窝即可。实用的界限标记是钩椎关节，去骨范围在两侧钩椎关节内缘

之间，向外不超过 5~6 mm 多可以保证安全。后路切除寰椎后弓侧界距中线不应超过 8~12 mm。后路手术常在钻孔、攻丝、插入螺钉时损伤椎动脉，所以应用螺钉固定时，需熟悉颈椎侧块、椎弓根的解剖，螺钉的进钉点、角度、轨迹也需精确控制。比如钻孔时不要将深部骨皮质穿透，取出钻头后用一细小刮匙刮破。又比如螺钉的选择，寰枢椎经关节螺钉致伤率显著高于枢椎椎弓根螺钉，尤其是存在高跨椎动脉时。椎动脉走行异常，不宜使用寰枢椎经关节螺钉和枢椎椎弓根螺钉的患者还可选择经枢椎交叉椎板螺钉联合寰椎侧块螺钉固定。

（郑益明　曾文容　吴　进　刘文革　阮　兢）

## ■ 参考文献

［1］Diaz Ruiz A, Alcaraz Zubeldia M, Maldonado V, et al. Differential time-course of the increase of antioxidant thiol-defenses in the acute phase after spinal cord injury in tats[J]. Neurosci Lett, 2009, 452(1):56-59.

［2］Schaefer DM, Flanders A, Northrup BE, et al. Magnetic resonance imaging of acute cervical spine trauma. Correlation with severity of neurologic injury[J]. Spine (Phila Pa 1976), 1989, 14 (10): 1090-1095.

［3］Flanders AE, Schaefer DM, Doan HT, et al. Acute cervical spine trauma: correlation of MR imaging findings with degree of neurologic deficit[J]. Radiology, 1990, 177(1):25-33.

［4］Miyanji F, Furlan JC, Aarabi B, et al. Acute cervical traumatic spinal cord injury: MR imaging findings correlated with neurologic outcome-prospective study with 100 consecutive patients[J]. Radiology, 2007, 243:820-827.

［5］Tsutsumi S, Ueta T, Shiba K, et al. Effects of the second national acute spinal cord injury study of high-dose methylprednisolone therapy on acute cervical spinal cord injury-results in spinal injuries center[J]. Spine (Phila Pa 1976), 2006, 1(26):2992-2996; discussion 2997.

［6］Schaefer DM, Flanders A, Northrup BE, et al. Magnetic resonance imaging of acute cervical spine trauma. Correlation with severity of neurologic injury[J]. Spine (Phila Pa 1976), 1989, 14 (10):1090-1095.

［7］Bracken, Shepard MJ, Holford TR, et al. Administration of methylprednisolone for 24 or 48 hours or tirilazad mesylate for 48 hours in the treatment of acute spinal cord injury. Results of the Third National Acute Spinal Cord Injury Randomized Controlled Trial[J]. National Acute Spinal Cord Injury Study. JAMA, 1997, 277(20):1597–604.

［8］Kubeck JP, Memla A, Mathur S, et al. End organ effects of high dose human equivalent methylprednisolone in a spinal cord injury rat model[J]. Spine, 2006, 31(3):257–261.

［9］Azari MF, Prefyris C, Karnezis T, et al. Leukemia inhibitory factor arrests oligodendrocyte death and demyelination in spinal cord injury[J]. J Neuropathol Exp Neurol, 2006, 65(9):914–929.

［10］Xu J, Kim GM, Ahmed SH, et al. Glucocorticoid receptor-mediated suppression of activator protein-1activation and matrix metalloproteinase expression after spinal cord injury[J]. Neurosci, 2001, 21(1):92–97.

［11］Shumsky JS, Tobias CA, Tumolo M, et al. Delayed transplantation of fibroblasts geneti-cally modified to secrete BDNF and NT-3into a spinal cord injury site is associated with limited recovery of function[J]. Exp Neurol, 2003, 184(1):114–130.

［12］Fehlings MG, Vaccaro A, Wilson JR, et al. Early versus delayed decompression for traumatic cervical spinal cord injury: results of the Surgical Timing in Acute Spinal Cord Injury Study (STASCIS)[J]. PloS One, 2012, 7(2):e32037.

［13］Stevens EA, Marsh R, Wilson JA, et al. A review of surgical intervention in the setting of traumatic central cord syndrome[J]. Spine J, 2010, 10:874–880.

［14］Chen L, Yang H, Yang T, et al. Effectiveness of surgical treatment for traumatic central cord syndrome[J]. J Neurosurg Spine, 2009, 10:3–8.

［15］Stevens EA, Marsh R, Wilson JA, et al. A review of surgical intervention in the setting of traumatic central cord syndrome[J]. The Spine Journal, 2010, 10(10):874–880.

［16］Kubasak, Jindrich DL, Zhong H, et al. OEG implantation and step training enhance hindlimb-stepping ability in adult spinal transected rats[J]. J. Brain, 2008, 131(Pt1) :264–276.

［17］Satomi K, Ogawa J, Ishii Y, Hirabayashi K. Short-term complications and long-sterm results of expansive open-door laminoplasty for cervical sternotic myelopathy[J]. Spine J, 2001, 1:26–30.

［18］Allen BL Jr, Fergusion RI, Lehmann TR O, et al. A mechanical classification of closed indirect fractures and dislocation of the lower cervical spine[J]. Spine,1982, 7:1–7.

［19］班德翔，冯世庆，宁广智，等．骨髓间充质干细胞促进大鼠脊髓损伤后行为功能的恢复．全国脊髓损伤治疗与康复研讨会．2012.

［20］唐亮，冯世庆，高瑞霄．人脐血 CD34$^+$ 细胞急性期移植对脊髓损伤的修复作用 [J]. 广东医学，2015, 36(18):2783–2787.

［21］宁广智，冯世庆．移植人脐血干细胞提高脊髓损伤损伤中心血管密度与组织活力的实验研究．全国脊柱脊髓学术会议暨 2013 年贵州省骨科年会．2013.

# 第十五章
## 数字骨科在上颈椎创伤外科中的应用

数字化医学是20世纪后期新兴的一项信息技术和医学学科互相交叉、综合发展起来的世界前沿性研究领域，它将人体断面数据在计算机里整合、重建成人体数字化三维立体结构图像，构成人体数字信息研究平台，广泛应用于疾病诊断、辅助外科手术方案制订等领域。数字化医学与数字化骨科技术充分体现在医学影像处理、三维重建与可视化技术、临床计算机辅助设计与计算机辅助制造技术、手术导航与机器人辅助技术等方面，随着研究的深入，3D打印模型、计算机辅助设计置钉导板、有限元、计算机导航技术、机器人技术在上颈椎创伤外科中的应用，展示了数字化人体脊柱的良好前景。

有限元方法广泛应用于力学试验研究，临床主要用于骨科等生物力学试验。有限元模型最大的优势在于可以反映集体内部的应力变化情况，有限元分析应用于医学生物力学后，取得了很大的进步与发展。脊柱的有限元模型的建立可以有效解决现在标本少的问题，而且可以解决很多实体实验无法检测的难题，如椎体内部的应力改变、椎体内部松质变形、微骨折等，同时也可以对内固定的有效性进行评价，并对内固定物进行有效的改造，为临床做出一定的指导。

计算机辅助手术导航系统一般由手术导航工具、位置跟踪仪、监视器、工作站4个部分组成，依据不同的分类标准，有不同的分类形式。导航技术在骨科的所有领域几乎均有应用，尤其在骨科材料置入准确度和稳定性方面具有更多的优势。

## ■ 一、3D打印模型

3D打印技术又称为增材制造，是一种以数字模型文件为基础，将粉末状塑料或金属等可黏合材料通过逐层打印的方式来构造物体的技术，即通过逐层叠加材料来组成实体模型。作为一种快速成型及快速制造技术，越来越为人们所关注，同时也受到医学领域学者的青睐。3D打印技术异于传统的削材及铸造技术，能使产品的物理结构不发生变化，还能根据需求定制，实现材料与病变部位的完全匹配。

### （一）3D打印骨科模型定义

模型是所研究的系统、过程、事物或概念的一种表达方式，通常是指模仿实物或设计中的构造物的形状而制成的样品。3D打印骨科模型是指依据患者骨骼影像学数据，以数字化设计手段生成的三维文件，采用3D打印技术制备出患者骨及软组织解剖实体结构的一类模型。

### （二）3D打印骨科模型分类

按照3D打印骨科模型的用途，可将模型分为手术辅助模型和教学演示模型2类。

#### 1. 手术辅助模型

主要应用于围手术期，以辅助手术为主要用途。手术辅助模型是依照人体结构打印出的等比例实物模型，模型的精度、材质、强度有相应的要求。上颈椎3D打印手术辅助模型推荐使用成型精度较高、强度较高、表面光滑及无残存支撑材料或粉末碎屑的 3D 打印材料，如光敏树脂、尼龙材料等。医生可在个体化的模型上设计手术、练习手术操作；也可根据需要将模型应用于手术中的观摩、比对。此类模型主要应用于术前诊断、术前规划设计、内置物预调整、手术方案验证、术中辅助定位及术中确定手术方案，以辅助手术医师优化实施决策和方案，提高手术的精确性与安全性。

### 2. 教学演示模型

主要应用于非手术环境，以展示解剖结构的实体形态为主。教学演示模型主要用于视觉观察，作为人体结构的样品进行立体展示；可立体、翔尽、高比度显示复杂解剖结构和伤情形态，直观地显示病变部位与邻近解剖结构之间的空间关系，为临床医生、医学生提供其所熟悉或需要的观察角度。上颈椎 3D 打印教学演示模型推荐使用色彩丰富的石膏或光敏树脂材料，便于显示骨骼、血管及神经等。此类模型多应用于医疗教学、辅助疾病诊断，亦可用于向患者展示伤情或病情，利于医患沟通等。

### （三）3D 打印骨科模型设计、制备、应用的基本流程

术前对患者上颈椎进行薄层 CT（扫描间距推荐 ≤ 1 mm，不推荐 ≥ 2 mm）扫描，将所得数据以 DICOM 格式保存于计算机，然后导入 3D 重建软件中，通过阈值分隔、区域增长、3D 重建、包裹、光滑等，生成打印所需的 3D 模型，以 STL 格式保存，最后导入 3D 打印机，打印出 1∶1 的实物模型（图 15-1）。依据临床使用目的的不同，需对模型进行适当的后处理，如去除支撑、表面光滑、金属部件的淬火回火等，必要时可进行部分机械加工处理。3D 打印的实物模型可帮助医生与患者及家属交流，为患者和医生提供触觉与视觉上的体验。此类模型可用于术前规划，以便术中更精准地置入固定螺钉和复位骨折。

上颈椎尤其是寰枢椎因毗邻人体的生命中枢，螺钉固定时失之毫厘可能伤及椎动脉引发大出血，或伤及脊髓导致呼吸骤停或四肢瘫。上颈椎手术也一直被称为骨科"皇冠级手术"。一般情况下，医师往往靠经验置入上颈椎侧块或椎弓

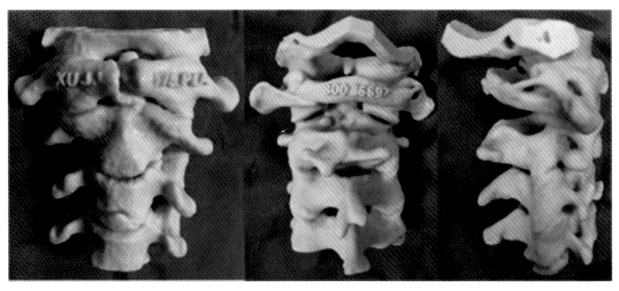

图 15-1 3D 打印 1∶1 上颈椎模型

根螺钉，由于个体差异，只有经验相当丰富的医师才能完成上颈椎置钉，通常螺钉难以一次到位，若医师反复调整，会增加手术风险。借助 3D 打印技术，医师术前在模型上，可以详细了解骨折的具体情况、椎弓根的大小及方向，椎动脉的走形有无变异，并可在模型上模拟手术。医师在术中操作时，可以实时对比模型，提高手术安全性，减少手术时间及术中透视时间。

## 二、计算机辅助设计置钉导板及 3D 打印

随着近些年医学的进步与发展，3D 打印导板逐渐广泛应用于临床。颈椎解剖结构较脊柱其他节段更为复杂，术中稍有不慎即会引起严重的血管神经并发症。因此颈椎手术风险性更高，对临床医师技术水平的要求也更苛刻。颈椎导板辅助置钉技术是提高颈椎手术准确性与安全性的有效手段。3D 打印导板辅助上颈椎置钉得到越来越多的研究与应用。多项研究已经证实在上颈椎置钉时，3D 打印导板辅助置钉能够取得较高的准确率，降低螺钉穿破骨皮质的风险。与传统徒手置钉方法相比，应用导板辅助置钉更加准确。与最新的计算机导航置钉技术相比，导板技术在取得相似置钉精确度的同时，操作更简单，学习曲线短，不需要昂贵的计算机导航设备，应用更加广泛。目前临床应用的颈椎导板主要包括：椎弓根螺钉导板、椎板螺钉导板、经寰枢椎关节突关节螺钉导板、枢椎椎弓根螺钉联合椎板螺钉导板等。

### （一）计算机辅助设计置钉导板的设计

以上颈椎椎弓根螺钉置钉导板为例，术前对患者上颈椎进行薄层 CT（扫描间距为 0.5 mm）扫描，将所得数据以 DICOM 格式保存于计算机，然后导入 3D 重建软件中，通过阈值分隔、区域增长、3D 重建、包裹、光滑等，生成上颈椎 3D 模型，以 STL 格式保存。将 STL 文件导入 3D 设计软件，设计上颈椎椎弓根最佳进针通道，同时提取寰椎后弓及枢椎、第 3 颈椎的棘突、椎板、侧块的形态解剖，在软件中设计与上述解剖形态一致的反向模板并将其和螺钉的最佳进钉通道拟合为一体，最终形成带有定位导向孔的置钉导板。

### （二）计算机辅助设计置钉导板的制作

将置钉导板文件输入光固化 3D 打印机，应用光敏树脂材料打印出辅助上颈椎椎弓根螺钉置钉的 3D 打印导板，并于术前在模型上反复模拟置钉，以验证置钉导板的准确性（图 15-2，图 15-3）。

### （三）计算机辅助设计置钉导板的应用

术前将上颈椎模型、3D 打印置钉导板通过低温等离子消毒备用。常规后路手术切口，充分剥离颈椎棘突、椎板和关节突背侧的软组织，显露背侧的骨性结构，将 3D 打印导航模板贴附于相应颈椎的棘突、椎板和关节突，观察其是否紧密贴合，检查吻合良好后，由助手固定并维持其在椎板上的相应位置。术者应用电钻顺着导向孔方向打孔。在确定进针点的基础上，去除置钉导板，保留克氏针，依据术中经验徒手调整进针角度。钻开椎弓根通道，探针确认孔道四壁为光滑连续的骨质后，结合术前测量每个椎弓根的螺钉通道长度及椎弓根宽度选择螺钉，攻丝、拧入螺钉。行 C 臂 X 线机透视后，检查置钉位置良好，安装钉棒固定。

### （四）计算机辅助设计置钉导板的注意事项

为提高 3D 打印个体化上颈椎椎弓根螺钉置钉导板辅助上颈椎置钉准确率，置钉时应注意以下几点。①模拟上颈椎椎弓根螺钉置入时应将术野内的上颈椎后部、椎板、侧块、棘突等骨性结构暴露充分，将打印导向模板和与之相匹配的椎体扣合，调试吻合良好后，由助手固定好并维持，置钉过程中助手不可移动导板，术者运用直径为

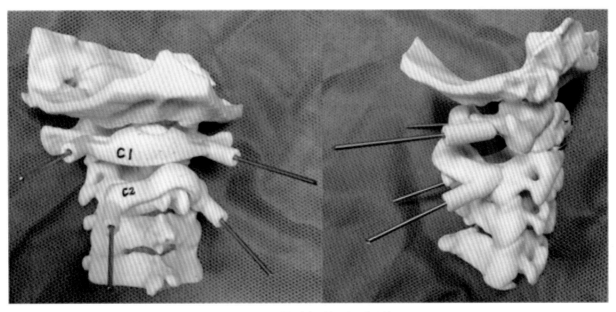

图 15-2　颈椎手术导板（组合图）

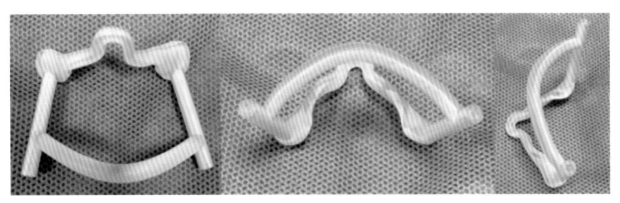

图 15-3　颈椎手术导板

2 mm 克氏针顺着保护套筒导向孔方向打孔，当克氏针钻入骨皮质时，C 臂 X 线机正侧位透视进钉点及方向，若进钉点或方向不满意，可能是导板与颈椎椎体间出现滑移，需要对导向模板进行微调。②模拟上颈椎椎弓根螺钉置入时，辅助克氏针置入时，术者最好使用电钻将克氏针钻入，可以减少手钻钻入克氏针时导致的导向模板与椎体发生滑移，以降低人为因素造成的误差。

（五）计算机辅助设计置钉导板的优势

1. 椎弓根螺钉置入准确率、安全性高。

2. 上颈椎椎弓根置钉导向模板使用简单、方便。

3. 为了确保手术的安全性，3D 打印个体化颈椎椎弓根螺钉置钉导板辅助上颈椎椎弓根置钉时，仅需要在置钉开始和结束时辅助 C 臂机正侧位透视，大大减少了透视次数，减少了术者与患者的 X 射线曝光率。

4. 3D 打印个体化颈椎椎弓根螺钉置钉导板系统不需要特殊的设备且费用低廉；对医院或手术室仪器无特殊要求，一般的医院就可开展上颈椎后路椎弓根螺钉置钉术。3D 打印个体化上颈椎椎弓根螺钉置钉导板还具备便于消毒、便携等优点，具有较大的普及应用前景。

### （六）计算机辅助设计置钉导板的不足

1. 置钉导向模板的设计需要精通医用计算机辅助设计软件和熟练掌握脊柱外科知识的人员才能完成，而且学习周期比较长。

2. 个体化置钉导向模板从数据提取、颈椎提取、导板设计、导板打印等环节均会出现误差。

3. 数据在不同的软件之间转换会出现一定的误差。

## ■ 三、上颈椎三维有限元分析

有限元分析的基本原理是根据几何外形、材料特性以及受力条件等因素将弹性物体离散为有限的体单元，这些体单元只在有限个节点上相交接，力通过结点传递，导致每个体单元的变形、任意体单元或节点的应力分布可通过多种简单的方程式来求解。常用 Ansys 及 Abaqus 等商业软件对骨骼进行有限元分析，在 Ansys 中可以对骨骼实施几乎任意形式的力学分析，如加压、扭曲、拉伸等静态力学分析，评估日常活动的动态力学分析，骨科手术模拟如内固定植入物及假体力学分析，包括韧带等软组织在内的关节力学分析等。本部分以齿状突骨折为例。

### （一）齿状突骨折三维有限元分析临床应用

枢椎齿状突骨折是一种严重的颈椎损伤，发生率为颈椎骨折的 10%~14%。临床最常将三维有限元分析应用于齿状突Ⅱ型骨折，其中颈前路中空螺钉内固定是一种高效、安全的方法。利用计算机三维有限元分析的方法对齿状突骨折模型进行结构力学仿真，比较外加负荷下不同螺钉固定位置和不同骨折面角度下骨折端前后位移和骨折端、螺钉所承受的范氏应力大小，探讨中空螺钉内固定的最佳生物力学稳定性位置。

### （二）齿状突有限元模型的建立

用螺旋 CT 对正常成人枢椎沿横断面以 1 mm 层厚连续扫描，以 JPG 格式输出断面图像并转入计算机保存。利用自编的"二维图像几何描点记录"程序，沿着枢椎内、外边缘面（各断层图像内、外边缘线）处采集其空间位置信息，然后按照 CT 扫描的顺序（即枢椎纵向顺序），根据 CT 断层图像的定标尺寸和扫描层厚，将各层面的几何数据输入有限元软件的前处理模块，在笛卡尔坐标系中建立其几何模型。通过软件 PRO/E 重建枢椎的三维立体模型，接着用 Freeform 自由成型系统软件修改，再转入有限元软件 Ansys 赋予此模型物理材料属性，进一步改建成Ⅱ型齿状突骨折中空螺钉内固定模型（赋予中空螺钉单元材料特性；杨氏弹性模量为 11 300 Mpa；泊松比为 0.30）（图 15-4）。

**1. 模型的约束、加载与受力分析**

在临床上，观察到Ⅱ型齿状突骨折中空螺钉内固定术后有发生骨折端前后移位的现象，而侧方移位则少见，主要是头部前屈和后伸活动时对骨折端产生的前后方向作用力造成的，而螺钉固定后因头颈部旋转运动时产生的一对相反方向的力偶对骨折端起旋转作用，但不容易造成侧方移位。相同外加负荷下不同螺钉固定位置或不同骨折面角度下，骨折端前后水平位移和骨折端、螺钉所承受的范氏应力大小可以反映术后骨折端的稳定性。

**2. 齿状突前部水平作用力加载**

头部后伸活动时齿状突受到来自寰椎前弓的外力作用主要对骨折端水平位移造成影响，作用力同样对骨折端上下和左右位移造成影响，但影响程度不如对骨折端前后水平位移的影响明显。模拟齿状突受到自前向后的水平外力作用，假定下位椎体固定，此时固定枢椎模型椎体下表面及下关节突，同时沿枢椎矢状面对齿状突上骨折段中部前面进行加载，作用力为 50 N，作用角度为前向后水平方向。

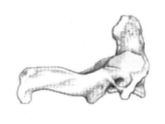
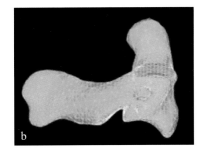

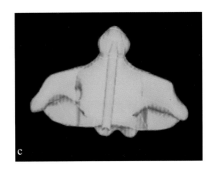
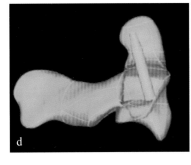

图 15-4　枢椎三维有限元
a. 正常成人枢椎椎体；b. 枢椎的三维有限元网格模型；c. 枢椎的三维有限元中空螺钉内固定模型正位面；d. 枢椎的三维有限元中空螺钉内固定模型侧位面

3. 齿状突后部水平作用力加载

　　头部前屈活动时外力主要通过寰椎横韧带作用于齿状突。对齿状突后部的加载方式与前部类似，此时外力作用部位为齿状突上骨折段中部后面，作用力为 50 N，作用角度为后向前水平方向。

4. 测量指标

　　（1）上骨折端的前后水平位移　因下骨折段固定，于上骨折段下缘沿骨折线分别取前、中、后 3 点，测量外力加载后的前后水平位移，并取平均值。

　　（2）骨折断面齿状突受力和螺钉受力　由有限元分析软件加载外力条件后自动计算坐标系 X、Y、Z 3 个方向上齿状突受力和螺钉受力大小，正值表示与设定的 X、Y、Z 方向相同，负值表示方向相反。

（三）三维有限元分析

1. 不同螺钉固定位置骨折端稳定性的影响

　　水平外力作用后不同螺钉角度下齿状突骨折端发生的移位和受力情况按螺钉轴线与齿状突轴线所成的角度即螺钉的后倾角分别取 5°、

10°、15°（图 15-5）3 个角度，相当于钉子远端分别打入上骨折段前、中、后 1/3 位置，以此分别重建 Ⅱ 型齿状突骨折中空螺钉内固定模型，并加载水平作用力，测定骨折端前后水平位移、骨折端和螺钉所受应力大小。水平前向后作用力下 3 种不同螺钉固定位置下的骨折端的前后位移和范氏应力（表 15-1）。前向后作用力下，随着螺钉角度增大，前后位移增大，X 方向上齿状突受力减小，螺钉受力增大，Y、Z 方向上二者受力都减小。所以螺钉固定角度越小，骨折端越稳定。

2. 不同骨折面角度对骨折端稳定性的影响

　　定义水平骨折线所成角为 0°，后上向前下骨折线与水平线所成锐角值为正，后下向前上骨折线与水平线所成锐角值为负。分别模拟分析（+20°、+10°、0°、−10°、−20°）5 种不同骨折面角度下的骨折端的前后水平位移、骨折端和中空螺钉的受力情况。水平前向后作用力下 5 种不同骨折面角度下的骨折端的前后位移和范氏应力见表 15-2。相同水平前向后作用力作用下，随着骨折线角度的减小，前后位移逐渐增大，X

方向上齿状突骨折端所受应力逐渐减小，螺钉所受应力逐渐增大，Z 方向上二者基本不受力。故水平作用力下过伸型骨折移位趋势更大，所以当在水平由前向后应力作用下，过伸型骨折更容易移位。

通过三维有限元分析，我们认为，为了提高骨折端的稳定性，固定时螺钉尾部的位置应该尽量靠近齿状突上骨折段的前部，即螺钉轴线与齿状突轴线所呈的角度越小，骨折端越稳定。相同水平外力的作用下，随着螺钉角度增大（最大不超过齿状突前下向后上的对角线），骨折端前后位移增大。水平方向上骨折端所承受的应力逐渐减少，螺钉所承受的应力逐渐增大，即骨折端容易发生移位和螺钉松动，骨折端的稳定性下降。术中固定时将螺钉尾部的位置尽量靠近齿状突上骨折段的前部可有效减少术后骨折端分离不愈合

现象。相同水平前向后作用力作用下，屈曲型骨折较后伸型前后位移小，骨折端所承受的应力大，螺钉所承受的应力小，因此稳定性大。相同水平后向前作用力作用下，屈曲型骨折较后伸型骨折前后位移大，骨折端所承受的应力小，螺钉所承受的应力大，因此稳定性小。

有限元分析的优点：有限元分析是将有限元法作为一种结构分析的数值计算方法，具有将结构的载荷、几何形状、材料性能、边界条件和界面条件等用数学形式概括的能力。具有高精度、低成本、零风险、可重复的优点，迄今国内外诸多学者从不同应用目的对此进行了大量研究，其有效性、优越性已在基础试验及临床应用中得到充分证明。有限元模型是一种很好的研究内固定器械应力分布的工具，特别是研究手术技术因素对器械的应力分布影响，有其独特的优势。

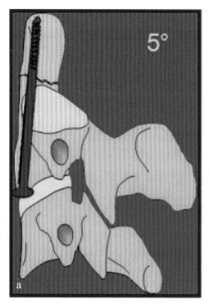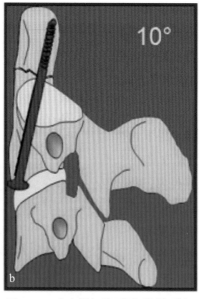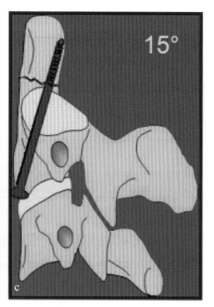

图 15-5　中空螺钉的不同后倾角进钉

表 15-1　水平前向后作用力加载于不同螺钉固定位置下的骨折端的前后位移和范氏应力

| | 5° | 10° | 15° |
|---|---|---|---|
| 前后位移（m） | $9.98 \times 10^{-6}$ | $12.27 \times 10^{-6}$ | $16.50 \times 10^{-6}$ |
| 断面齿状突受力 Fx/Fy/Fz（N） | 46.85/33.78/0.51 | 43.56/27.49/0.46 | 40.23/18.06/0.42 |
| 断面螺钉受力 Fx'/Fy'/Fz'（N） | 3.15/-33.78/-0.51 | 6.44/-27.49/-0.46 | 9.77/-18.06/-0.42 |

有限元分析局限性：虽然有限元分析可以获得应力及应变、节点位移、物体的整体刚度及应变能密度等指标，但骨折预测需要指定某些材料特性，如破坏特性，才有可能计算出骨折在什么部位、什么时候以及如何发生。骨折部位与破坏负载的确定取决于对骨组织及整骨破坏标准的选择。目前对这些情况的估计没有标准化的算法。

# 四、骨科导航技术在上颈椎创伤外科中的应用

骨科导航技术是计算机发展所带来的骨科技术的新变革。所谓的导航，简而言之就是逆向工程原理，利用信号传输以及接收发射器的位置，通过计算机准确地计算出各位置点的有效位置数据，并虚拟出相关的手术角度及深度，使数据转化成图像以及动画，可以让医生准确了解患者病变部位有无解剖变异并且分析模拟手术的可行性。

## （一）脊柱导航的分类

### 1. "C"或"G"型臂透视二维图像导航

在手术当中通过 X 线获得图像并输入计算机，然后由计算机引导下进行手术，好处是术中能即时更新，无须术前模拟，但是不能得到三维图像，这项技术在上颈椎应用较少，更多应用在腰椎及下胸椎领域。

### 2. 术前 CT 三维导航

术前通过 CT 对手术段进行三维重建，制订手术方案，然后确定术中可分辨的标记点，术中通过动态参考系进行匹配，成功匹配后进行置钉。这项技术在上颈椎应用相对较多。

### 3. 术中即时三维导航（ISO-C）

这一项技术通过术中 C 臂机对手术段进行三维重建，并把图像传回导航系统进行自动匹配，无须进行人工点、面照合，虽然图像较 CT 图像模糊，但可以克服 CT 三维导航术中因体位变化等人为因素对真实图像的影响，并克服点选择及人工选择之间的误差所带来的匹配不成功。市面上这种导航越来越受到术者的青睐。

## （二）导航技术的工作原理

利用数字化扫描技术，得到患者术前影像信息，通过各种传输媒介输入工作站。工作站经过计算处理，得到医师所需的影像信息，如由 CT 或图像重建出的三维模型。手术医师通过工作站，在此影像信息基础上进行术前计划，并模拟手术进程。在实际手术过程中，统一术前影像信息坐标系与手术场景坐标系。通过空间定位技术动态追踪手术器械相对患者解剖结构的当前位置，并明确显示在患者的二维或三维影像资料上，手术医师通过显示屏，观察当前手术入路以及角度、深度的参数，从而最大限度地避开危险区，在最短时间到达靶点病灶，完成手术。

## （三）骨科导航技术在上颈椎创伤外科中的应用

### 1. 上颈椎前路手术

导航已被用于各种脊柱手术，但其在上颈椎前路的使用及相关报道是较为有限的，其原因

表 15-2　水平前向后作用力加载于不同骨折面角度骨折端的前后位移和范氏应力

| | +20° | +10° | 0° | -10° | -20° |
|---|---|---|---|---|---|
| 前后位移（m） | $0.91 \times 10^{-5}$ | $1.38 \times 10^{-5}$ | $1.65 \times 10^{-5}$ | $1.87 \times 10^{-5}$ | $2.12 \times 10^{-5}$ |
| 断面齿状突受力 $F_x/F_y/F_z$（N） | 46.31/31.48/-0.65 | 42.25/24.73/-0.51 | 40.23/18.06/-0.42 | 37.56/14.16/0.83 | 34.14/10.70/1.15 |
| 断面螺钉受力 $F_x'/F_y'/F_z'$（N） | 3.69/-31.48/0.65 | 7.75/-24.73/0.51 | 9.77/-18.06/0.42 | 12.44/-14.16/-0.83 | 15.86/-10.70/-1.15 |

如下：上颈椎前路手术相对后路手术更为直接；上颈椎前路手术较后路置钉更为成熟；前路手术注册相对容易失败，且更易产生图像"漂移"误差。但是颈前路手术使用导航还是很有必要的，特别是在齿状突骨折选择前路放置齿状突螺钉时。齿状突螺钉可对骨折线加压起促进愈合作用，既能恢复寰枢椎的稳定性，也能保持寰枢椎的旋转活动功能，但置钉时固定空间较小，周围紧邻颈脊髓和延髓，若合并齿状突的先天性狭小缺损等变异，无疑会大大增加手术的风险。传统的手术靠术中时 X 线透视置入导针，一旦导针位置偏差或错误，难以使固定牢靠，而且须保证一次置钉到位，因为退出后重新置钉可使螺钉松动甚至术后退出。术中即时三维导航技术用双光束可显示多方位影像，动态模拟进钉手术路线及位置，提高手术的准确性，避免了因导针位置错误重新放置造成的骨不连等并发症。

目前常用的 ISO-C 3D 导航技术颈椎前路空心螺钉治疗齿状突骨折的适应证主要有齿状突横向骨折（Ⅱ型、某些Ⅲ型如基底部横型骨折）和齿状突骨折不愈合。陈孝均报道了 ISO-C 3D 导航下颈前路空心螺钉治疗齿状突骨折的成果，20 例单螺钉固定和 7 例双螺钉固定均达到理想置钉位置，术后均骨折愈合，无并发症的发生。Pirris 等在术中即时三维导航下进行颈椎前路手术，术中使用两套系统，包括 BrainLAB（BrainLAB，Westchester，Illinois）系统及 Stealth 系统（Medtronic Inc，Littleton，Massachusetts），对22 例病例（包括前路寰枢椎不稳行齿状突螺钉固定等）进行切开、减压、前路齿状突螺钉置钉，术后结果表明导航置钉位置比非导航组位置好，术后无病例需要翻修。而治疗陈旧性齿状突骨折往往因其不愈合率高而不得不放弃前路而用后路融合方法，但贾宏磊利用导航技术的精确性在使用前路齿状突螺钉治疗陈旧性骨折中取得一定效果，3 例患者均得到骨性融合。他们得出的经验是在导航下置齿状突螺钉，若骨折线为横行、移位不大时可用 1 枚螺钉固定。但 1 枚螺钉难以维持

稳定位置时，比如粉碎性骨折或游离骨折，需双钉固定。而有鉴于前路注册失败率相对较高的情况，张波等探讨使用 ISO-C 3D 导航前路齿状突螺钉手术时发现把导航示踪器放在 Mayfield 头架上可有效避免术中不小心触碰产生图像的"漂移"误差，提高注册准确性。

## 2. 上颈椎后路手术

上颈椎后路的安全置钉一直是脊柱外科的难题，尤其是寰椎置钉，一方面寰椎椎弓根较其他颈椎小；另一方面，该部位时有变异以及阙如、椎动脉变异、椎弓根骨折或寰椎侧块骨折等，造成后路置钉难度加大。所以各界不断寻求一种相对安全的后路置钉方式。目前比较常用的为 Magerl 寰枢椎经关节螺钉，其固定相对于 Gallie、Brooks 及 Halifaxs 椎板夹固定融合技术在生物力学上有更强的优势，但在寰枢椎不能完全复位。鹅颈畸形或驼背、肥胖的情况下置入困难，影响固定强度。椎弓根螺钉系统和侧块螺钉系统有轻度移位的复位作用，Goel 和 Harms 技术则采用寰椎侧块后方置钉和枢椎椎弓根钉棒技术，较 Magerl 技术更稳固，而且 $C_1 \sim C_2$ 的关节面得以保留，但也易损伤神经及血管。Goel、Harms 技术均要切开静脉丛，显露侧块和 $C_2$ 神经根，从而不可避免地导致静脉丛出血，有时候止血比较困难。Goel 等报道了 2 例患者因出血过多而不得不改变手术方式，如行寰椎关节间加压，对枕大神经产生刺激。与此同时，侧块螺钉与枢椎螺钉的间距更窄，安放横连困难，稳定强度受到一定的限制。而考虑到椎弓根的生物力学优势，经寰椎后弓螺钉逐步受到大家关注。$C_1$ 后弓下方深部解剖结构可不必显露，损伤率也可降低，而且椎弓根钉在横连加压时可起到复位的作用，这也是前述的方法难以具有的。寰椎椎弓根钉技术也是目前流行而有效的技术，但是难度也相对更大，且有学者认为椎动脉沟处寰椎后弓高度小于4 mm 者应考虑侧块螺钉技术。所以，配合骨科导航技术下置钉，能把以上几种术式的优势安全

地发挥出来，并缩短手术时间、减少出血量及螺钉穿破皮质的概率。例如 Uehara 等利用 CT 三维导航下 Magerl 技术治疗寰枢椎不稳，螺钉穿孔率仅为 2.6%，没有神经症状，远期随访没有患者产生不适，全部病例均能融合。Yang 等把 24 例寰枢椎不稳的患者随机编入 ISO-C 三维导航组并与微创组进行比较，两组均使用寰椎侧块及枢椎椎弓根钉棒系统，导航组的平均手术时间为（130±5.4）min，平均出血量为（304.2±47.9）mL，远低于微创组，术后 6 个月亦均取得骨性融合。结合打印出来的 3D 导航模板进行手术加大了手术安全性与准确性。王建华等对 3 例齿状突骨折并枢椎前脱位及 1 例齿状突旋转性脱位患者在导航下行后路寰枢椎椎弓根钉棒固定术，他们在术前 CT 扫描寰枢椎薄层，将所得图像输入 Mimics 软件三维建模，再进行寰枢椎结构分析，设计好钉道，同时采用逆向工程技术设计相应导航模板，并将其打印出来设计以做术前、术中参考，也取得了相当良好的效果。而儿童的寰椎后弓相对于成人而言更加狭小，置钉更具挑战性。Attia 等利用 O 臂 X 线透视仪（O-arm）辅助脊柱导航在儿童寰枢关节创伤性旋转脱位椎弓根置钉，效果亦相当不错，7 例病例均无螺钉穿透皮质。临床研究表明，透视下或解剖标志下置入上颈椎螺钉的骨皮质穿出率可达 29%~47%，尽管报道出现的神经、血管并发症较少，但是通过骨科导航技术下置钉，这些意外往往能减少。

## （四）上颈椎导航的优势及不足

骨科导航有众多优点，特别是在精确的定位以及减少医护人员射线量的摄入等方面。Gebhard 等比较了脊柱手术中使用计算机导航辅助手术与常规透视手术的结果，发现 ISO-C 计算机导航辅助手术医护人员的射线摄入量远远低于常规透视手术。但是其也存在一定的缺点，在使用 CT 导航技术情况下，由于体位的变化、椎板的咬除等人为因素，往往使手术的定位容易产生偏差，导致术前与术中的数据匹配出现偏差，使得数据需

要重建，而且其追踪系统常常容易受到干扰，强光的影响、血迹的遮挡等都会对其造成干扰。李书纲等报道的 36 例导航下行脊柱椎弓根螺钉固定术的患者中有 9 例未能行导航，其中 7 例因为三维注册误差 >1.5 mm 而失败，2 例因为导航提示的进钉点与解剖标志明显不符而失败。与此同时，过高的仪器费用与相对较长的学习曲线也是阻碍这项技术发展的重要因素。因此，目前脊柱导航系统往往在某些大型医院只作为一种准确的定位手术辅助工具，而不能代替经验丰富的脊柱外科医生。展望未来，国际上对导航的研究更注重于与微创技术及医疗 3D 打印技术、有限元技术、虚拟手术技术、机器人手术技术的有机结合，将会使上颈椎骨科导航技术向更加科技化、多元化方面发展。

（姚小涛 夏 虹 桑宏勋）

## 参考文献

［1］庞骄阳, 赵岩, 肖宇龙, 等. 3D 打印技术在脊柱外科的应用 [J]. 中国组织工程研究, 2016, 20(4):577-582.

［2］夏晓龙, 陈扬, 邱奕雁, 等. 3D 打印技术应用于脊柱个性化椎体定制的实验研究 [J]. 中国骨与关节损伤杂志, 2016, 31(3):247-250.

［3］刘瑞, 董乐乐, 左强, 等. 3D 打印定位导向模板在脊柱外科中的应用进展 [J]. 中国数字医学, 2015(7):33-35.

［4］陈宣煌, 张国栋, 吴长福, 等. 基于 3D 打印齿状突空心钉置入的数字化导航（英文）[J]. 中国组织工程研究, 2015, 19(35):5697-5704.

［5］赵波, 刘颖, 邱晓文, 等. 3D 打印技术在脊柱外科手术教学和训练中的应用 [J]. 中国医学教育技术, 2015(5):547-549.

［6］卢祺, 于滨生. 脊柱内植物的 3D 打印技术研究进展 [J]. 中国修复重建外科杂志, 2016(9):1160-1165.

［7］姜良海, 谭明生, 董亮. 3D 打印导板在脊柱置钉中的应用研究进展 [J]. 中国矫形外科杂志, 2015, 23(10):908-911.

［8］Ryken T C, Owen B D, Christensen G E, et al. Image-based drill templates for cervical pedicle screw placement[J]. Journal of Neurosurgery Spine, 2009,

10(1):21.

［9］苏暄.刘忠军:3D 打印技术带来脊柱外科个体化治疗时代 [J]. 中国医药科学 , 2015, 5(24):1-4.

［10］张帆，黄轩，李凤宁，等 . 3D 打印技术制备个体化终板匹配颈椎间融合器的初步尝试 [J]. 第二军医大学学报 , 2015, 36(7):782-785.

［11］郑锋，林海滨 . 人骨三维有限元分析的研究进展 [J]. 医学综述 , 2011, 17(11):1689-1691.

［12］ Fan KF, Liao JC, Niu CC, et al. Anterior single-screw fixation in 24 patients with type Ⅱ odontoid fractures[J]. Formosan Journal of Musculoskeletal Disorders, 2013, 4(1):26-31.

［13］林斌，陈昆，张美超 . Ⅱ型齿状突骨折螺钉固定的三维有限元分析 [J]. 中国骨与关节损伤杂志 , 2008, 23(2):92-94.

**图书在版编目（CIP）数据**

上颈椎创伤外科学 / 林斌，郝定均，谭明生主编 .—济
南：山东科学技术出版社，2018.4
ISBN 978-7-5331-9441-3

Ⅰ .①上… Ⅱ .①林… ②郝… ③谭… Ⅲ .①颈椎—创
伤外科学 Ⅳ .① R681.5

中国版本图书馆 CIP 数据核字（2018）第 056623 号

# 上颈椎创伤外科学

主编 林 斌 郝定均 谭明生

主管单位：山东出版传媒股份有限公司
出 版 者：山东科学技术出版社
　　　　　地址：济南市玉函路 16 号
　　　　　邮编：250002　电话：（0531）82098088
　　　　　网址：www.lkj.com.cn
　　　　　电子邮件：sdkj@sdpress.com.cn
发 行 者：山东科学技术出版社
　　　　　地址：济南市玉函路 16 号
　　　　　邮编：250002　电话：（0531）82098071
印 刷 者：山东彩峰印刷股份有限公司
　　　　　地址：潍坊市福寿西街 99 号
　　　　　邮编：261031　电话：（0536）8216157

开本：889mm×1194mm　1/16
印张：16
字数：380 千
印数：1~2000
版次：2018 年 4 月第 1 版　2018 年 4 月第 1 次印刷

ISBN 978-7-5331-9441-3
定价：198.00 元